Dermatochirurgie in Klinik und Praxis

Dermatochirurgie in Klinik und Praxis

Vorträge des I. Symposiums für Dermatochirurgie in München

Herausgegeben von B. Konz und G. Burg

Mit einer Einführung von O. Braun-Falco

Mit 144 Abbildungen

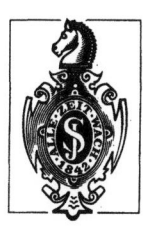

Springer-Verlag
Berlin · Heidelberg · New York 1977

Dr. med. B. Konz
Oberarzt an der Dermatologischen Klinik und Poliklinik der Universität München,
Frauenlobstr. 9–11, D-8000 München 2

Priv.-Doz. Dr. med. G. Burg
Oberarzt an der Dermatologischen Klinik und Poliklinik der Universität München,
Frauenlobstr. 9–11, D-8000 München 2

ISBN-13:978-3-540-08048-0   e-ISBN-13:978-3-642-66555-4
DOI: 10.1007/978-3-642-66555-4

Library of Congress Cataloging in Publication Data. Symposium für Dermatochirurgie, 1st, Munich, 1975. Dermatochirurgie in Klinik und Praxis. 1. Skin-Surgery-Congresses. I. Konz, B., 1942– II. Burg, G. III. Title. RD520.S95 1975 617'.477 76-51845

Das Werk ist urheberrechtlich geschützt. Die dadurch begründeten Rechte, insbesondere die der Übersetzung, des Nachdruckes, der Entnahme von Abbildungen, der Funksendung, der Wiedergabe auf photomechanischem oder ähnlichem Wege und der Speicherung in Datenverarbeitungsanlagen, bleiben, auch bei nur auszugsweiser Verwertung, vorbehalten.

Bei Vervielfältigungen für gewerbliche Zwecke ist gemäß § 54 UrhG eine Vergütung an den Verlag zu zahlen, deren Höhe mit dem Verlag zu vereinbaren ist.

© by Springer-Verlag Berlin · Heidelberg 1977
Softcover reprint of the hardcover 1st edition 1977

Die Wiedergabe von Gebrauchsnamen, Handelsnamen, Warenbezeichnungen usw. in diesem Werk berechtigt auch ohne besondere Kennzeichnung nicht zu der Annahme, daß solche Namen im Sinne der Warenzeichen- oder Markenschutz-Gesetzgebung als frei zu betrachten wären und daher von jedermann benutzt werden dürften.

2123/3321-543210

Inhaltsverzeichnis

Verzeichnis der Autoren VII

Vorwort XI

Allgemeine Dermatochirurgie

O. Braun-Falco: Einführung 3
H. H. Wolff: Biopsie und histologische Beurteilung 7
E. Ott: Anaesthesieprobleme in der Dermatochirurgie 15
B. Konz: Möglichkeiten zum Wundverschluß im dermatochirurgischen Bereich . . . 20
E. Diem und W. Wittels: Defektdeckung von Verbrennungen. Technik und Ergebnisse der freien Hauttransplantation 41
P. Bilek: Photographische Dokumentation 46
K. Salfeld: Welches Ausmaß operativer Tätigkeit ist in einer Hautklinik vertretbar? 52
P. Dusche: Dermatochirurgie in der freien Praxis 57
G. Schwenzer: Dermatochirurgische Möglichkeiten aus der Sicht des niedergelassenen Dermatologen 61

Dermatochirurgische Tumorbehandlung

M. Hundeiker: Indikationen zur chirurgischen Behandlung von Basaliomen und spinozellulären Karzinomen 65
G. Burg: Mikroskopisch kontrollierte (histographische) Chirurgie 72
P. Robins und G. Burg: Klinische Bedeutung der mikroskopisch kontrollierten Chirurgie 83
H. Drepper: Chirurgische Behandlung von Melanomen 89
O.-E. Lund und J.-H. Greite: Operative Tumorbehandlung im Lid- und Augenbereich 100
E. R. Kastenbauer: Zur operativen Behandlung maligner Hauttumoren im Hals-Nasen-Ohren-Bereich 104
M. Hagedorn, M. Hartmann und J. Petres: Möglichkeiten der Dermatochirurgie bei Neoplasien im Nasenbereich 114
J. Metz: Zur Defektdeckung nach Tumorexzision im Bereich der Nase mittels freier Hauttransplantation 123
H. Bohmert und R. G. Baumeister: Operative Tumorbehandlung aus der Sicht des Plastischen Chirurgen 127
J. Petres, M. Hartmann und M. Hagedorn: Unterlippen-Karzinome und deren operative Behandlung 137
E. Haneke: Ohrerhaltende operative Tumortherapie 145
K. Wilhelm: Operative Tumorbehandlung im Extremitätenbereich 149

Spezielle Dermatochirurgie

K. Salfeld: Hyperhidrosis axillaris und Hidradenitis suppurativa 171
E. Landes: Zur operativen Behandlung der Hyperhidrosis axillaris 178
R. Happle: Dermatochirurgische Eingriffe im Genitalbereich 183
U. Küppers-Siepmann und W. Schlenker: Ein Vergleich zwischen konventioneller
   Circumcision und Plastibellmethode bei Phimosen im Kindesalter 191
H.-J. Karge: Rhinophym. Dermatochirurgische Möglichkeiten zur Behandlung . . . 195
W. Wittels: Elektrochirurgische Behandlung des Rhinophyms 202
H. C. Friederich: Haartransplantationen 206
J. Petres: Dermabrasion 211
A. Greither: Behandlung der sog. Schmuck-Tätowierungen 219
W. Horn: Salabrasion bei der Behandlung von Tätowierungen 224
E. Haneke: Kombinierte Spalthautlappen- und Schleif- oder Exzisionsbehandlung
   der Tätowierungen 230
A. Greither: Sofortbehandlung von Schmutztätowierungen 234

Sachverzeichnis 236

Verzeichnis der Autoren

Baumeister, R., Dr. med.
  Wiss. Assistent an der Chirurgischen Klinik der Universität München, Thalkirchnerstr. 48, D-8000 München 2
Bilek, P.,
  Medizinischer Photograph an der Dermatologischen Klinik und Poliklinik der Universität München, Frauenlobstr. 9–11, D-8000 München 2
Bohmert, H., Priv.-Doz. Dr. med.
  Leitender Arzt der Abteilung für Plastische Chirurgie an der Chirurgischen Klinik der Universität München, Thalkirchnerstr. 48, D-8000 München 2
Braun-Falco, O., Professor Dr. med.
  Direktor der Dermatologischen Klinik und Poliklinik der Universität München, Frauenlobstr. 9–11, D-8000 München 2
Burg, G., Priv.-Doz. Dr. med.
  Oberarzt an der Dermatologischen Klinik und Poliklinik der Universität München, Frauenlobstr. 9–11, D-8000 München 2
Diem, E., Dr. med.
  Oberarzt an der Abteilung zur Behandlung der Verbrennungen der I. Universitäts-Hautklinik, Alserstr. 4, A-1095 Wien
Drepper, H., Dr. med. dent., Dr. med.
  Leitender Arzt der Abteilung für Gesichts- und plastische Chirurgie, Fachklinik Hornheide, D-4400 Münster-Handorf
Dusche, P., Dr. med.
  Facharzt für Dermatologie und Venerologie, Belegarzt an der Paracelsus-Klinik Osnabrück, Am Natruper Holz 69, D-4500 Osnabrück
Friederich, H.-C., Professor Dr. med.
  Direktor der Dermatologischen Klinik und Poliklinik der Philipps-Universität Marburg, Deutschhausstr. 9, D-3550 Marburg a. d. Lahn
Greite, J.-H., Priv.-Doz. Dr. med. habil.
  Oberarzt an der Augenklinik der Universität München, Mathildenstr. 8, D-8000 München 2
Greither, A., Professor Dr. med., Dr. phil.
  Direktor der Universitäts-Hautklinik Düsseldorf, Moorenstr. 5, D-4000 Düsseldorf
Hagedorn, M., Priv.-Doz. Dr. med.
  Oberarzt an der Universitäts-Hautklinik Freiburg, Hauptstr. 7, D-7800 Freiburg i. Br.
Haneke, E., Dr. med.
  Oberarzt an der Dermatologischen Universitäts-Klinik Erlangen, Hartmannstr. 14, D-8520 Erlangen

Happle, R., Priv.-Doz. Dr. med.
  Oberarzt an der Universitäts-Hautklinik Münster, von Esmarchstr. 56, D-4400 Münster
Hartmann, M., Dr. med.
  Wiss. Assistent an der Universitäts-Hautklinik Freiburg, Hauptstr. 7, D-7800 Freiburg i. B.
Horn, W., Dr. med.
  Oberarzt an der Dermatologischen Klinik und Poliklinik der Philipps-Universität Marburg, Deutschhausstr. 9, D-3550 Marburg a. d. Lahn
Hundeiker, M., Professor Dr. med.
  Leitender Oberarzt am Zentrum für Dermatologie, Andrologie und Venerologie am Klinikum der Justus-Liebig-Universität Gießen, Gaffkystr. 14, D-6300 Lahn 1-Gießen
Karge, H.-J., Dr. med.
  Wiss. Assistent an der Dermatologischen Klinik und Poliklinik der Universität München, Frauenlobstr. 9—11, D-8000 München 2
Kastenbauer, E. R., Priv.-Doz. Dr. med.
  Leitender Oberarzt an der Universitäts-Hals-Nasen-Ohrenklinik, Pettenkoferstr. 8a, D-8000 München 2
Konz, B., Dr. med.
  Oberarzt an der Dermatologischen Klinik und Poliklinik der Universität München, Frauenlobstr. 9—11, D-8000 München 2
Küppers-Siepmann, Ursula, Dr. med.
  Assistenzärztin an den Städtischen Krankenanstalten Düsseldorf, Krankenhaus Gerresheim, Gräulingerstr. 120, D-4000 Düsseldorf 12
Landes, E., Professor Dr. med.
  Direktor der Hautklinik der Städtischen Kliniken Darmstadt, Heidelberger Landstr. 379, D-6100 Darmstadt-Eberstadt
Lund, O.-E., Professor Dr. med.
  Direktor der Augenklinik der Universität München, Mathildenstr. 8, D-8000 München 2
Metz, J., Priv.-Doz. Dr. med.
  Leitender Oberarzt an der Universitäts-Hautklinik Würzburg, Josef-Schneider-Str. 2, D-8700 Würzburg
Ott, Elisabeth, Dr. med.
  Wiss. Assistentin am Institut für Anaesthesiologie der Universität München, Nußbaumstr. 20, D-8000 München 2
Petres, J., Professor Dr. med.
  Leitender Oberarzt an der Universitäts-Hautklinik Freiburg, Hauptstr. 7, D-7800 Freiburg i. Br.
Robins, P., M. D.
  Associate Professor of Clinical Dermatology, Chemosurgery Unit, New York University, Medical Center, 560 First Avenue, New York, N. Y. 10016
Salfeld, K., Professor Dr. med., Dr. rer. nat.
  Chefarzt der Hautklinik im Zweckverband Stadt- und Kreiskrankenhaus Minden/Westf., Bismarckstr. 6, D-4950 Minden
Schlenker, W. Dr. med.
  Oberarzt an den Städtischen Krankenanstalten Düsseldorf, Krankenhaus Gerresheim, Gräulingerstr. 120, D-4000 Düsseldorf 12

Schwenzer, G., Dr. med.
  Haut-Facharzt, Heegbarg 25, D-2000 Hamburg 65
Wilhelm, H., Priv.-Doz. Dr. med.
  Leitender Arzt der Abteilung Handchirurgie an der Chirurgischen Klinik der Universität München, Nußbaumstr. 20, D-8000 München 2
Wittels, W., Professor Dr. med.
  Leiter der Abteilung zur Behandlung der Verbrennungen der I. Universitäts-Hautklinik Wien, Alserstr. 4, A-1090 Wien
Wolff, H. H., Priv.-Doz. Dr. med.
  Leitender Oberarzt an der Dermatologischen Klinik und Poliklinik der Universität München, Frauenlobstr. 9–11, D-8000 München 2

Vorwort

Operative Behandlungsverfahren sind ein wichtiger Bestandteil dermatotherapeutischer Möglichkeiten. Dies gilt insbesondere für die Therapie maligner und benigner Hauttumoren; spezielle dermatochirurgische Methoden sind aber auch bei zahlreichen nichttumorösen Erkrankungen des Hautorgans indiziert. Das Interesse für die operativen Möglichkeiten des Dermatologen ist in den letzten Jahren in zunehmendem Maße gestiegen. Es war deshalb naheliegend, wichtige dermatochirurgische Behandlungsverfahren in Form eines Symposiums zu erarbeiten, um einen Überblick über das derzeit Mögliche zu erhalten. In der Themenwahl wurde bewußt eine schwerpunktmäßige Auswahl getroffen, die sich an der Aktualität und der Bedeutung der einzelnen Methoden für Klinik und Praxis orientiert.

Bei der operativen Therapie von Hauttumoren wurde Wert darauf gelegt, auch andere Fachdisziplinen zu Wort kommen zu lassen; denn gerade in diesem Bereich ist eine interdisziplinäre Zusammenarbeit für den Patienten oft von entscheidender und schicksalhafter Bedeutung.

Im vorliegenden Band sind die Vorträge des I. Symposiums für Dermatochirurgie niedergelegt um allen interessierten Kollegen eine jederzeit verfügbare Informationsquelle in die Hand zu geben. In diesem Zusammenhang danken wir den Autoren für die Mitarbeit am Symposium und für die Erstellung der Manuskripte.

Dem Springer-Verlag, Fräulein A. Hufnagl und Herrn H. Rupprecht sind wir für die Ausgestaltung des Buches sehr verbunden. Frau G. Kutter danken wir für den Entwurf der Grafik auf der ersten Umschlagseite. Schließlich gilt unsere Anerkennung der tätigen Mithilfe zahlreicher Mitarbeiter der Dermatologischen Klinik und Poliklinik der Universität München.

B. Konz und G. Burg

Allgemeine Dermatochirurgie

Einführung

OTTO BRAUN-FALCO

Summary

There are many different methods of treating patients with skin diseases and skin tumors. Besides conservative methods, active methods of treatment play an important role; operative procedures in dermatology for the treatment of skin diseases and in particular for skin tumors are becoming increasingly important. Operative methods have been used in dermatology for some time, and were summarized by Schreus under the heading "corrective dermatology". Thanks to this designation, the operative procedures of the dermatologist are clearly different from those of the cosmetic surgeon. Dermatosurgical methods are only necessary in certain individual cases, once the diagnosis has been established beyond doubt and a choice has been made from the therapeutic methods available.

Zusammenfassung

Die Behandlungsweisen von Patienten mit Hauterkrankungen und Hauttumoren sind sehr vielfältig. Neben konservativen Methoden spielen aktive Behandlungsmethoden eine große Rolle. In diesem Zusammenhang kommt operativen Verfahren in der Dermatologie zur Behandlung von Hauterkrankungen und besonders von Hauttumoren eine zunehmende Bedeutung zu. Operative Maßnahmen sind bereits seit langer Zeit in der Dermatologie üblich; sie wurden insbesondere von Schreus unter der Bezeichnung ,,korrektive Dermatologie" zusammengefaßt. Durch diese Bezeichnung grenze sich die operative Tätigkeit des Dermatologen von der des kosmetischen Chirurgen klar ab. Dermatochirurgische Maßnahmen werden nur nach Sicherung der Diagnose und Auswahl der in Frage kommenden therapeutischen Maßnahmen im Einzelfall notwendig.

Der Dermatologe, besonders der klinisch tätige Dermatologe, hat gegenüber seinen Kollegen in manch anderen Fachdisziplinen den großen Vorteil, nach sichergestellter Diagnose einer pathologischen Veränderung an der Haut ohne jeden Zwang zu einem bestimmten therapeutischen Vorgehen die Frage zu prüfen, welcher therapeutischen Maßnahme der Vorzug zu geben ist. In der Praxis bedeutet dies die Auswahlmöglichkeit unter konservativ therapeutischen Maßnahmen und schließlich auch aktivem, d. h. vielfach operativem Vorgehen. In jedem Einzelfalle erfolgt erst nach sorgfältiger Abwägung verschiedener Faktoren wie beispielsweise Sitz, Ausdehnung und Art einer Hautveränderung oder eines Hauttumors, allgemeinem Gesundheitszustand des Patienten, Leistungsfähigkeit der betreffenden Methode und ihrer optimalen Durchführung durch den behandelnden Arzt die Entscheidung über Art und Durchführung der jeweiligen therapeutischen Maßnahme. Die dem Dermatologen zur Verfügung stehende Breite seines therapeutischen Arsenals befähigt ihn zur besten Versorgung seiner Patienten.

So ist es eigentlich nicht verwunderlich, daß die operative Therapie in der Dermatologie seit dem Ausgang des vergangenen Jahrhunderts, besonders in der klinischen Behandlung von Hauterkrankungen und Hauttumoren, stets eine bedeutende Rolle gespielt hat. Historisch gesehen hatte die chirurgische Behandlung in der Dermatologie im wesentlichen zwei Wurzeln:

1. In der Zeit vor der Chemotherapie gehörte bekanntlich der Lupus vulgaris durch seine Mutilationen zu einer der gefürchtetsten Hautkrankheiten. Die operative Versorgung von Patienten mit Lupus vulgaris und seiner entstellenden Folgen war bereits früh ein Ziel dermatologisch-chirurgischer Tätigkeit. In der historischen Entwicklung ist hier auf Eduard Lang (1841–1916) zu verweisen, der den von ihm 1880 begründeten Lehrstuhl für Dermatologie an der Universität Innsbruck verließ, um 1887 in Wien eine Lupus-Heilstätte zu gründen, in der er mit operativen Methoden eine Rehabilitation seiner Kranken anstrebte. So wird es auch verständlich, daß sich gerade in Lupus-Heilstätten eine besonders intensive und erfolgreiche Zusammenarbeit zwischen plastischen Chirurgen und Dermatologen entwickeln konnte, wie das Beispiel fruchtbarer Kooperation zwischen dem plastischen Chirurgen Prof. H. Bruck und dem Dermatologen Prof. G. Riehl in der operativen Behandlung von Lupus vulgaris an der Lupus-Heilstätte des Wilhelminen-Hospitals in Wien zu zeigen vermag [Bruck, H., Riehl, G.: Plastische Chirurgie und Dermatologie, Hautarzt **12**, 541–548 (1974)]. In ähnlicher Form entwickelte sich auch an der Lupusheilstätte Haus Hornheide bei Münster eine gute Zusammenarbeit zwischen plastischen Chirurgen und Dermatologen, und nach zahlenmäßigem Rückgang der Patienten mit Hauttuberkulose dient diese Institution unter der Leitung des Dermatologen Prof. F. Ehring heute hauptsächlich der operativen Versorgung von Patienten mit Hautkarzinomen. Hingewiesen sei auch auf Prof. V. Wucherpfennig (1898–1951) und die von ihm inaugurierte Einführung der Diathermieschlinge in der operativen Dermatotherapie im Jahre 1932.

2. Vielerorts haben sich davon abgesehen stets Dermatologen mit der Resozialisierung durch Hauterkrankungen entstellter Menschen beschäftigt und sich chirurgischer Maßnahmen bedient, um pathologische Hautveränderungen und besonders benigne oder maligne Hauttumoren operativ zu beseitigen, wenn die Indikation dazu gegeben war oder andere Maßnahmen nicht in Betracht kamen. Unter den Dermatologen mit besonderem Schwerpunkt auf operativem Gebiet seien Arndt (Berlin), Linser (Tübingen), E. Kromayer (Halle), besonders aber C. Moncorps (Münster) und H. Th. Schreus (Düsseldorf) genannt. Aus der jetzigen Generation sind hervorzuheben: H. C. Friederich (Marburg), A. Greither (Düsseldorf) G. Stüttgen (Berlin), H. Tritsch (Köln), J. Petres (Freiburg) und M. Hundeiker (Gießen). Moncorps (1896–1952) war als Dermatologe und Vorstand der Dermatologischen Universitätsklinik in Münster i. Westf. ein ganz hervorragender Operateur. Er entwickelte neue Verfahren zum Ersatz von Wangen, für Lid-, Nasen- und Oberlippen-Plastiken und verfaßte einen größeren Beitrag über „Kosmetische Chirurgie". Th. Schreus (1892–1970) widmete sich ebenfalls viele Jahre hindurch als Vorstand der Hautklinik der damaligen Medizinischen Akademie in Düsseldorf dermatochirurgischer Tätigkeit und gründete Anfang der 50iger Jahre die *Deutsche Gesellschaft für Ästhetische Medizin*; damit wollte er eine Plattform für die Zusammenarbeit von allen Disziplinen schaffen, die sich mit der operativen Behandlung und Rehabilitation von entstellten Menschen befassen, d. h. eine Zusammenarbeit von operativ tätigen Ophthalmologen, HNO-Ärzten, Kieferchirurgen, plastischen Chirurgen, Zahnärzten und Dermatologen. Eine Reihe von ausgezeichnet abgelaufenen Tagungen können der Beweis für die Richtigkeit und Wichtigkeit einer derartigen Kooperation sein. Durch die Bezeichnung der operativ-chirurgischen Tätigkeit in der Dermatologie als „*Korrektive Dermatologie*", sollte darauf hingewiesen werden, daß das korrektive Element, d. h. die Wiederherstellung von Form und Funktion der Haut unter ästhetischen Gesichtspunkten nach einem operativen Eingriff für den Dermatologen gerade im Gesichtsbereich

Einführung

von großer Bedeutung ist und daß sich die chirurgische Behandlung durch den Dermatologen von der „Kosmetischen Chirurgie" dadurch abgrenzt, daß der Dermatologe im allgemeinen nicht aus rein kosmetischer Indikation tätig wird, sondern nur dann, wenn es gilt, eine pathologische Veränderung an der Haut zu beseitigen. Leider hat sich die deutsche Bezeichnung „Korrektive Dermatologie" international nicht durchsetzen können und dürfte in den nächsten Jahren wohl allgemein der Namengebung „Dermatochirurgie" oder „Dermatologische Chirurgie" weichen müssen.

Was verstehen wir Dermatologen eigentlich unter Dermatochirurgie?

In der Tat ist es so, daß die chirurgisch-operativen Aktivitäten der ausgebildeten Dermatologen weit über eine einfache Skalpellexzision hinausgehen. Sie umfassen vielmehr so wichtige Verfahren wie die freie Hauttransplantation, die Dermabrasion, die Chemochirurgie nach Mohs, die mikroskopisch kontrollierte Chirurgie (MKC) und Kryochirurgie, ferner Desikkation, Epilation und schließlich auch die operative Versorgung von Defekten nach dermatochirurgischer Behandlung von Hauttumoren durch entsprechende Deckungsmaßnahmen. Gerade hier berührt sich der operativ tätige Dermatologe sehr eng mit den Kollegen seiner Nachbardisziplinen, und es sollte ein Anliegen dieses Symposiums sein, aus der Indikation heraus zu einer Abgrenzung dermatochirurgischer Tätigkeit mit plastisch-chirurgischer Tätigkeit in anderen Fachdisziplinen zu kommen.

Wie ist die Situation der Dermatochirurgie heute zu sehen?

Die Schaffung entsprechender technischer Voraussetzungen zu operativer Tätigkeit in dermatologischen Kliniken, die Vervollkommnung chirurgischer Techniken, die bessere Ausbildung unserer jungen Dermatologen in aktiv-operativen Methoden, die Beherrschung von Wundinfektionen und nicht zuletzt auch die teilweise nicht zu vermeidenden Folgen einer Röntgenstrahlenbehandlung haben dazu geführt, daß die operative Behandlung von Hauterkrankungen und besonders von malignen Hauttumoren in der Dermatologie in den letzten Jahren quantitativ stark zugenommen hat. Die Tatsache, daß vor kurzem ein Lehrbuch über „Korrektive Dermatologie" von Petres und Hundeiker erschienen ist und im amerikanischen Schrifttum auch ein „Journal of Dermatologic Surgery" existiert, zeigt, daß ein großer Bedarf an Informationen und Unterrichtung über Indikationen und praktische Durchführung aktiv operativer Maßnahmen in der Dermatologie existiert.

Eine gewisse, ich darf vielleicht sagen *kleine Dermatochirurgie* wird jedem Dermatologen während seiner Weiterbildung vermittelt. Größere operative und andere aktive Eingriffe werden Dermatologischen Kliniken mit entsprechender Einrichtung und Experten auf diesem Sektor vorbehalten bleiben, die auf Grund ihrer langjährigen Tätigkeit und Vorbildung eine ausreichende Qualifikation besitzen müssen. Ob für solche Kollegen mit spezieller und mehrjähriger Ausbildung und Erfahrung in dermatochirurgischen Methoden, ähnlich wie dies auch für andere Fächer geplant ist, von der Bundesärztekammer die Zusatzbezeichnung „Plastische Operationen" geschaffen wird, bleibt abzuwarten. Wichtig aber erscheint mir bei jeder operativ-therapeutischen Tätigkeit eines, nämlich die Forderung, daß der Dermatologe sich auf das beschränkt, was er wirklich zu leisten in der Lage ist. Darüber hinaus sollte er besonders bei operativer Versorgung seiner Patienten eine offene und vorurteilsfreie Zusammenarbeit mit seinen Kollegen aus den angrenzenden chirurgisch tätigen Fachgebieten, besonders der Augenheilkunde, der Hals-Nasen-Ohren-Heilkunde, der Handchirurgie, der plastischen Chirurgie und der Urologie anstreben. Besonders bei der Behandlung von malignen Hauttumoren scheint diese Forderung unumgänglich zu sein. Fachegoismus ist hier nicht am Platze.

Aus diesen Gründen sind wir auch heute unseren Kollegen von den Nachbardisziplinen hier in München dankbar, daß sie sich sofort bereit erklärt haben, an unserem Symposium aktiv mitzuwirken. Ich selbst sehe in einer offenen Kooperation dieser Art den größten Vorteil für uns alle und vor allen Dingen für unsere Patienten und möchte sicher sein, daß sich auch aus unseren Gesprächen über Indikationsstellungen und therapeutische Verfahren gegenseitige Informationen ergeben werden, die für uns alle wertvoll sein dürften. Vielleicht sind damit, zumindest hier in München, auch die Voraussetzungen geschaffen für den Beginn einer gemeinsamen Tumorkonferenz.

So möge dieses erste Symposium für Dermatochirurgie einmal dazu dienen, Dermatologen mit Interesse an dermatochirurgischer Tätigkeit zusammenzuführen; zum anderen möge es zur Kooperation mit unseren Kollegen aus den Nachbardisziplinen anregen und schließlich der Fortbildung auf diesem für unser Fach so wichtigen Sektor von Nutzen sein.

Biopsie und histologische Beurteilung

HELMUT H. WOLFF

Summary

1. The indications for histopathological examination are: confirmation or exclusion of a clinical diagnosis on every piece of excised tissue; confirmation of a diagnosis before special therapy, e.g. cytostatic or X-ray treatment; confirmation of complete removal of a tumor; evaluation of stage and depth of a process; control of the course of a disease; scientific questions, and documentation.

2. A biopsy should be taken from a diagnostically relevant lesion. Also, the functional and aesthetic aspects of the resulting scar have to be considered.

3. The biospy technique depends upon the case at hand: e.g. curettage, punch or shave biospy, electrosurgery. Oval excision is the best method; it should be sufficiently deep and sufficiently large. The direction of the incision should correspond to the "relaxed skin tension lines".

4. The excised tissue must be treated gently, fixed appropriately, and the essential clinical features must be submitted to the dermatopathologist.

5. There are limitations to histopathological diagnosis. Only in part can they be avoided because they are of technical nature.

Zusammenfassung

1. Indikationen für die histopathologische Untersuchung sind: jede Gewebsabtragung, die Bestätigung oder der Ausschluß klinischer Verdachtsdiagnosen, die diagnostische Sicherung vor schwerwiegenden therapeutischen Maßnahmen, insbesondere vor zytostatischer oder Röntgen-Therapie, die Bestätigung einer Tumorexzision im Gesunden, die Bestimmung von Stadium und Tiefenausdehnung eines Prozesses, die Verlaufskontrolle, wissenschaftliche Fragestellungen und die Dokumentation.

2. Als Exzisionsstelle ist eine diagnostisch relevante Läsion auszuwählen, daneben sind für die zu erwartende Narbe funktionelle und ästhetische Gesichtspunkte und ggf. Keloidneigung zu beachten.

3. Die Biopsietechnik hängt von der Fragestellung ab: z. B. Kürettage, Stanze, Flachschnitt, Elektrochirurgie. Die lanzettförmige Exzision ist am besten geeignet, sie muß jedoch ausreichend tief und ausreichend groß sein. Die Schnittrichtung soll den „Kraftlinien" der Haut folgen.

4. Schonende Behandlung des Exzidates, sofortige richtige Fixierung und die Übermittlung wesentlicher klinischer Angaben an den Untersucher sind wichtig.

5. Die histopathologische Diagnostik unterliegt Begrenzungen, die zum Teil technisch bedingt und dann vermeidbar sind.

In der Diagnostik von Dermatosen und Hauttumoren spielt die Histopathologie seit jeher eine bedeutende Rolle (Schnyder, 1961; Ackerman, 1975; Marghescu u. Wolff, 1975; Petres u. Hundeiker, 1975). Berührungspunkte zwischen Dermatochirurgie und Dermatohistopathologie sind offenkundig:

— Bioptische Sicherung der Diagnose vor größeren und komplizierten chirurgischen Maßnahmen,
— Bestimmung von Eindringtiefe und Breitenausdehnung eines pathologischen Prozesses,
— Untersuchung des entnommenen Operationspräparates,
— Kontrolle auf Vollständigkeit der Entfernung eines Tumors im Gesunden,
— Diagnostik bei Rezidivverdacht oder Metastasen.

Eine gute Zusammenarbeit zwischen beiden Spezialbereichen der Dermatologie liegt im beiderseitigen Interesse und besonders im Interesse der Patienten. Ideal ist es, wenn der Histopathologe selbst klinisch tätig ist und damit ständig die Hautveränderungen auch makroskopisch-klinisch zu sehen bekommt, die er mikroskopisch zu beurteilen hat; wenn andererseits der chirurgisch tätige Dermatologe während seiner Ausbildung einen Blick für die Histopathologie gewinnt und auch später Gelegenheit hat, seine Präparate zusammen mit dem Histopathologen kritisch zu beurteilen.

Wenn auch die eigentliche dermatohistopathologische Untersuchung dem ausgebildeten Spezialisten obliegt, so sollte doch jeder Dermatologe, aber auch jeder Chirurg und jeder andere Arzt, der Material zur histopathologischen Untersuchung sendet, über die folgenden Voraussetzungen informiert sein (Marghescu u. Wolff, 1975):

— Indikationen für die histopathologische Untersuchung,
— Auswahl der Exzisionsstelle,
— Techniken der Biopsie,
— Fixierung und Einsendung des Materials,
— Grenzen der histopathologischen Diagnostik.

Indikationen für die histopathologische Untersuchung

Jedes exzidierte oder abgetragene Gewebsstück sollte histologisch untersucht werden, insbesondere aber jeder Tumor. Weicht man von dieser Regel ab, z. B. bei offenkundigen vulgären und plantaren Warzen oder bei gestielten Fibromen, sollte man sich der Ausnahme bewußt sein. Die „Blickdiagnose" auch des Erfahrenen ist mit einer beachtlichen Fehlerquote behaftet.

Unklare klinische Verdachtsdiagnosen können histologisch bestätigt oder ausgeschlossen werden.

Vor schwerwiegenden therapeutischen Maßnahmen, z. B. vor Beginn einer zytostatischen oder immunsuppressiven Therapie, sollte die histopathologische Untersuchung auch bei anscheinend klaren Diagnosen erfolgen. Die histopathologische Bestätigung einer Diagnose ist stets auch eine gute Selbstkontrolle für den Arzt und gibt dem Patienten zusätzliche Sicherheit.

Insbesondere vor jeder Strahlenbehandlung von Tumoren muß die Diagnose bioptisch gesichert werden (Braun-Falco u. Lukacs, 1973). Nach der Bestrahlung ist eine histopathologische Diagnose wegen der strahleninduzierten Gewebeveränderungen oft nicht mehr möglich.

Nicht zuletzt besitzt das aufbewahrte histologische Präparat, über Jahrzehnte jederzeit nachkontrollierbar, *dokumentarischen Charakter.*

Die Frage, ob ein Tumor im Gesunden entfernt wurde, wird durch die histopathologische Untersuchung beantwortet. In entsprechenden Fällen muß das aufwendige Verfahren der „mikroskopisch kontrollierten Chirurgie" (Burg u. Braun-Falco, 1973) gewählt werden (vgl. auch den Beitrag von G. Burg in diesem Band).

Stadium und Tiefenausdehnung von Hauterkrankungen können histologisch erfaßt werden und besitzen in einigen Fällen wesentliche Bedeutung für die Prognose und Therapie. Als Beispiel sei die Mycosis fungoides angeführt.

Verlaufsbiopsien, die im Abstand von Wochen oder Monaten ausgeführt werden, können Aufschluß über die Progredienz einer Erkrankung oder die Effizienz der eingeschlagenen Therapie geben.

Wissenschaftliche Gründe können bei neuartigen Erkrankungen, ungewöhnlichen Verläufen oder besonderen Fragestellungen Biopsien wünschenswert erscheinen lassen. Entsprechende Aufklärung führt im allgemeinen zu guter Kooperation der Patienten.

Auswahl der Exzisionsstelle

Eine typische, diagnostisch relevante Hautveränderung sollte zur Biopsie ausgewählt werden. Ältere, zerkratzte, superinfizierte, verkrustete oder längere Zeit vorbehandelte Herde sind meist unbrauchbar. Eine frische Primäreffloreszenz ist im allgemeinen am besten geeignet. Auch bei Tumoren sind verkrustete, nekrotische Areale zur Diagnostik ungeeignet. Besonders aufschlußreich sind oft Randbezirke mit Einschluß von gesundem Nachbargewebe.

Tabelle 1. Auswahl der Exzisionsstelle

Exzisionsstelle
Relevante Läsion
Stadium
Funktion
Ästhetik
Keloidneigung
Wundheilung

Funktionelle und ästhetische Gesichtspunkte sollten bei der Auswahl der Exzisionsstelle beachtet werden. Auch eine kleine Biopsie hinterläßt eine Narbe, die funktionell oder ästhetisch stören könnte.

Die Keloidneigung ist von mancherlei noch unklaren Faktoren abhängig und nicht immer voraussehbar. Besonders gefährdet ist der Sternalbereich; hier sollte man eine Biopsie nur in unumgänglichen Fällen durchführen.

Die Bedingungen für eine *gute Wundheilung* differieren erfahrungsgemäß in verschiedenen Körperregionen. Daher sollte man z. B. Biopsien über der Schienbeinkante oder im Fußknöchelbereich möglichst vermeiden, insbesondere wenn Durchblutungsstörungen der Unterschenkel bestehen.

Biopsie-Technik

Die Materialentnahme zur histopathologischen Untersuchung kann durch verschiedene Methoden erfolgen:

— Kürettage mit dem scharfen Löffel,
— elektrochirurgische Abtragung,
— Stanzen,
— Rasierklingen-Flachschnitt („shave biopsy"),
— lanzettförmige Exzision mit dem Skalpell.

Von diesen Methoden ist die *elektrochirurgische Abtragung* am schlechtesten geeignet, da sie zur Verkochung des Gewebes im Randbereich führt. Die *Kürettage* ergibt ein Geschabsel, das bei geeigneter Indikation durchaus zur Diagnostik geeignet ist, z. B. bei seborrhoischen Warzen. Natürlich kann aber aus derartigem Material keine Aussage über die Tiefenausdehnung eines Prozesses oder die Vollständigkeit der Entfernung erwartet werden. Während diese Frage bei seborrhoischen Warzen unerheblich ist, kann sie bei aktinischen Keratosen mit beginnender Entwicklung eines spinozellulären Karzinoms oder beim oberflächlichen Basaliom durchaus bedeutsam sein. Die *Stanzbiopsie* hat den Vorteil der Einfachheit und der raschen Durchführbarkeit, allerdings steht für manche Fragestellungen ein zu kleines Gewebestück zur Verfügung (meist 3 mm Durchmesser, meist keine Subkutis). Ähnliches gilt für den *Rasierklingen-Flachschnitt,* der nur für die Diagnostik ganz oberflächlicher Veränderungen geeignet ist. Optimal ist im allgemeinen die schonende *lanzettförmige Exzision,* bei der auch die Größe und Tiefe der Biopsie am besten je nach den Erfordernissen variiert werden können.

Die erforderliche Größe und Tiefe der Biopsie ist von der Fragestellung abhängig. Grundsätzlich gilt: Jede Biopsie muß *ausreichend groß* und *ausreichend tief* sein. Während bei einem soliden Basaliom wenige der charakteristischen Tumorzellen in einer kleinen Stanze die eindeutige Diagnose ermöglichen, muß das Präparat z. B. für die Diagnostik einer Pannikulitis ausreichend subkutane Anteile mit Einschluß von Fettgewebssepten und Gefäßen enthalten; bei am Haarfollikel angreifenden pathologischen Prozessen muß der Schnitt auch mehrere bis in die Tiefe vollständige Haarfollikel erfassen.

Über die *beste Schnittrichtung* für eine In- oder Exzision herrscht gelegentlich Unsicherheit. Ähnlich wie bei einem Zeltdach lassen sich an der menschlichen Haut Linien maximaler und minimaler Spannung festlegen. Die Schnittrichtung sollte so geführt werden, daß sie in den

Hautspannungslinien verläuft. In diesem Fall schließt sich die Wunde fast „wie von selbst". Sie kann im Vergleich zu quer- oder schrägverlaufenden Wunden mit einem Minimum an Spannung vernäht werden (Abb. 1).

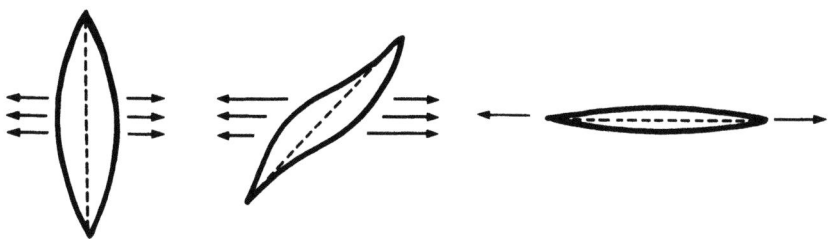

Abb. 1. Optimaler Wundschluß einer Inzision bei Schnittrichtung parallel zu den Kraftlinien (rechts), im Vergleich zu dem ungünstigeren queren (links) oder schrägen (Mitte) Verlauf. Modifiziert nach Borges

Dabei ist zu beachten, daß die alten, seit 1861 bekannten „Langer'schen Hautspaltlinien" aufgrund des Verhaltens von Leichenhaut gefunden wurden und nicht den Verhältnissen am Lebenden entsprechen. Die unter dem Spiel der Muskeln entstehenden, für die plastische Chirurgie bedeutsamen Hautspannungslinien werden als „*Kraftlinien*" (Bethmann u. Zoltán, 1968), im englischen Schrifttum als „*Relaxed Skin Tension Lines*" (Borges, 1973) bezeichnet. Diese Kraftlinien wurden inzwischen für alle Körperregionen erkannt und sind in modernen Lehrbüchern der plastischen Chirurgie detailliert dargestellt (z. B. Bethmann u. Zoltán, 1968; Borges, 1973), wobei sich wesentliche Unterschiede zu den Langer'schen Linien zeigen. Die Kraftlinien verlaufen im allgemeinen quer zur Richtung der Muskulatur und entsprechen häufig den Hautfalten, bei Altershaut den sog. Runzeln (Bernstein, 1973). Als Beispiel zeigt die Abb. 2a die wichtigsten Kraftlinien im Gesichtsbereich und damit die

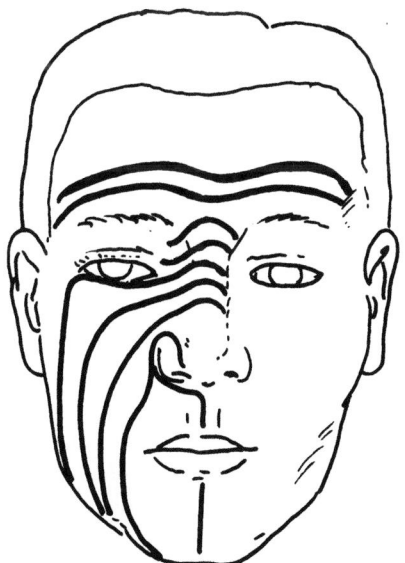

Abb. 2 a. Verlauf der wichtigsten Kraftlinien („relaxed skin tension lines") im Gesicht; gleichzeitig günstigste Schnittrichtung für Inzisionen und Exzisionen

günstigste Richtung für In- und Exzisionen. Zum Vergleich daneben die weitgehend ähnlich verlaufenden Hautfalten bei ausgeprägter Altershaut (Abb. 2b). Es ist übrigens ganz interessant, daß die Fellzeichnung bei Tigern und Zebras weitgehend den Hautspannungslinien folgt (Borges, 1973).

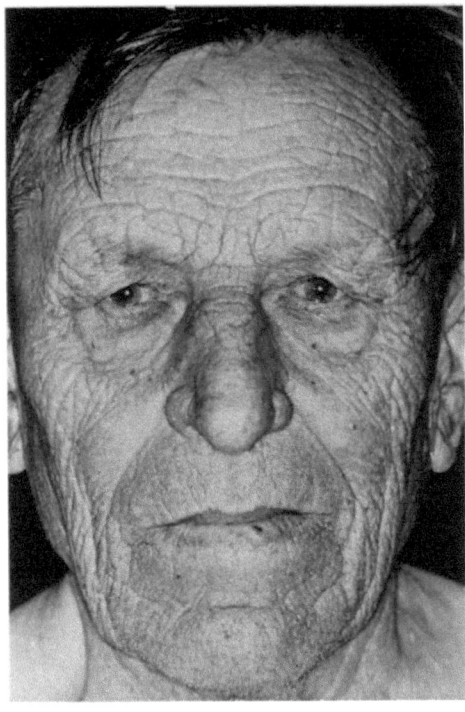

Abb. 2 b. Die Hautfalten bei Altershaut („Runzeln") entsprechen weitgehend den Kraftlinien

Fixierung und Einsendung des Materials

Sofort nach der Exzision sollte das entnommene Gewebe in das vorbereitete Gefäß mit Fixierungsflüssigkeit gebracht werden. Quetschung, Zerreißung, Austrocknung, Autolyse sind unbedingt zu vermeiden. Sofortige Beschriftung des Gefäßes mit dem Namen des Patienten und bei mehreren Biopsien von einem Patienten mit einer zusätzlichen Nummer schließt Verwechslung aus.

Die Größe des Gewebestückes soll einen Würfel von 1 cm Kantenlänge nicht überschreiten, dünne Scheiben können auch größer sein. Aus größeren Exzisaten werden typische Anteile ausgeschnitten und getrennt verarbeitet. Die Menge an Fixierungsflüssigkeit soll mindestens das 20fache der Gewebemenge betragen.

Als *Standard-Fixierungsmittel* (Tab. 2) dient 10% gepufferter Formaldehyd. Gute Ergebnisse liefert auch Bouin'sche Lösung (Rp. Pikrinsäure ges. wässr. 15,0; Formaldehyd 40% 5,0; Eisessig 1,0; letzterer wird jeweils frisch zugefügt). Insbesondere für Hodenbiopsien ist Formaldehydfixierung ungeeignet und Bouin'sche Lösung empfehlenswert.

Biopsie und histologische Beurteilung

Tabelle 2. Übliche Fixierungslösungen für histologische Routineuntersuchung

Fixierung	
10% Formaldehyd	
Bouinsche Lösung:	
Pikrinsäure ges. wäss.	15,0
Formaldehyd 40%	5,0
Eisessig	1,0

Ausnahmen von den histologischen Standardverfahren (Tab. 3) ergeben sich bei Schnellschnitt-Technik, bakteriologischen Untersuchungen aus der Biopsie (Beispiel: Haut-Tuberkulose), direkter Immunfluoreszenztechnik (Beispiele: Pemphiguserkrankungen, Lupus erythematodes), zytochemischen und elektronenmikroskopischen Untersuchungen. In diesen Fällen darf das Exzidat nicht in die üblichen Fixierungsmittel gebracht werden und muß im allgemeinen sofort in jeweils vorher festgelegter spezieller Weise weiterbehandelt werden.

Tabelle 3. Wichtigste Ausnahmen von der Standard-Fixierungstechnik

Fixierung – Ausnahmen
Schnellschnitt
Bakteriologie
Immunfluoreszenz
Zytochemie
Elektronenmikroskopie

Ein Begleitzettel sollte dem Histopathologen mindestens folgende Angaben übermitteln (Tab. 4): Alter des Patienten, Exzisionsstelle, kurze Anamnese, ggf. lokale Vorbehandlung (z. B. Steroide, Bestrahlung), kurzer Befund, klinische (Differential-) Diagnose bzw. Fragestellung.

Tabelle 4. Wichtigste Angaben für den Begleitzettel zur histologischen Untersuchung

Wichtigste Angaben
Alter des Patienten
Exzisionsstelle
Anamnese
Befund
Differentialdiagnose

Grenzen der histopathologischen Diagnostik

Technisch bedingte, vermeidbare Einschränkungen in der histopathologischen Diagnostik können bei Nichtbeachtung der oben angeführten Grundsätze auftreten; am häufigsten kommen die Auswahl ungeeigneter Effloreszenzen und ungünstiger Entnahmetechniken, meist zu kleiner und oberflächlicher Biopsien, sowie stärkere Quetschung, Zerreißung und Elektrokoagulation des empfindlichen Gewebes vor. Aber auch zu große, nur außen fixierte, innen autolytische Präparate werden gelegentlich übersandt: Ein faustgroßer Tumor im Einmachglas und gar ein vollständiger Hoden (!) sind eigene Beobachtungen.

Aber auch ideale Biopsie-Technik, optimale histotechnische Bearbeitung und ein erfahrener Dermatohistopathologe gerantieren nicht in jedem Fall eine eindeutige Diagnose (Lever u. Schaumburg-Lever, 1975). Die Zahl der Reaktionsmuster des Hautorgans ist begrenzt, verglichen mit den Tausenden von Krankheitsentitäten. Für einige Erkrankungen, insbesondere für viele Tumoren, ist das histologische Bild sehr charakteristisch oder gar spezifisch. In vielen anderen Fällen, vor allem bei entzündlichen Dermatosen, kann die Histopathologie nur Hinweise geben und muß zusammen mit Anamnese, klinischem Bild und weiteren diagnostischen Verfahren bewertet werden. Daher auch die Wichtigkeit der klinischen Angaben für die Beurteilung des histologischen Präparates.

Bekannte Beispiele für die Schwierigkeit histopathologischer Diagnostik sind bei den Tumoren die Abgrenzung zwischen Keratoakanthom und spinozellulärem Karzinom, bei den granulomatösen Entzündungen die Differentialdiagnose zwischen Lupus vulgaris, Sarkoidose, tertiärer Lues, tiefen Mykosen und weiteren Granulomen.

Insgesamt sollte gezeigt werden, daß eine Biopsie nicht einfach die irgendwie ausgeführte Entfernung irgendeines Gewebestückes darstellt, sondern daß von der Entnahme durch den Arzt über die histotechnische Bearbeitung bis zur Beurteilung und Befunderstellung durch den Dermatohistopathologen eine Vielzahl von Denkschritten notwendig ist, um ein optimales Ergebnis dieser wertvollen diagnostischen Maßnahme zu erzielen.

Literatur

Ackerman, A. B.: Biopsy. Why, where, when, how. J. Derm. Surg. 1, 21–23 (1975)
Bernstein, L.: Incisions and Excisions in elective facial surgery. Arch. Otolaryng. 97, 238–243 (1973)
Bethmann, W., Zoltán, J.: Operationsmethoden der plastischen Chirurgie. Jena: VEB Gustav Fischer 1968
Borges, A. F.: Elective Incisions and Scar Revision. Boston: Little, Brown & Co. 1973
Braun-Falco, O., Lukacs, S.: Dermatologische Röntgentherapie. Berlin–Heidelberg–New York: Springer Verlag 1973
Burg, G., Braun-Falco, O.: Chemochirurgie des Basalioms. Dtsch. Ärzteblatt 70, 2303–2312 (1973)
Lever, W. F., Schaumburg-Lever, G.: Histopathology of the Skin. 5th ed. Philadelphia–Toronto: J. B. Lippincott 1975
Marghescu, S., Wolff, H. H.: Untersuchungsverfahren in Dermatologie und Venerologie. Münschen: J. F. Bergmann 1975
Petres, J., Hundeiker, M.: Korrektive Dermatologie. Berlin–Heidelberg–New York: Springer-Verlag 1975
Schnyder, U. W.: Zur Indikation und Technik der Probeexzision bei Hautkrankheiten. Praxis 50, 922–924 (1961)

Anaesthesieprobleme in der Dermatochirurgie

ELISABETH OTT

Summary

Surgical intervention in dermatology calls for co-operation between anaesthesiologist and surgeon, since general anaesthesia is often necessary without vital indication for operation. There is a good basis for such teamwork, in that most of the operations are not performed under acute circumstances, but may be planned in advance. Thus the indications for individual anaesthetic procedures can be carefully selected, taking into account both the state of the patient (age, general condition, cardio-pulmonary disorders, etc.) and the duration and type of the operation. The individual procedures are described (inhalation and intubation, regional and local anaesthesia). In addition preoperative work-up and the possibilities for intra-operative control are discussed.

Zusammenfassung

Chirurgische Eingriffe in der Dermatologie verlangen eine gute Zusammenarbeit zwischen Anaesthesist und Operateur, da oft eine Allgemeinnarkose notwendig ist, ohne daß eine vitale Operationsindikation besteht. Für diese Kooperation bestehen gute Voraussetzungen, da die meisten Operationen nicht akut durchgeführt werden müssen, sondern vorher geplant werden können. Daher sind die Indikationen für die einzelnen Narkoseverfahren sorgfältig zu stellen und in Hinblick auf die Situation des Patienten (Alter, Allgemeinzustand, kardiopulmonale Erkrankungen usw.), sowie auf Zeitdauer und Art der Operation auszuwählen. Es werden die einzelnen Verfahren geschildert (Masken- und Intubationsnarkose, Regional- bzw. Lokalanästhesie) und auf Besonderheiten der Narkoseführung hingewiesen. Weiterhin werden die durchzuführenden Voruntersuchungen der Patienten, sowie intraoperative Überwachungsmöglichkeiten besprochen.

Der chirurgische Eingriff in der Dermatologie verlangt eine besonders gute Kooperation zwischen Anaesthesist und Operateur, da die Vielfalt der Operationsverfahren spezielle Probleme mit sich bringt.

Oft ist eine Allgemeinnarkose notwendig, ohne daß eine vitale Operationsindikation besteht.

Damit ergibt sich das zentrale Problem:
Steht das mit der Narkose eingegangene Risiko in einem sinnvollen Verhältnis zum Nutzen des Eingriffs für den Patienten?

Da aber die meisten Operationen vorher geplant werden können, besteht die Möglichkeit, die Patienten präoperativ sorgfältig zu untersuchen und danach das schonendste Narkoseverfahren auszusuchen, welches den Forderungen des Eingriffs voll genügt.

I. Patientenbedingte Anaesthesieprobleme:

das *Alter* der Patienten im Krankengut der Dermatochirurgie — extreme Altersklassen sind relativ häufig vertreten.

1. Die bedeutenden Abweichungen der Physiologie und Anatomie im Kindesalter, die veränderte Reaktion auf verschiedene Medikamente zwingen dazu, die Durchführung der Anästhesie dem Alter des Kindes entsprechenden Gegebenheiten anzupassen (Niederer, 1977). Besonders müssen Störungen des Wasser- und Elektrolythaushaltes vor der Operation behandelt werden. Die Unterbrechung der natürlichen Ernährung soll so kurz wie möglich dauern, kleine Kinder sollen am Morgen operiert werden. Die Prämedikation ist sehr wichtig: Kinder sollen möglichst schlafend in den Op kommen, um ihnen ein eventl. seelisches Trauma zu ersparen. Besonders wichtig ist dieser Gesichtspunkt bei Wiederholungseingriffen, z. B. bei Abtragung großflächiger Naevi.

2. Ebenso müssen die Veränderungen des Organismus bei *alten* Patienten berücksichtigt werden, denn gerade in dieser Altersgruppe treten die Hautkarzinome am häufigsten auf — sie gelten als besondere Risikopatienten.

Schädigungen am Herzkreislaufsystem (Herzinsuffizienz, Koronarsklerose, emphysematische, asthmatische Lungenveränderungen) stellen recht große Anforderungen an den Anaesthesisten.

3. Dagegen haben wir es in der Ästhetischen Chirurgie häufig mit organisch gesunden Patienten zu tun, die aber psychisch vorgeschädigt sind (Landauer, 1975). Damit verbunden ist meistens ein unkontrollierter Medikamentenverbrauch. Patienten, die an einem chronischen Abusus leiden, bedürfen der besonderen Aufmerksamkeit. Der Mißbrauch wird oft verschwiegen, entweder aus der Befürchtung, das geliebte Mittel werde entzogen, oder einfach aus Nachlässigkeit. Die chronische Verwendung von Weckaminen z. B. führt durch die entstehende Schlaflosigkeit zu Schlafmittelmißbrauch — diese Kombination ist bei der Prämedikation durch eine Dosiserhöhung der Sedativa zu berücksichtigen. Unkontrollierter Verbrauch von Diuretika und Laxantien stören ganz empfindlich den Elektrolyt- und Wasserhaushalt.

Gerade dieser Patientenkreis erwartet von den Operationen eine ganz entscheidende Änderung — unter Umständen das Glück seines Lebens. Das Mißlingen des Eingriffes oder Komplikationen enttäuschen ihn im hohen Maße.

4. Bei Eingriffen im Gesichtsbereich steht im Vordergrund der Problematik das gemeinsame Arbeitsfeld von Anaesthesist und Operateur. Der optimale Zugang zum Operationsfeld ohne Behinderung durch die Anaesthesietechnik muß ebenso wie spezielle Lagerungswünsche des Chirurgen berücksichtigt werden. Dies bedeutet ein Abrücken des Anaesthesisten und seines Gerätes vom gewohnten Platz am Kopf des Patienten, was jedoch mit flexiblen Verbindungsstücken zum Schlauchsystem des Narkoseapparates und korrektem Sitz des Tubus keine Verschlechterung der Überwachungsmöglichkeiten des Patienten bedeutet (Lutz, 1977).

II. Sicherheitsvorkehrungen zur Verminderung des Narkoserisikos:

1. Eine internistische Voruntersuchung zur Operationsfähigkeit bei Risikopatienten mit EKG, (Rö-)Thoraxübersicht, ausführlicher Laboruntersuchung und möglichst eine gemeinsame Visite des Anaesthesisten mit dem Operateur am Tage vor dem geplanten Eingriff.

2. Zu den intraoperativen Überwachungsmöglichkeiten gehören neben laufenden Blutdruck- und Pulskontrollen ein Überwachungsgerät in Form eines Monitors oder Pulsmeters. Für größere Eingriffe mit vermehrten Blutverlusten ist unbedingt ein zentralvenöser Zugang mit Möglichkeit zur Druckmessung zu empfehlen.

III. Bei der Wahl des Narkoseverfahrens muß sowohl auf die Situation des Patienten, als auch auf die Art und Zeitdauer der geplanten Operation Rücksicht genommen werden:

1. Wichtig ist eine gute Prämedikation – d. h. eine psychisch und motorische Indifferenz muß gewährleistet sein, um eine ungestörte Narkoseeinleitung zu ermöglichen.
Dazu gehört eine ausreichende Sedierung am Vorabend für einen entspannten Schlaf (z. B. Mogadan®[1], Tranxilium®[2], Valium®[3]), eine 3/4 Std präoperativ ein Analgetikum kombiniert mit Atropin zur Vagushemmung, die Dosierung richtet sich nach dem Körpergewicht.

2. Ist eine Allgemeinnarkose erforderlich, so hat der Anaesthesist zu entscheiden, welche Art die schonendste und ausreichendste Narkose ist, ob eine Maskennarkose oder eine künstliche Beatmung mit orotrachealer oder nasotrachealer Intubation erforderlich ist.

a) Inhalationsnarkosen mit Halothan®[4] oder Ethrane®[5] ist nur für kurze Eingriffe zu empfehlen, um die speziell gefäßerweiternde Wirkung dieser Narkotika zu vermeiden.
b) Die Neuroleptanalgesie, eine Kombination von Fentanyl®[6] – einem Analgetikum, und Dehydrobenzperidol®[7] – einem Neuroleptikum, ist besonders geeignet für längere Eingriffe; sie zeichnet sich aus durch auffallende Kreislaufstabilität und fehlende Organschädigung. Dabei ist auf eine niedere Dosierung des Dehydrobenzperidols® zu achten, das durch seine α-Rezeptorenblockade eine Gefäßerweiterung hervorruft.
c) Narkose mit Ketaminen ist besonders geeignet für Kinder oder für Eingriffe von 20–30 min Dauer, der Vorteil von Ketanest®[8] ist die volle Erhaltung der Spontanatmung.
d) Für jede Art der Allgemeinnarkose gilt, daß eine ausreichende Narkosetiefe erreicht wird und postoperativ ein Erwachen ohne Exitation. Bei Verschiebeplastiken oder Hauttransplantationen z. B. muß ein Husten oder Pressen des Patienten beim Extubieren unbedingt vermieden werden, um nicht das erreichte Operationsergebnis zu zerstören (Nahtinsuffizienz, Blutung).
e) Als Volumenersatzmittel kommen Kristalloide in Form von Ringer und Ringerlaktatlösung in Betracht, als Thromboseprophylaxe grundsätzlich 500 ml Dextran (Gruber et al., 1975). In dieser Größenordnung hat es keinerlei Einfluß auf die Gerinnung. Als weitere Kolloide kommen Hydroxyäthylstärke und Humanalbumin in Frage – bei Unterschreiten von Hämatokritwerten um etwa 25–30% muß Fremdblut gegeben werden.

3. Regionalanaesthesien sollten der Vollnarkose immer vorgezogen werden, da das Narkoserisiko wesentlich geringer ist. Dazu gehören Spinal- und Periduanaesthesien, Plexusblocka-

---

[1] Nitrazepam
[2] Dikalium-Chlorazepat
[3] Diazepam
[4] Halothan Hoechst
[5] Enfluran
[6] Fentanyl-Base
[7] Droperidol
[8] Ketamin-hydrochlorid

den (axillär oder supraklavikulär nach Kulenkampf), Interkostalblöcke.
Auch während der Operationen in Regionalanaesthesien muß der Patient überwacht werden, einmal wegen der Kreislaufwirkung (durch Sympathikusblockade kann es zu Blutdruckabfällen kommen!), zum anderen muß der Patient weiter sediert werden (Warten auf Schnellschnitt z. B.).

4. Ist eine Lokalanaesthesie angebracht, so bekommen die Patienten bei Bedarf während der Operation intravenöse Sedativa (Rohypnol®[9]).

Die Vorteile einer guten Sedierung sind:
einmal sind dem Patienten Angst und Aufregung genommen, zum anderen kommt eine Einsparung an Scandicain®[10] durch eine allgemeine verringerte Schmerzempfindung hinzu. Die Höchstdosis von 150 mg Carbostesin®[11], bzw. 300 mg Scandicain® sollte nicht überschritten werden.

IV. Der Erfolg einer dermatochirurgischen Operation ist ganz wesentlich von einem intakten Blutgerinnungssystem abhängig, eine Erhebung des Gerinnungsstatus ist oft unumgänglich. Schon Sickerblutungen beeinträchtigen die Sicht des Operateurs und gefährden den Erfolg des Eingriffes. Für den Anaesthesisten gibt es mehrere Möglichkeiten, erhöhte Blutungsneigungen auszuschalten (Kern, 1969):

1. Ein Hochlagern des Operationsfeldes verbessert den venösen Rückstrom, eine Erhöhung um 10 cm erniedrigt den örtlichen Blutdruck um etwa 10 mmHg.

2. Wichtig ist eine Verhinderung der endogenen Katecholaminausschüttung durch Hypoxie und damit verbundenen Blutdruckanstiegen, was man durch korrekt ausgeführte, künstliche Beatmung ausschließen kann.

3. Werden zur lokalen Blutstillung Suprarenin®[12] oder Octapressin®[13] appliziert, muß auf Herzrhythmusstörungen geachtet werden. Sie sind bei koronargeschädigten Patienten nicht indiziert. Ebenso sollte man diese Medikamente nicht während einer Halothannarkose verwenden, da diese den Herzmuskel gegen endogene und exogene Katecholamine sensibilisieren.

4. Eine andere Möglichkeit zur Minderung der Blutung im Operationsbereich ist die medikamentös-kontrollierte Hypotension. Das Mittel der Wahl ist in neuester Zeit nipruss®[14], das seinen Angriff direkt am peripheren Gefäß hat und sehr gut steuerbar ist (Taylor et al., 1970).

V. Mit zwei neuen Methoden wurden in letzter Zeit sehr gute Erfolge erzielt:

1. Die Hämodilution, d. h. der Patient wird sein eigener Blutspender (Klövekorn et al., 1974): Bei vorauszusehenden Blutverlusten von 1000–2000 ml ist bei normalen Gerinnungsstatus

---

[9] Ro-5200 La Roche
[10] Mepivacain
[11] Bupivacain
[12] Epinephrien/Adrenalin
[13] Felypressin
[14] Nitroprussidnatrium

eine Hämodilution zu empfehlen, d. h. wir entnehmen unmittelbar präoperativ dem Patienten 1000–2000 ml Blut, ersetzen dieses isovolemisch mit Plasmaersatzmitteln und geben bei Bedarf das Eigenblut zurück. Voraussetzung dafür ist ein kreislaufgesunder Patient mit ausreichendem Hämatokrit (über 37%).

2. Ein neues Narkoseverfahren stellt die kombinierte Elektroakupunkturanalgesie dar, die besonders geeignet ist für langdauernde Eingriffe und bei schlechtem Allgemeinzustand des Patienten. Der Vorteil liegt an der extremen Einsparung der Narkotika und an der langen schmerzfreien Phase postoperativ.

Zusammenfassend muß noch einmal betont werden, daß bei allen Fortschritten der Medizin und bei allen Bemühungen des Anaesthesisten es doch immer wieder einmal zu unerklärlichen Narkosezwischenfällen kommen kann, daß sich aber wohl sämtliche speziellen Probleme der Narkoseführung in der Dermatochirurgie durch gutes Teamwork mit dem Dermatologen befriedigend lösen lassen.

Literatur

Gruber, U. F., Sturm, V., Rem, J., Schaub, N., Rittman, W. W.: The present state of prevention of postoperative thromboembolic complications. (eds. Meßmer, K., Schmid-Schönbein, H.) Bibliotheka haematologica. Vol. 41, Basel/New York: Karger 1975
Kern, E. R.: Die Differentialindikation verschiedener Methoden operativer Blutungsverminderung. Anaesthesist **11**, 69 (1969)
Klövekorn, W., Pichlmaier, H., Ott, E., Bauer, H., Sunder-Plasmann, L., Meßmer, K.: Akute präoperative Hämodilution – eine Möglichkeit zur autologen Bluttransfusion. Chirurg **45** (1974)
Landauer, B.: Anästhesieprobleme in der plastischen Chirurgie. Anästhesiologische Informationen Juli 1975
Lutz, H.: Die Anästhesie in der Plastischen Chirurgie. In: Benzer, H., Frey, R., Hügin, W., Mayerhofer, O.: Lehrbuch der Anästhesiologie, Reanimation und Intensivtherapie, 4. Aufl., S. 507–510. Berlin/Heidelberg/New York: Springer 1977.
Niederer, W.: Die Anästhesie im Kindesalter. In: Benzer, H., Frey, R., Hügin, W., Mayerhofer, O.: Lehrbuch der Anästhesiologie, Reanimation und Intensivtherapie, 4. Aufl., S. 536–556. Berlin/Heidelberg/New York: Springer 1977
Taylor, T., Styles, M., Lamming, A. J.: Sodium nitroprussid as a hypotensive agent in general anaesthesia. Brit. J. Anaesth. **42**, 859 (1970)

Möglichkeiten zum Wundverschluß im dermatochirurgischen Bereich

BIRGER KONZ

Summary

Proper selection of wound closure is essential for successful surgical treatment of dermatological diseases. The choice of primary suture, free skin graft, or predicled skin flaps depends on many factors: kind, size, and location of the cutaneous lesion; age and general condition of the patient; the surgical experience of the physician. Even in primary wound closure following simple excision of the skin the general rules of plastic surgery must be considered. Important are: exact operative procedure, right choice of suture material, fine suture technique and careful surgical planning. In both free skin grafts and pedicled skin flaps, good selection of donor site and critical evaluation of recipient areas are important to achieve cosmetically and functionally satisfactory results.

Zusammenfassung

Eine erfolgversprechende chirurgische Behandlung dermatologischer Krankheitsbilder, die einer operativen Therapie zugeführt werden, setzt die Kenntnis und die Indikation der verschiedenen Möglichkeiten zum Wundverschluß voraus. Wann ein Defekt durch primäre Naht, freie Hauttransplantation oder gestielte Hautlappenplastik verschlossen werden kann, hängt von zahlreichen Faktoren ab: Art, Größe und Lokalisation der Erkrankung, Alter und Allgemeinzustand des Patienten sowie von der Erfahrung und Einstellung des behandelnden Arztes. Aufgrund der jeweiligen Situation sind die verschiedenen Methoden der Defektdeckung indikationsgerecht abzuwägen, um eine patientengerechte dermatochirurgische Therapie zu gewährleisten. Auch bei der einfachen Hautexzision mit primärem Wundverschluß müssen die Grundsätze der plastischen Chirurgie berücksichtigt werden. Hierzu gehören u. a. das gewebeschonende operative Vorgehen, die richtige Auswahl des Nahtmaterials, eine saubere Nahttechnik sowie eine sorgfältige Operationsplanung. Bei den freien Hauttransplantationen und den gestielten vaskularisierten Hautplastiken ist die indikationsgerechte Auswahl der Spenderregion sowie die Beurteilung des Empfängergebietes entscheidend für das endgültige Ergebnis.

Wird aufgrund dermatologischer Diagnostik die Indikation für ein chirurgisch-therapeutisches Vorgehen gestellt, so sind neben der adäquaten Exzisionstechnik die operativen Verfahren zum Wundverschluß von Bedeutung. Ohne auf spezielle Operationsindikationen bei bestimmten dermatologischen Krankheitsbildern einzugehen, wird das Ziel einer dermatochirurgischen Therapie darin zu sehen sein, eine optimale chirurgische Entfernung durchzuführen und anschließend eine sowohl funktionelle als auch ästhetische Wiederherstellung des gesetzten Hautdefektes zu erreichen.

Die präoperative Planung muß deshalb mehrere Punkte berücksichtigen. Einmal *allgemeine Faktoren* – wie Alter und Allgemeinzustand des Patienten – und *spezielle Faktoren* – wie

Art der Erkrankung, Flächen- und Tiefenausdehnung, sowie Lokalisation des zu behandelnden Herdes. Die Abwägung dieser Faktoren wird zeigen, ob nach der Exzision der entstandene Defekt durch Dehnungsplastik und primäre Wundnaht, durch freie Hauttransplantationen oder vaskularisierte gestielte Hautlappenplastiken zu verschließen ist.

Für die Durchführung dieser Methoden zum Wundverschluß müssen jedoch bestimmte Voraussetzungen erfüllt sein. Hier sind zu nennen: Arbeiten unter aseptischen Bedingungen, die Verwendung geeigneter Instrumente, richtige Auswahl des Nahtmaterials sowie eine optimale Nahttechnik (Kazanjian u. Converse, 1974).

I. Instrumente und Nahttechnik

Im folgenden wird kurz auf die in der dermatochirurgischen Praxis verwendeten Instrumente, sowie auf einige Gesichtspunkte der Nahttechnik eingegangen.

Instrumente. Zur Grundausrüstung gehören: feine Ein-, Zwei- und Dreizinker-Haken zum Anheben der Wundränder, eine größere und eine kleinere chirurgische Pinzette, eine anatomische Pinzette zur elektrokaustischen Blutstillung, Moskitoklemmen zur Blutstillung sowie eine feine spitze Schere zum Abschneiden der Fäden und eine stumpfe Schere zur Mobilisation der Wundränder (Abb. 1). Als Skalpell wird heute meist ein sterilisierbarer Halter mit auswechselbaren Einmalklingen unterschiedlicher Größe verwendet. Aus dem großen Angebot von Nadelhaltern können empfohlen werden: ein größerer sperrbarer Nadelhalter für subkutane Nähte, für die Hautnaht z. B. der „Scheren"-Nadelhalter nach

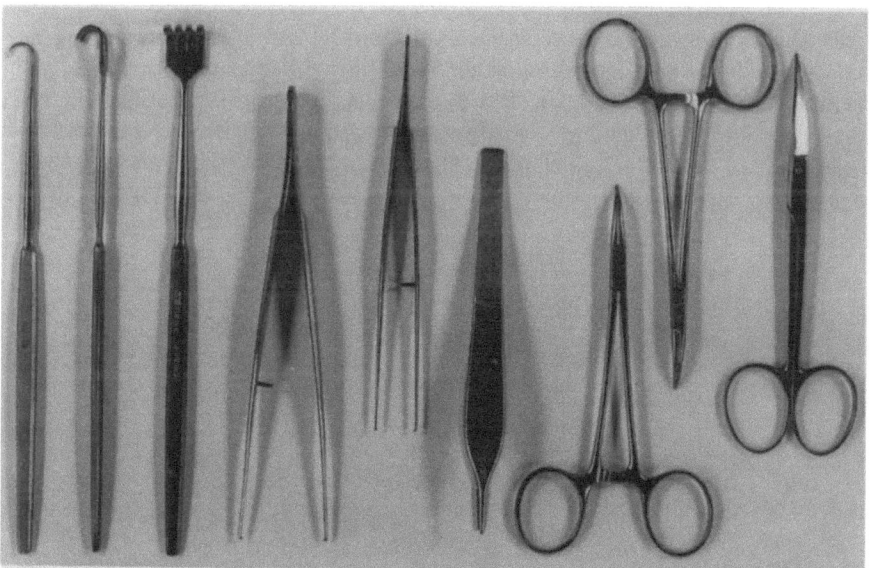

Abb. 1. Chirurgische Instrumente (von links nach rechts): Ein-, Zwei- und Dreizinkerhaken, große und kleine Pinzette, anatomische Pinzette, Moskitoklemmen, spitze Schere

Gillies, oder ein kleiner, sperrbarer Nadelhalter mit einseitig aufgebogenem Handteil, sowie für feine Hautnähte unter 5,0 der Nadelhalter nach Converse (Abb. 2).

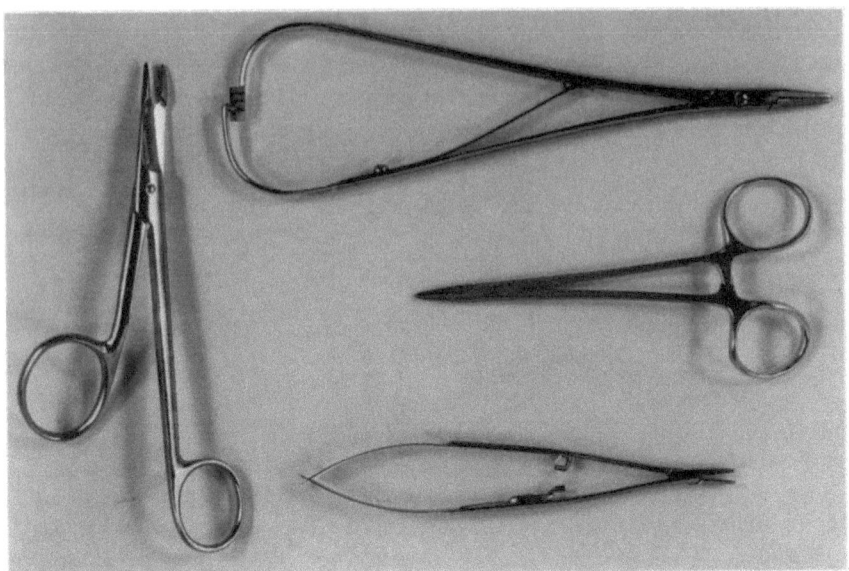

Abb. 2. Nadelhalter: Nadelhalter nach Gillies (links) (von oben nach unten). Großer sperrbarer Nadelhalter, kleiner sperrbarer Nadelhalter mit aufgebogenem Handteil, Nadelhalter nach Converse

Für die Entnahme von Spalthauttransplantaten kommen Dermatome zur Anwendung, bei denen die Lappendicke durch Einstellschrauben festgelegt werden kann. Trotz dieser mechanischen Einstellung ist bei fast allen Messern die endgültige Lappendicke abhängig von der Stärke des Druckes, mit dem das Dermatom aufgesetzt und geführt wird. Grundsätzlich können 2 Typen von Dermatomen unterschieden werden: Messer, die durch Handbetrieb schneiden (Abb. 3) und Dermatome, bei denen die Messerklinge elektrisch oder

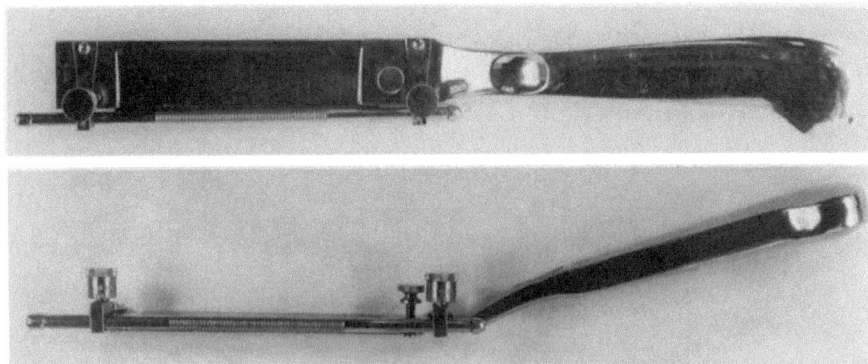

Abb. 3. Handdermatom: Die großen Schrauben dienen zur Einstellung der Lappendicke, die kleine Schraube zum Auswechseln der Messer

durch Preßluft bewegt wird (Abb. 4). Welches Instrument bevorzugt wird, hängt von der jeweiligen Übung und Erfahrung des Operateurs ab. Das in Abb. 4 dargestellte Elektrodermatom nach Brown hat sich wegen seiner Handlichkeit, der einfachen Anwendung und der Möglichkeit, Spalthauttransplantate beliebiger Länge zu entnehmen, bewährt. Dieses

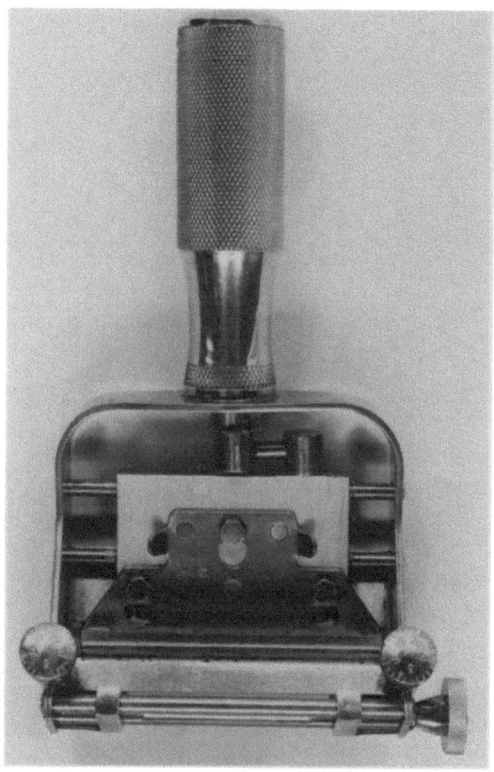

Abb. 4. Elektro-Dermatom nach Brown: Die beiden mit Zahlen versehenen Schrauben dienen zur Einstellung der Lappendicke, die seitliche linke Schraube zur Einstellung der Lappenbreite

Dermatom wird nach der immer notwendigen Spannung der Entnahmestelle durch 2 Holz- oder Metallplatten unter leichtem Druck langsam über das Entnahmeareal geführt, wobei sich das elektrisch angetriebene Messer quer zur Entnahmerichtung oszillierend bewegt und den Spalthautlappen abtrennt (Abb. 5).

Nahttechnik. Neben dem gewebeschonenden chirurgischen Vorgehen kommt in Hinblick auf das spätere kosmetische Ergebnis der Qualität der Hautnaht eine besondere Bedeutung zu, da in den Augen des Patienten eine ästhetisch wenig auffallende Narbe der beste Beweis für eine erfolgreiche Operation ist. So ist eine Hautnaht atraumatisch, ohne Quetschung und Spannung der Wundränder zu legen und zeitgerecht zu entfernen. Das Anheben der Wundränder mit der scharfen chirurgischen Pinzette sollte durch die Anwendung von kleinen Häkchen vermieden werden. Durch spannungsfreie Wundrandadaptation und lockeres Knüpfen der Nähte können Zirkulationsstörungen, Einschneiden der Fäden, umschriebene

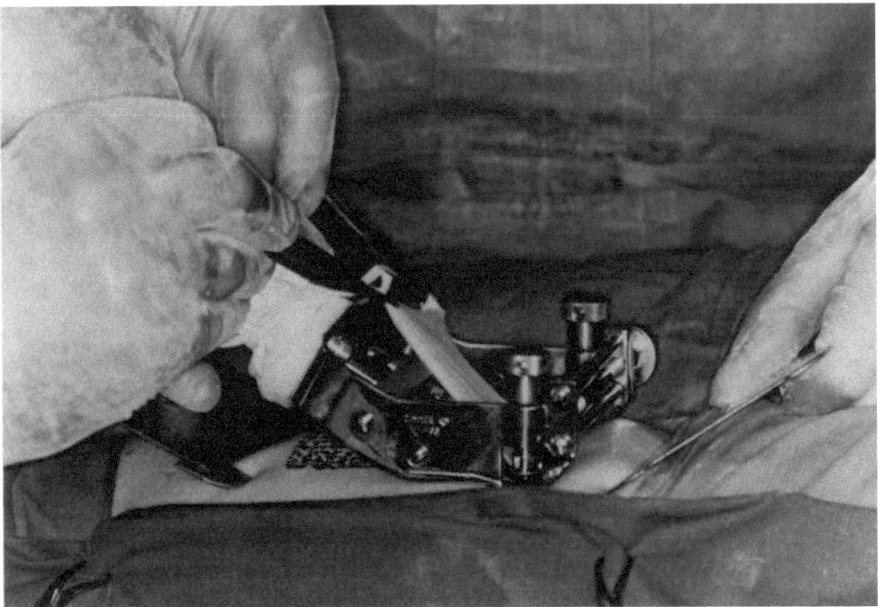

Abb. 5. Elektro-Dermatom nach Brown: Spalthautlappenentnahme. Man beachte: Spannung der Entnahmestelle mit Metallplatten und Führung des abgetrennten Spalthautlappens

Nekrosen und damit Nahtstichmarken verhindert werden. Zur Durchführung der Hautnaht sollten atraumatische, monophile oder beschichtete polyphile Polyesterfäden der Stärke 3,0 bis 6,0 verwendet werden. Die Nadeln der Fäden sollten scharf angeschliffen sein, damit die Haut ohne größeren Druck durchstochen werden kann. Auf das Anlegen einer subkutanen Naht kann in der Regel verzichtet werden.

In Hinblick auf die Nahtmethode beim Hautverschluß muß unterschieden werden zwischen Einzelknopfnaht (Abb. 6) und fortlaufender Naht (Abb. 7). Am gebräuchlichsten sind *feine Einzelknopfnähte,* die in enger Folge knapp aneinandergereiht werden, wobei die Einstichstellen nicht mehr als 2–3 mm vom Wundrand entfernt liegen und nur die Haut erfassen sollten. Dabei ist auf einen exakten Ein- und Ausstich zu achten, um Niveauunterschiede zwischen beiden Wundrändern zu vermeiden. Ein Nachteil dieser Nahttechnik ist, daß durch den Fadenabdruck kosmetisch störende Quernarben entstehen können. Eine Modifikation hierzu ist die *Donati*-Naht, die den adaptierten Wundrand nicht überquert und so Fadeneindrücke und Quernarben vermeidet.

Mit der Rückstichnaht nach *Allgöwer* läßt sich eine nahezu ideale Wundrandadaptation erreichen, ohne daß sich Quernarben bilden können, da Ein- und Ausstich auf derselben Seite der Operationswunde liegen (Ondarza, 1969). Wird besonderer Wert auf eine kosmetisch unauffällige Narbe gelegt, so verdient die *fortlaufende Intrakutannaht* besondere Beachtung (Abb. 7). Hier wird der Faden ca. 1–2 cm außerhalb eines der Wundpole eingestochen und durch Knoten oder kleine Bleikugeln befestigt. Anschließend wird der

Wundverschluß im dermatochirurgischen Bereich

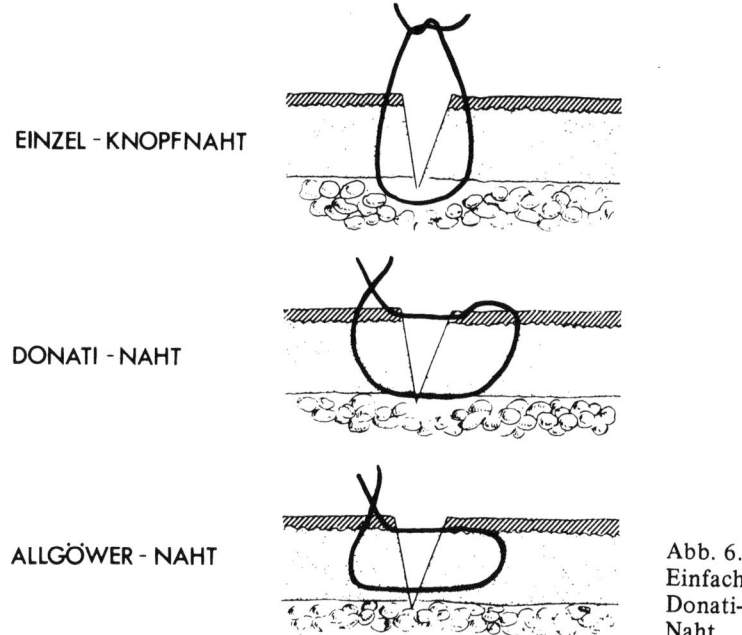

Abb. 6. Einzelknopfnähte: Einfache Knopfnaht, Donati-Naht und Allgöwer-Naht

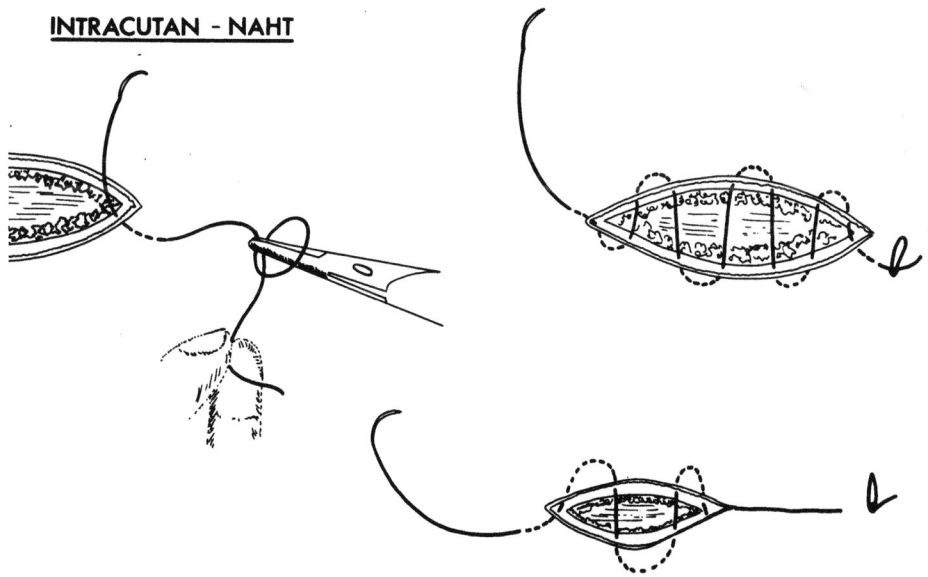

Abb. 7. Intrakutan-Naht: Beginn mit Fixation der Naht durch Knoten, intradermal gelegte Naht und Teilverschluß der Wunde

Faden in gleichmäßigen Touren, die nicht zu eng sein sollten, streng intradermal und ohne Niveauunterschied durch beide Wundränder geführt. Bei längeren Nähten muß man sich mehrfach vom mühelosen Gleiten des Fadens durch leichten Zug vergewissern. Am Ende wird der Faden nach Adaption der Wundränder wieder durch einen Knoten oder eine kleine Bleikugel fixiert. Der Vorteil dieser Naht liegt darin, daß bei einiger Übung schneller und wirtschaftlicher gearbeitet werden kann und eine zuverlässige Adaption der Wundränder mit gutem postoperativen Narbenbild erreicht wird; weiterhin darin, daß Stichkanalinfektionen und Nahtstichmarken vermieden werden, sowie in der Möglichkeit, den Intrakutanfaden länger liegen zu lassen, im Extremfall bis zu 4 Wochen und mehr (Bethmann u. Zoltan, 1968). Es muß jedoch darauf hingewiesen werden, daß Spannung und Durchblutung der Wundränder weniger gut abschätzbar sind als bei der Einzelnaht. Kommt es zu einer postoperativen Hämatombildung, einer Mangeldurchblutung in einzelnen Nahtabschnitten oder zu einer Infektion, so ist eine Entlastung nicht möglich, ohne das gesamte Ergebnis zu gefährden. Deshalb wird diese Nahttechnik nicht von allen Autoren befürwortet (Petres, 1975).

Im Zusammenhang mit der Nahtmethodik sei noch auf die *instrumentelle Knüpftechnik* hingewiesen, die sich besonders bei atraumatischen Fäden sehr bewährt hat, da sie schnell und fadensparend ist. Nachdem mit dem Nadelhalter in der rechten Hand (bei Rechtshändern) der atraumatische Faden durch beide Wundränder gestochen ist, wird er an seinem nadelfreien Ende bis auf einen 2–3 cm langen Rest durchgezogen. Mit der linken Hand wird der nadeltragende Anteil des Fadens ein- oder zweimal schleifenartig über die Nadelhalterbranchen gelegt. Nunmehr erfaßt der Nadelhalter das ca. 2–3 cm lange freie Fadenende, fixiert dieses, und mit der linken Hand werden die vorher gebildeten Schleifen darübergestreift und festgezogen. Dieser Vorgang wird mehrmals wiederholt. Anschließend werden beide Fäden in üblicher Länge (ca. 0,5 cm) mit der Schere abgeschnitten.

Der Zeitpunkt der Nahtentfernung variiert je nach Körperregion: im Gesichtsbereich nach 4–5 Tagen, am behaarten Kopf nach 7–8 Tagen, an Rumpf und Extremitäten möglichst spät, jedoch nicht vor dem 14. Tag. Zur weiteren Wundrandstabilisation können sterile Adaptationspflaster angewendet werden (z. B. Steri-strips®).

Auf die Tatsache, daß jede Wundnaht eine sorgsame postoperative Pflege benötigt, braucht nicht näher eingegangen zu werden. Um Wundheilungsstörungen zu vermeiden, empfiehlt es sich, trockene, sterile Verbände anzulegen, Krusten an den Nahteinstichstellen vorsichtig zu entfernen, um Stichkanalinfektionen zu vermeiden, ebenso wie anschließende Desinfektion mit Merfen® oder Mercurochrom®. Um ein Verkleben der Wundränder mit dem Verbandsmaterial zu verhindern, können Gazegitter wie Sofra-Tüll® oder Adaptic® verwendet werden.

II. Möglichkeiten zum Wundverschluß

Für die freie dermatologische Praxis ist hier die einfache Exzision mit nachfolgender Wundrandmobilisation und primärer Hautnaht von Bedeutung. Für die Klinik und den operativ interessierten Dermatologen stellen die freien Hauttransplantationen sowie die lokalen und regionalen vaskularisierten Nahlappenplastiken interessante und variationsreiche Verschlußmöglichkeiten auch für größere Defekte dar.

1. Exzision, Wundrandmobilisation und primäre Naht

Die Exzision erfolgt in der Regel in ovalärer oder spindelförmiger Weise. Sie sollte am Anfang und am Ende der Inzision mit einem steil, in der Mitte mit einem flach abgewinkelt gehaltenen Skalpell ausgeführt werden, dessen Klinge senkrecht auf der Haut steht, um gerade Schnitt- bzw. Wundränder zu erhalten. Dabei ist die Inzision zügig vorzunehmen und sägende Bewegungen zu vermeiden. Die Haut sollte quer zur Verlaufsrichtung des Schnittes gespannt werden. Vor jeder Exzision muß geprüft werden, ob der zu erwartende Defekt auch primär zu verschließen ist. Dies hängt von zahlreichen Gegebenheiten ab, wie Art, Größe und Lokalisation des zu exzidierenden Herdes und nicht zuletzt vom Alterszustand der Haut. Bekanntlich sind dem primären Wundverschluß besonders im Gesicht engere Grenzen gesetzt als zum Beispiel am Stamm.

Bei allen Exzisionen im Bereich der Hautoberfläche muß man berücksichtigen, ob der geplante Verlauf der Wundränder günstig zu den Linien geringster Hautspannung liegt. Diese Linien, die heute allgemein als „relaxed skin tension lines" (RSTL) bezeichnet werden, und mit den Langer'schen Linien nicht immer identisch sind, haben besonders für den Gesichtsbereich große Bedeutung. Hier können 4 Hauptlinien unterschieden werden (Abb. 8): 1. Die Mittellinie (ML), 2. die Nasolabiallinie (NL), 3. die Lidwangenlinie (LWL) und 4. die Grenzlinie der Gesichtsregion (GL) (Borges, 1973). Hält man sich an diese Linien, so kann für alle Regionen des Gesichtes ein Exzisionsplan entworfen werden (Bernstein, 1973; Wolff, 1977).

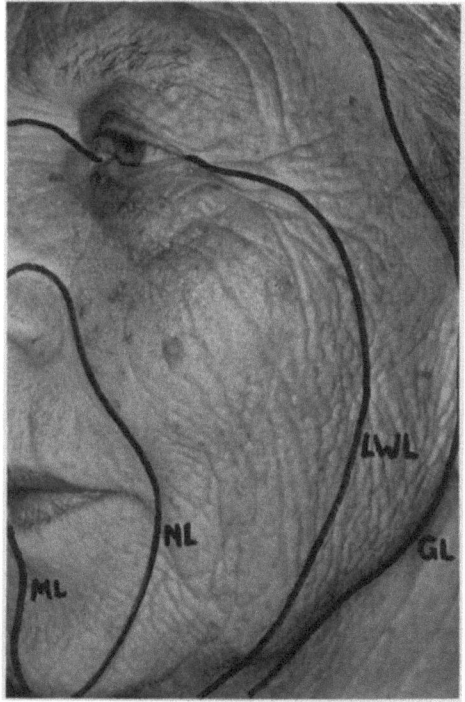

Abb. 8. "Relaxed skin tension lines" des Gesichts; *ML* Mittellinie, *NL* Nasolabiallinie, *LWL* Lidwangenlinie, *GL* Grenzlinie. Man beachte die Übereinstimmung dieser Linien mit den natürlichen Altersfalten

Ist der primäre Wundverschluß möglich, so kann dieser durch die Mobilisation der seitlichen Wundränder weiter erleichtert werden, wodurch die Adaptation der Wundränder sowie die Verringerung der Spannung günstig zu beeinflussen sind. Die Schichttiefe, in der eine Mobilisation erfolgen soll, ist nach Körperregionen verschieden. In der Gesichtsregion mobilisiert man nur knapp bis ins subkutane Fettgewebe, um Gefäße, Nerven, hier in erster Linie den Nervus facialis und die mimische Muskulatur zu schonen. Im Stamm- und Extremitätenbereich erfolgt die Mobilisation bis zur tiefen Muskelfascie und am Kapillitium bis zum Periost des Knochens, ohne dieses jedoch zu traumatisieren (McGregor, 1975). Die Mobilisation erfolgt je nach Region mit einem scharfen oder stumpfen Instrument. Meistens kommt eine stumpfe Präparierschere zur Anwendung. Man schiebt die Schere geschlossen in der entsprechenden Gewebeschicht nach vorne, öffnet sie dann und zieht sie im geöffneten Zustand langsam zurück. Die Mobilisation kann oberhalb von Fascien gewebeschonend mit einem gestielten Mulltupfer vorgenommen werden, stehengebliebene festere Gewebestränge sind dann scharf zu durchtrennen.

Nach Mobilisation der Wundränder, die auch unter beiden Wundpolen zu erfolgen hat, lassen sich bei kleineren Exzisionen die Wundränder meist spannungslos zusammenfügen. Bei größeren Exzisionen entstehen oft an einem oder an beiden Wundpolen infolge überschüssiger Haut kleine Wulstbildungen, die sog. „dog-ears". Durch Anheben dieser Hautwülste (Abb. 9) mit einem kleinen Häkchen entstehen zeltartige Gebilde, die zunächst durch einen Hautschnitt in Verlängerung der Naht in dreieckförmige Hautzipfel verwandelt werden, die dann ebenfalls abzutragen sind, wobei es in der Regel zu einem stumpfwinkeligen Knick der Hautnaht im Bereich des Wundpoles kommt.

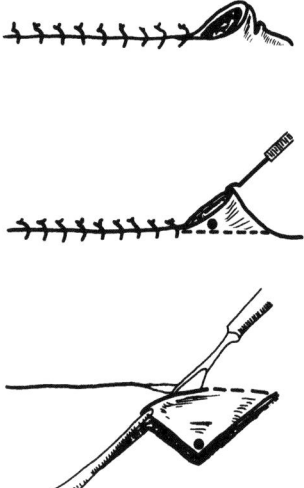

Abb. 9. Beseitigung von "dog-ears": Der zeltförmige Hautzipfel an einem Wundpol wird mit einem Haken gespannt und in Verlaufsrichtung der Naht auf einer Seite abgetrennt. Nach Spannung des entstandenen Hautdreiecks, Entfernung desselben

In Abb. 10 und Abb. 11 sind Exzisionen im Gesichtsbereich dargestellt, die entsprechend den RSTL ausgeführt wurden und der primäre Defektverschluß nach Mobilisation der seitlichen Wundränder einmal durch Einzelknopfnaht, das andere Mal durch fortlaufende Intrakutannaht vorgenommen wurde. Nachzutragen ist, daß es immer von Nutzen ist, die

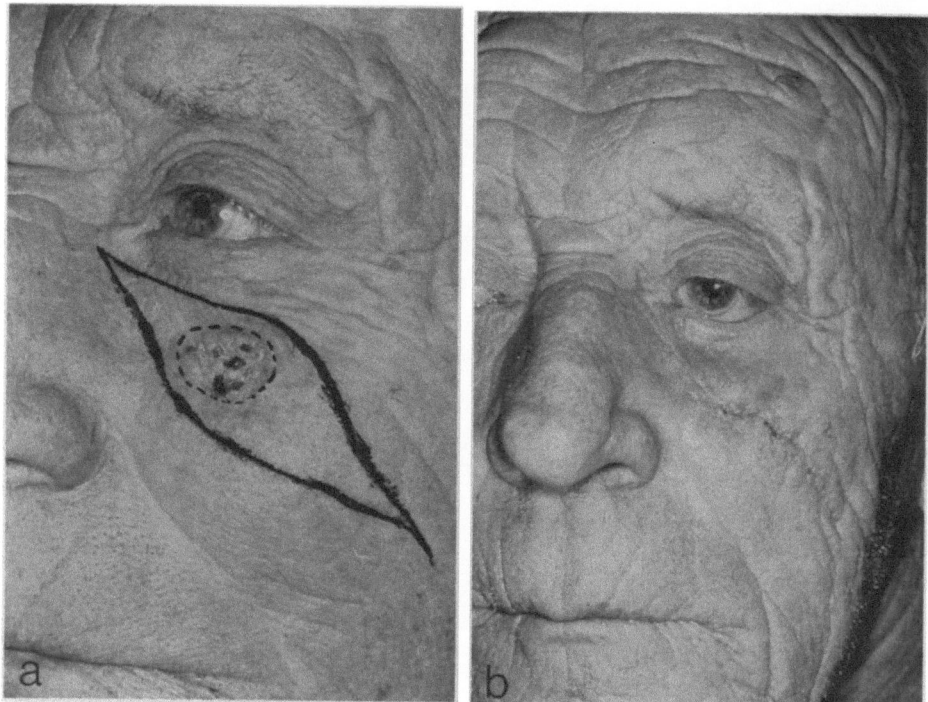

Abb. 10. (a) knotiges, teilweise exulzeriertes Basaliom in Wangenmitte; Einzeichnung der klinisch erkennbaren Grenzen und Markierung der Exzisionslinien entsprechend den RSTL. (b) Postoperativer Zustand nach 10 Tagen

Exzisionslinien durch Farbe (z. B. Kirschner-Blau, Rp. 4-Chlor-m-kresol 0,1; Violett aetherlöslich 0,2; Mastix-Pulver. 1,0; Chloroform 10,0; aseptisch bereitet) zu markieren. Das gleiche gilt auch für die klinisch erkennbaren Grenzen eines zur Exzision vorgesehenen Hauttumors, um den notwendigen Sicherheitsabstand einzuplanen.

2. Freie Hauttransplantationen

Ist nach Exzision größerer Hautareale der primäre Wundverschluß nicht mehr möglich, so können freie Hauttransplantationen für die Defektdeckung verwendet werden. Solche Hautplastiken können zum dauerhaften, d. h. bleibenden Hautersatz, aber auch zur vorübergehenden Wunddeckung dienen, z. B. nach Entfernung maligner Hauttumoren, wo trotz genauer intraoperativer histologischer Untersuchung die radikale Entfernung fraglich erscheint.

Freie Hauttransplantate werden aufgrund ihrer Schichtdicke in Spalthaut- und Vollhautlappen unterteilt. Die unterschiedliche Dicke der Transplantate ist entscheidend für die spätere Struktur, funktionelle Qualität und Pigmentierung der freien Hautplastik.

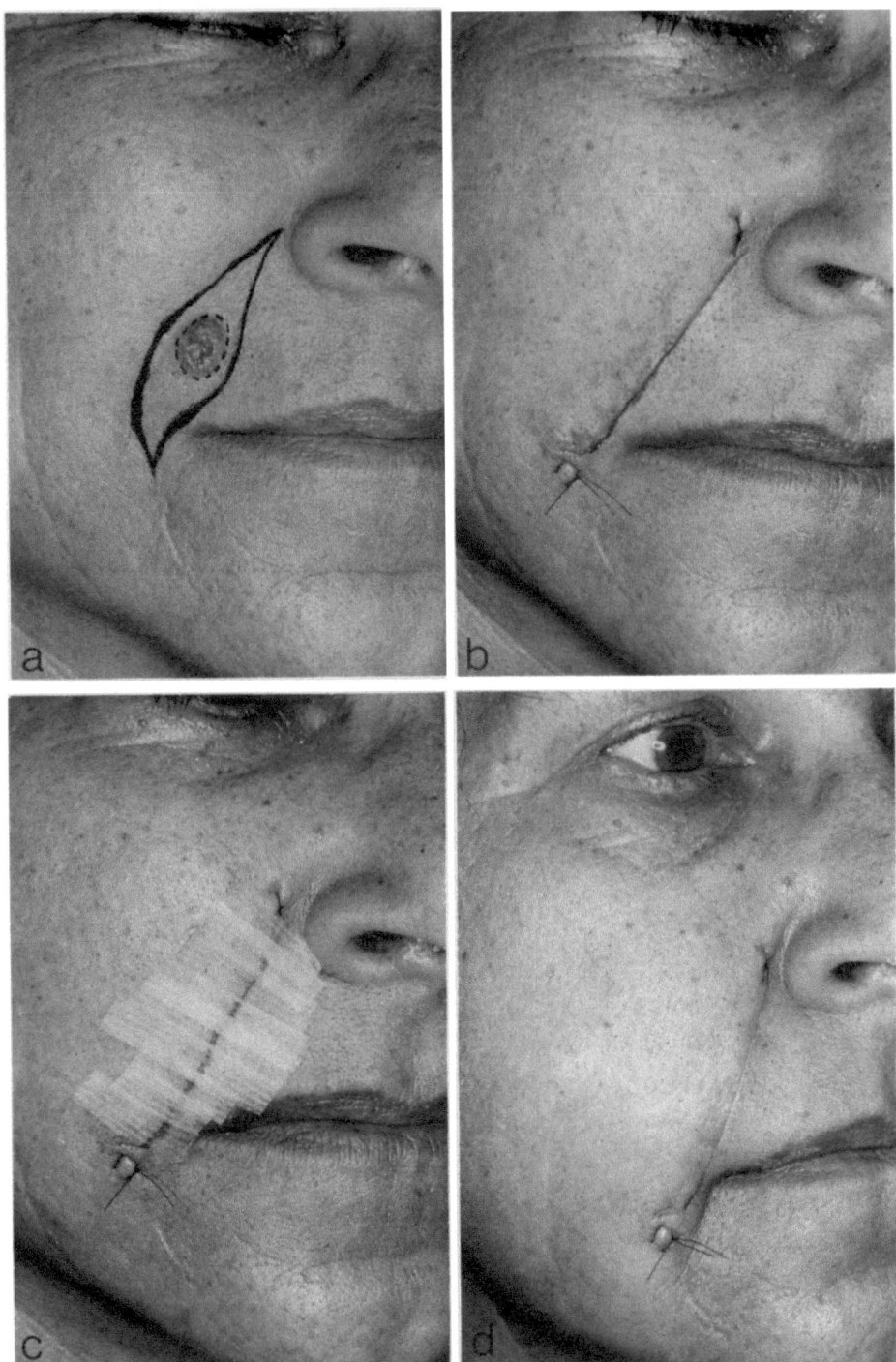

Abb. 11. (a) Knotiges Basaliom im Bereich der rechten Nasolabialfalte, Markierung der klinisch erkennbaren Tumorgrenzen, sowie der Exzisionslinien. (b) Wundverschluß nach Mobilisation der seitlichen Wundränder durch fortlaufende Intrakutannaht. (c) Stabilisierung der Naht mit Adaptionspflastern (Steri-Strips®). (d) Postoperativer Zustand nach 4 Tagen

Allgemeingültig kann festgestellt werden: je dünner ein Lappen, umso unkomplizierter ist seine Einheilung, aber auch umso schlechter kann das kosmetische und funktionelle Ergebnis sein, da durch Pigmentverschiebung und Schrumpfung das endgültige Resultat beeinträchtigt werden kann.

Spalthauttransplantate bestehen aus der Epidermis mit dem regenerationsfähigen Stratum basale und einem mehr oder weniger starken Anteil des Koriums. So können unterschieden werden (Andina, 1970): ein dünner (0,2–0,25 mm) Lappen, der sogenannte „Thiersch-Lappen", ein mittlerer (0,3 bis 0,4 mm) Lappen, der eigentliche „Spaltlappen", sowie ein dicker (0,5 bis 0,6 mm) Lappen, der „Dreiviertellappen". Vollhauttransplantate dahingegen enthalten die gesamte Haut (Epidermis und Korium), aber kein subkutanes Fettgewebe. Die Dicke dieser vier Lappenarten kann jedoch nach Entnahmestelle, Alter und Geschlecht des Patienten großen Schwankungen unterliegen.

Für die dermatochirurgische Praxis haben sich besonders zwei Lappenarten bewährt: der dicke Spalthautlappen („Dreiviertellappen") und das Vollhauttransplantat. Dünne und mittlere Spalthautlappen sollten nur bei bestimmten Indikationen, so zur Deckung granulierender Wundflächen (z. B. Ulcus cruris), zur Anwendung kommen. In diesem Zusammenhang sei vollständigkeitshalber noch auf die „Maschenlappenplastik" (Mesh-graft) hingewiesen (Konz, 1975).

Als Spenderregion für Vollhauttransplantate haben sich die Retroaurikular-, die Supra- und Infraklavikularregion für den Gesichtsbereich, sowie die Innenseite des Oberarmes und der Oberschenkel für Transplantate im Extremitätenbereich bewährt. Spalthauttransplantate werden im allgemeinen vom Oberschenkel oder aus der Glutealregion entnommen.

Die Indikation für eine der beiden Lappenarten (Spalthaut- oder Vollhaut) hängt in der Regel von 3 Gesichtspunkten ab: Größe des zu deckenden Defektes, Zustand des Empfängerbettes und den funktionellen und kosmetischen Erwartungen, die später an das Transplantat gestellt werden. Diese Faktoren bestimmen auch die Vor- und Nachteile beider Lappenarten, deren situationsgerechte Abwägung im Einzelfall über das Gelingen einer freien Hautplastik entscheidet.

Vollhauttransplantate sind aus den angegebenen Spenderregionen nur in bestimmter Größe verfügbar, wodurch ihre Verwendung begrenzt ist. Da sie in der dermatochirurgischen Praxis hauptsächlich für den Defektverschluß im Gesichtsbereich benützt werden, genügt das zu gewinnende Hautmaterial in den meisten Fällen. Der Vorteil dieser Lappenart (besonders bei Transplantaten aus der Retroaurikularregion) für die Defektdeckung im Gesichtsbereich besteht darin, daß Dicke, Aussehen, Struktur und Pigmentierung den Gegebenheiten der Empfängerregion am ehesten angepaßt sind und außerdem die Entnahmestelle in der Regel primär verschlossen werden kann. Bei der Vollhautplastik muß aber berücksichtigt werden, daß diese Lappenart besondere Ansprüche an die Empfängerregion (z. B. Blutversorgung) stellt.

Spalthauttransplantate können in beliebiger Größe entnommen werden, sind in ihren Ansprüchen an das Empfängerareal genügsamer, haben aber in Hinblick auf das postoperative Resultat gewisse Nachteile, die durch Schrumpfungsneigung und Pigmentunterschiede zur Umgebung bedingt sind. Hier sei jedoch auf den „Dreiviertellappen" hingewiesen, der fast alle Vorteile eines Vollhauttransplantates hat, wenig Schrumpfungsneigung zeigt, in jeder gewünschten Größe zu gewinnen ist und auch für Transplantationen in den Gesichtsbereich brauchbar ist (besonders Stirn, Schläfe und seitliche laterale Wange). Die Entnahmeregion von Spalthauttransplantaten heilt selbständig ab, ausgehend von den Haarfollikeln und den Schweißdrüsenausführungsgängen. Je nach der Dicke des entnommenen Lappens beträgt die Zeit zur vollständigen Reepithelisierung 2–3 Wochen. Störungen der Wundheilung können durch Infektionen und zu häufige Verbandswechsel bedingt sein. Eine Hauptschwierigkeit bei der Versorgung der Spenderregion von Spalthautlappentransplantaten besteht darin, daß aufgrund von Sekreteintrocknung der Verband sich verhärtet und fest auf der Entnahmestelle haftet. Die zu frühe Entfernung eines solchen Verbandes bewirkt Schmerz, Blutung und Zerstörung der oberflächlichen Epithelschicht. In unserer Praxis hat sich folgendes Verfahren bewährt: Die frische Entnahmestelle wird mit Vaselinhaltiger Gaze (z. B. Adaptic® oder Sofra-Tüll®) bedeckt und mit sterilen Mullagen verbunden. Dieser Verband wird, wenn sich keine Zeichen für eine Infektion einstellen, so lange belassen, bis er sich selbständig abstößt oder leicht lösen läßt. Ist der Verband nach 10–14 Tagen noch fest mit der Entnahmestelle verbacken, so sollte man ihn nicht mit Gewalt entfernen, sondern mit Kochsalzlösung oder Wasserstoffsuperoxyd einweichen und vorsichtig abtrennen. Zeigen sich dann noch offene Wundstellen im Entnahmebereich, so ist dies oft ein Zeichen dafür, daß in diesen Gebieten der Spalthautlappen wahrscheinlich zu tief entnommen wurde. Gerade in diesen schlecht heilenden Arealen kommt es später, besonders bei jüngeren Patienten, zur Ausbildung hypertrophischer Narben. Rechtzeitige lokale Pflege mit Heparinoid-, Hyaluronidase- und steroidhaltigen Salben oder Cremes können häßliche Narbenbilder verhindern.

Abgesehen von den oben genannten Faktoren ist die Technik bei der Transplantation von Spalt- oder Vollhaut im wesentlichen gleich. Die wichtigste Voraussetzung für das Gelingen einer freien Hauttransplantation ist neben dem transplantationsfähigen Wundgrund eine sorgfältige Blutstillung und somit ein weitgehend trockenes Empfängerareal.

Das freie Transplantat wird entsprechend der Defektgröße entnommen. Bei der Vollhautplastik ist darauf zu achten, daß das Transplantat sehr sorgfältig in allen Bereichen mit einer feinen Schere vom überschüssigen Fettgewebe befreit wird. Diese Maßnahme ist von großer Bedeutung, da bei der Mittransplantation von Fettgewebe in der Regel mit einer Lappennekrose zu rechnen ist, da es unterhalb des Vollhauttransplantates zur Fettgewebsnekrose, zur Abhebung des Transplantates und damit zur Mangelernährung kommt. Anschließend wird das Transplantat (Vollhaut oder Spalthaut) in den Defekt eingepaßt, wobei darauf zu achten ist, daß das Transplantat in gespanntem Zustand in das Empfängergebiet eingenäht wird. Dies deshalb, weil die Transplantate nach der Entnahme aufgrund ihres Gehaltes an elastischen Fasern etwas schrumpfen. Die Einnähung der Transplantate erfolgt mit Einzelknopfnähten, wobei immer ein Faden lang belassen wird. Nach Einnähung des gesamten Transplantates wird mit dem lang belassenen Faden eine Kompression eingebunden. Hier wird so verfahren, daß zunächst auf das Transplantat eine vaselinhaltige Gaze (z. B. Adaptik® oder Sofra-Tüll®) aufgelegt wird und anschließend entweder ein Mulltupfer oder besser noch mehrere Lagen eines Schaumstoffes (Reston®) als Kompression verwendet wird. Dieses Vorgehen ist in Abb. 12 für eine Spalthauttransplantation dargestellt.

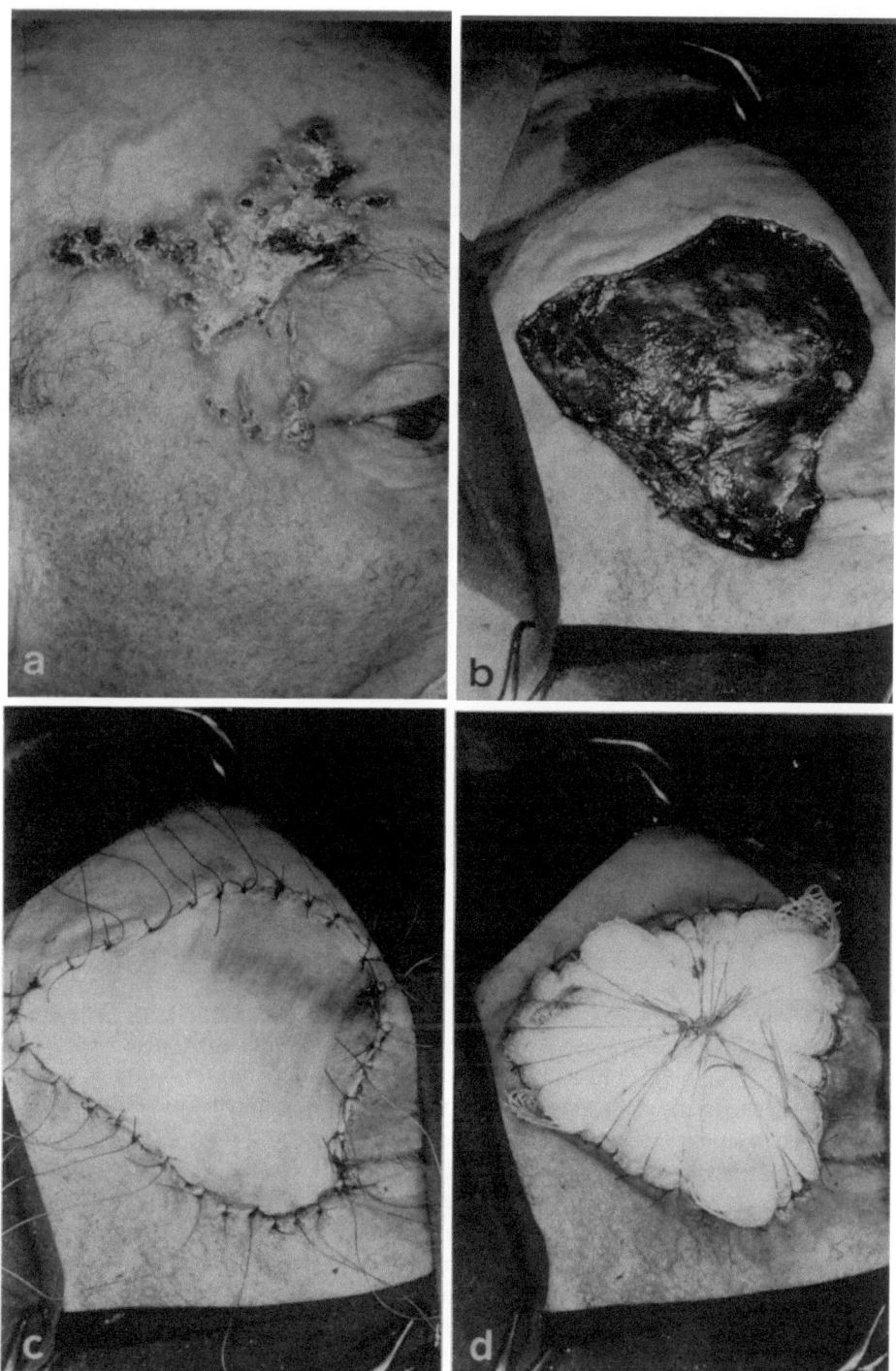

Abb. 12a–d. Spalthautlappentransplantation. (a) Exulzeriertes flächenhaftes Basaliom an der rechten Schläfe. (b) Zustand nach Exzision gut im Gesunden, der Tiefe nach bis zur Muskelfaszie. (c) Sorgfältig eingenähter Spalhautlappen vom Oberschenkel. (d) Einbinden der Schaumstoffkompression mit den einseitig lang belassenen Fäden der Spalthautlappenfixation

Bei der Einnähung von Vollhauttransplantaten sollte darauf geachtet werden, daß der Randbereich des Transplantates genau und niveaugleich mit der umgebenden Haut vernäht wird. In gleicher Weise kann mit Spalthauttransplantaten verfahren werden, doch wurde von einigen Autoren (McGregor, 1972; Weber, 1974) angegeben, daß man bei der Transplantation von Spalthautlappen die Ränder des Transplantates über den Wundrand der Empfängerstelle legen soll, was sich vorteilhaft für das spätere kosmetische Ergebnis in Hinblick auf die Narbenbildung auswirken kann. Converse (1964) sieht ein solches Vorgehen nur gerechtfertigt, wenn ästhetische Gesichtspunkte keine Rolle spielen und hebt hervor, daß auch Spalthauttransplantate exakt mit dem Wundrand zu vernähen sind.

Bei der Transplantation von Vollhaut- und Spalthautlappen im Extremitätenbereich sei in Hinblick auf eine ungestörte Einheilung der Hautlappen auf die großzügige Handhabung der Ruhigstellung hingewiesen. Hier haben sich in unserer Praxis besonders individuell angelegte stabile Gipslongetten bewährt.

Mit großflächigen Spalthautlappen können auch ausgedehnte Hautdefekte versorgt werden, die sowohl kosmetischen wie auch funktionellen Bedürfnissen genügen (Abb. 13). Für die dermatochirurgische Praxis stellt die Vollhauttransplantation besonders im zentrofazialen Gesichtsabschnitt auch in schwierigen Regionen (Abb. 14) eine ideale Methode dar, um gute postoperative Resultate zu erhalten.

3. Vaskularisierte, gestielte Hautlappenplastiken

Gestielte Hautlappenplastiken sind in Planung und technischer Durchführung meist schwieriger als freie Hauttransplantationen. Solche gestielten Hautlappen bestehen aus Haut und subkutanem Fettgewebe und stehen in einem bestimmten Areal mit dem umgebenden Gewebe in Verbindung, von wo sie ihre Blutversorgung erhalten. Die vaskuläre Ernährung des Hautlappens durch den Lappenstiel ist nur dann gewährleistet, wenn ein adäquates Verhältnis von Lappengröße und Lappenstiel vorhanden ist. Bei der Planung gestielter Hautlappen ist deshalb der Blutversorgung besondere Beachtung zu schenken, wobei sowohl der arteriellen als auch der venösen Versorgung des Hautlappens eine gleich große Rolle zukommt. Eine venöse Stauung im Lappen kann ebenso zur Nekrose führen, wie eine mangelhafte arterielle Versorgung. So sollte die Lappenmobilisation der Tiefe nach mit einem ausreichenden Anteil subkutanen Fettgewebes erfolgen, oder wenn möglich, bis zur Faszie vorgenommen werden. Für die arterielle Versorgung eines gestielten Lappens sind neben den größeren Gefäßbündeln die dermalen und subdermalen Gefäße von besonderer Bedeutung. Weiterhin sollte je nach Körperregion bei der Planung der Lappengrenzen auf die allgemeine anatomische Verteilung der Blutgefäße Rücksicht genommen werden. Der relativ konstante Verlauf eines oder mehrerer Gefäße in bestimmten Regionen erlaubt es, diese Gefäßäste in den Lappenstiel zu verlegen. Solche Gebiete gehören zu den bevorzugten Spenderarealen für gestielte Hautlappen, so zum Beispiel die Stirn (Arteria supratrochlearis und Arteria supraorbitalis) und die Temporalregion (Arteria temporalis). Ein weiterer Vorteil dieser Möglichkeit besteht darin, den Lappenstiel zu verschmälern, was einerseits eine größere Beweglichkeit des Hautlappens bewirkt und andererseits die Möglichkeit zum primären Verschluß der Spenderseite mit sich bringt.

Wundverschluß im dermatochirurgischen Bereich 35

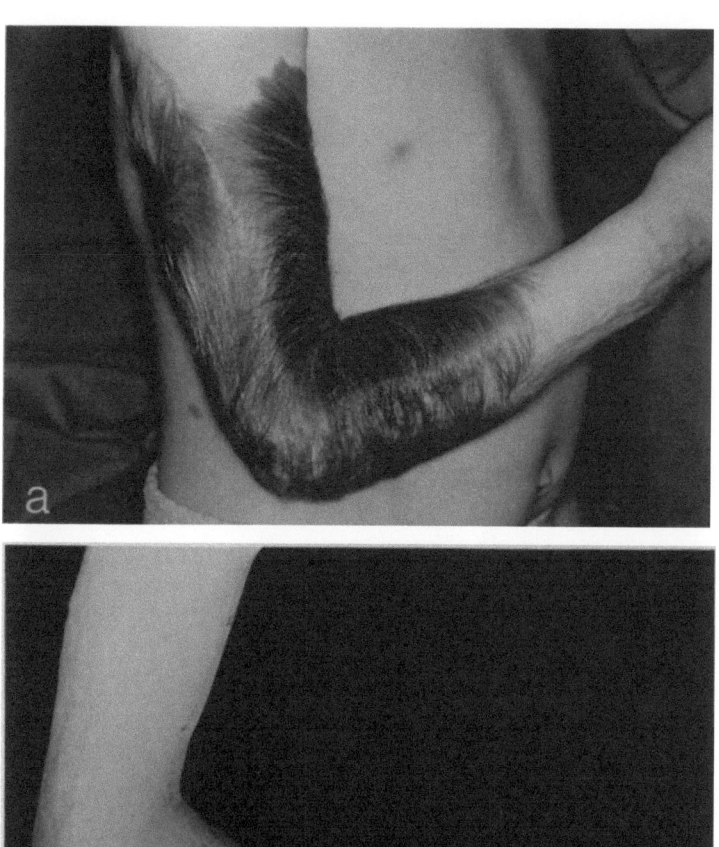

Abb. 13 a und b. Spalthautlappenplastik. (a) Zirkulärer Naevus pigmentosus et pilosus des rechten Armes. (b) Zustand nach Exzision des Naevus und Spalthautlappendeckung in zwei Sitzungen, 3 Jahre nach der Erstoperation

Die *absolute Indikation* für einen gestielten Hautlappen besteht dann, wenn tiefe Gewebsdefekte zu verschließen sind, die neben dem Verlust von Haut und subkutanem Gewebe zur Freilegung von Knochen und Knorpelanteilen geführt haben. Weiterhin wenn das Empfängerareal durch Narben oder Röntgenbestrahlung soweit geschädigt ist, daß freie Hauttransplantate nicht verwendet werden können. Gestielte Hautlappen können aber auch zur Rekonstruktion von verlorengegangenen form- und funktionstragenden Gewebsanteilen verwendet werden, zum Beispiel Nasenflügel oder Lippe. Die Indikation für einen gestielten Hautlappen zur sofortigen Defektrekonstruktion nach Exzision eines malignen

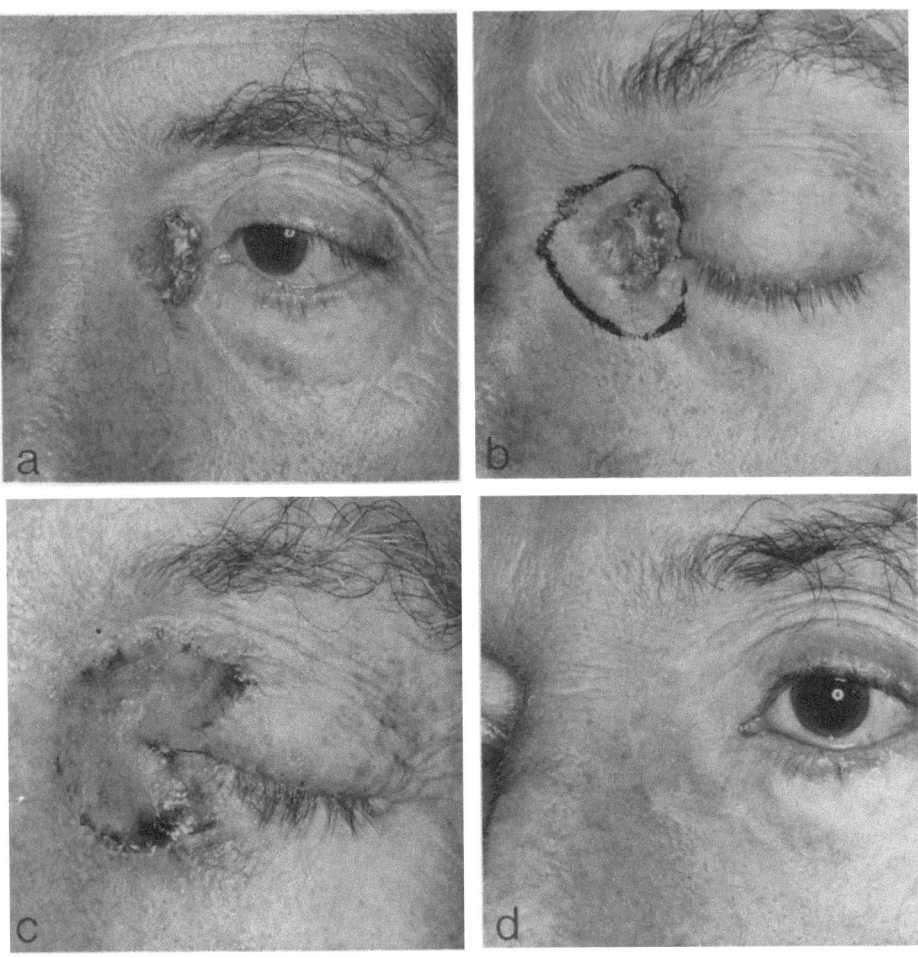

Abb. 14 a–d. Vollhautlappenplastik. (a) Knotiges Basaliom am inneren, linken Augenwinkel. (b) Markierung der Exzisionsgrenzen. (c) Frisch eingeheiltes Vollhauttransplantat nach Entfernung der Kompression am 10. Tag. (d) Resultat 2 Jahre nach dem Eingriff

Hauttumors sollte jedoch nur dann gestellt werden, wenn aufgrund der histologischen Untersuchung der Wundränder und des Wundgrundes eine sichere Totalentfernung bestätigt ist. In allen Fällen, in denen Zweifel über die radikale Tumorentfernung bestehen, ist der vorübergehende Defektverschluß mit einem freien Transplantat vorzuziehen. Ein solches Vorgehen gestattet eine weitaus bessere Beobachtung des Operationsgebietes und gewährleistet in hohem Maße Rezidive frühzeitig sowohl klinisch als auch histologisch zu erfassen. Ein Tumorrezidiv unterhalb einer Nahlappenplastik zeigt sich meist erst dann, wenn es neben einer oft erheblichen Tiefenausdehnung zu einer Zerstörung des Hautlappens gekommen ist. Hier sei erwähnt, daß es für die gestielte Hautplastik auch eine *relative Indikation* gibt, nämlich dann, wenn zur Defektdeckung auch freie Hauttransplantate verwendet werden können. In solchen Fällen ist abzuwägen, ob der gegebenenfalls größere technische Aufwand bei der gestielten Hautplastik im Verhältnis zu dem zu erwartenden Ergebnis steht. Dies auch deswegen, weil für die Gewinnung dieser Hautlappen es notwendig ist, neben der eigentlichen Exzisionswunde weitere Inzisionslinien zu legen. Bei der Planung dieser Lappen ist deshalb darauf zu achten, daß diese Exzisionslinien so gelegt werden, daß sie später nicht als unschöne oder ästhetisch störende Narben auffallen.

Die gestielten Hautlappen werden in der Regel in 2 Gruppen eingeteilt: *Nahlappenplastiken (local flaps)* und *Fernlappenplastiken (distant flaps)*. Unter den Fernlappenplastiken sind für die dermatochirurgische Praxis in erster Linie die regionalen Lappenplastiken (regional flaps) von Bedeutung (Konz, 1975).

Unter einer Nahlappenplastik versteht man eine Reihe von Verfahren, bei denen Haut aus der unmittelbaren Umgebung des Defektes zur Rekonstruktion verwendet wird. Der große Vorteil solcher lokaler Verschiebelappen besteht darin, daß das verlorengegangene Gewebe durch Haut von ähnlicher Farbe, Struktur und Pigmentierung ersetzt werden kann. Das postoperative Ergebnis ist bei richtiger Indikation in den meisten Fällen anderen Verfahren, z. B. den freien Hauttransplantationen überlegen, was besonders für die Gesichtsregion gilt. Bei den lokalen Verschiebeplastiken spielt die natürliche Dehnbarkeit der Haut eine große Rolle. So sollte bei der Planung der Lappenexzision immer darauf geachtet werden, daß das Gewebe aus solchen Arealen genommen wird, in denen genügend Haut vorhanden ist, damit der Lappen nach seiner Fixation nicht unter Spannung steht.

Dieses spannungslose Einfügen der Hautlappen ist für das endgültige Resultat von großer Bedeutung, da ein unter Spannung fixierter Hautlappen durch Abknickung von Gefäßen nekrotisch werden kann, was zum Beispiel in der Gesichtsregion schwerwiegende Folgen hat.

Die *Nahlappenplastiken (local flaps)* können unterteilt werden in Verschiebe-, Transpositions- und Rotationslappen. Abbildung 15 zeigt einen typischen Wangenrotationslappen, der bei zahlreichen dermatochirurgischen Eingriffen im mittleren Wangenteil zur Anwendung kommt. Solche Lappen werden ausgehend vom oberen Wundpol eines Defektes in bogenförmiger Weise umschnitten, wobei die Beweglichkeit des Lappens in Abhängigkeit vom Radius der Bogenform steht. Der Lappen wird dann von der Unterlage mit dem subkutanen Fettgewebe mobilisiert und entlang des Exzisionsbogens in den Defekt eingeschwenkt. Eine Variation des einfachen Rotationslappens besteht darin, daß durch eine Gegeninzision im Bereich der Lappenbasis eine größere Beweglichkeit erreicht wird, die bei genügend großer Lappenbasis keine nachteilige Einwirkung auf die Durchblutung hat.

Transpositionslappen werden ebenfalls aus der Defektumgebung umschnitten, wobei ein Rand des Lappens in unmittelbarer Nachbarschaft des Defektes liegt (Abb. 16). Durch die Transposition entsteht ein zweiter Defekt, der je nach Lappengröße durch ein freies Transplantat zu decken ist oder im Idealfall durch primären Verschluß versorgt werden kann.

Unter einer *Fernlappenplastik (distant flaps)* wird eine Reihe von Hautlappen verstanden, die ein Areal von normaler Haut zwischen Empfänger und Spenderseite überbrücken. Für den dermatochirurgischen Gebrauch sind hauptsächlich die „regionalen Lappen" (regional flaps) von Bedeutung. Hier vor allem der mediane Stirnlappen zur Rekonstruktion tiefgreifender Defekte im Bereich des inneren Augenwinkels sowie in der gesamten Nasenregion. Da solche Lappenplastiken einer besonderen Erfahrung bedürfen, soll auf diese Methoden nicht näher eingegangen werden.

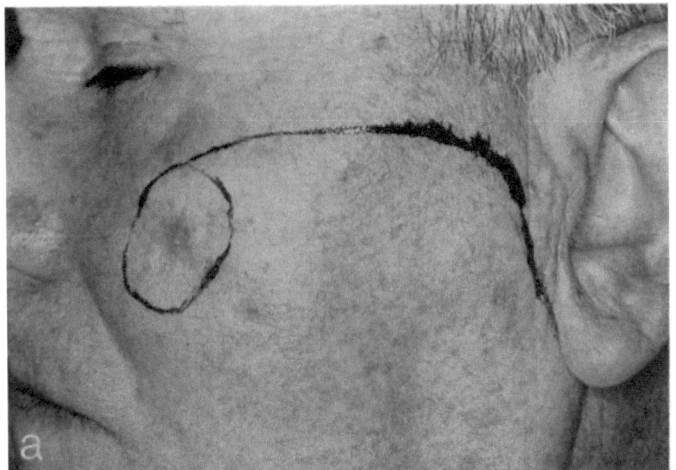
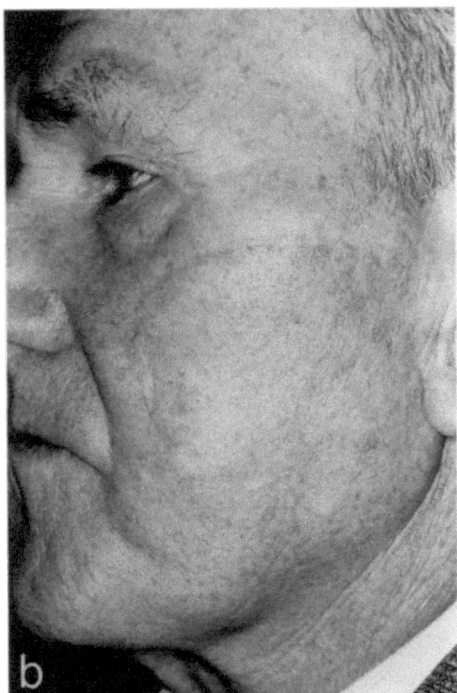

Abb. 15 a und b. Wangenrotationslappen.
(a) Plattenartiges („sklerodermiformes")
Basaliom in Wangenmitte. Markierung der
Exzisionsgrenzen und des zur Defektdeckung vorgesehenen Rotationslappens.
(b) Postoperatives Ergebnis nach 2 Jahren

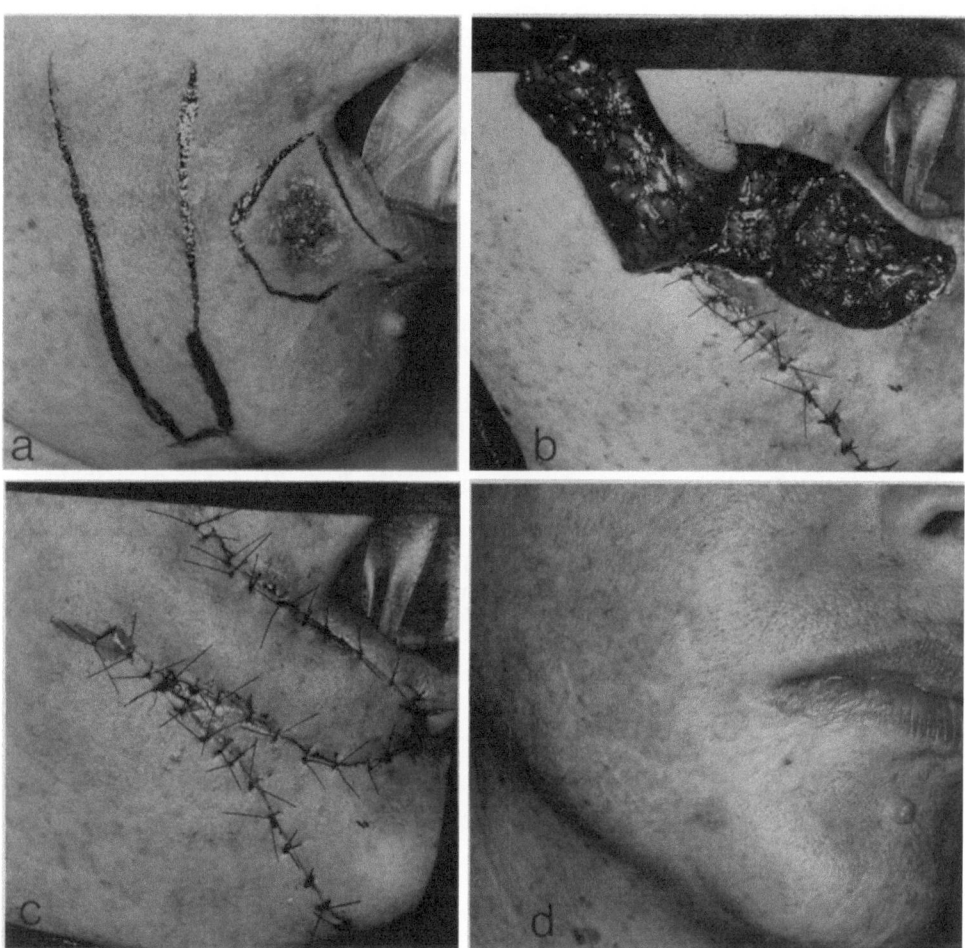

Abb. 16 a—d. Transpositionslappen. (a) Spinozelluläres Karzinom im linken Unterlippenbereich. Markierung der Exzisionsgrenzen sowie des Transpositionslappens. (b) Zustand nach Tumorexzision mit intraoperativer histologischer Kontrolle der Wundränder und des Wundgrundes, Mobilisation des Transpositionslappens, sowie primärer Defektverschluß der Entnahmestelle. (c) Direkte postoperative Situation mit spannungsfrei eingenähtem Transpositionslappen. (d) Postoperatives Resultat nach 2 Jahren. Nur wenig sichtbare Narben, gutes kosmetisches und funktionelles Ergebnis

Literatur

Andina, F.: Die freien Hauttransplantationen. S. 20—24. Berlin/Heidelberg/New York: Springer-Verlag 1970

Bernstein, L.: Incisions and excisions in elective facial surgery. Arch. Otolaryng. 97, 238—243 (1973)

Bethmann, W., Zoltan, J.: Operationsmethoden der plastischen Chirurgie, S. 16—19. Jena: VEB Gustav Fischer 1968

Borges, F. A.: Elective incisions and scar revision. p. 1–14. Boston: Little, Brown and Company 1973
Converse, J. M., Bauer, R. O.: Transplantation of skin. In: Reconstructive plastic surgery. Vol. 1. p. 34. Philadelphia/London: W. B. Saunders Company 1964
Kazanjian, V. H., Converse, J. M.: Operative technique und anaesthesia. In: Surgical treatment of facial injuries. 3. ed. Vol. 1, p. 59–77. Baltimore: The Williams and Wilkins Company 1974
Konz, B.: Die Maschenlappenplastik zur Deckung großer Hautdefekte. Hautarzt **26**, 277–279 (1975)
Konz, B.: Use of skin flaps in dermatologic surgery of the face. J. Derm. Surg. **1**, No. 3 25–30 (1975)
McGregor, J. A.: Fundamental technique of plastic surgery and their surgical applications. 6. ed., p. 13–14. Edinburgh/London: Churchill-Livingston 1975 and 5. ed., p. 90, 1972
Ondarza, R. v.: Besonderheiten der Nahttechnik in der plastischen und wiederherstellenden Chirurgie, In: Chirurg. Plast. et Reconstr. Bd. 6, S. 87–94, Berlin/Heidelberg/New York: Springer Verlag 1969
Petres, J., Hundeiker, M.: Korrektive Dermatologie, S. 38. Berlin/Heidelberg/New York: Springer-Verlag 1975
Weber, G.: Dermatochirurgie. Wiss. Sitzung der Münchner Dermatologischen Gesellschaft, Nov. 1974; Hautarzt **27**, 400–405 (1976)
Wolff, H. H.: Biopsie und histologische Beurteilung. In: Dermatochirurgie in Klinik und Praxis. S. 7–14. Berlin/Heidelberg/New York: Springer

Defektdeckung von Verbrennungen.
Technik und Ergebnisse der freien Hauttransplantation

EDGAR DIEM UND WOLFF WITTELS

Summary

Apart from general management of the severely burnt early surgical cover of the burned surface is essential for survival. This paper deals with current surgical management at the First Department of Dermatology in Vienna, especially the modifications in transplantation techniques, the different possibilities of wound closure and their indications, and the importance of good surgical dressing techniques.

Zusammenfassung

In der Behandlung schwerer Verbrennungen zählt — neben den allgemeintherapeutischen Maßnahmen (parenterale Ernährung — Infektionsbekämpfung) sowie der Lokaltherapie — der frühzeitige Wundverschluß mit lebender Haut zu den wichtigsten Maßnahmen. Im vorliegenden Referat werden Techniken und Ergebnisse der freien Spalthauttransplantation, wie sie an der I. Universitäts-Hautklinik in Wien geübt werden, vorgestellt. Auf Möglichkeiten der Interimsdeckung mit homo- und heterologem Transplantat, Netztransplantat sowie Kunsthaut wird hingewiesen. Die Wichtigkeit einer ausgereiften Verbandstechnik, vor allem in der Versorgung der Spalthautentnahmestellen, wird demonstriert.

Einleitung

Die schwere Verbrennung stellt eines der schwierigsten Probleme der klinischen Medizin dar. Die Erfahrung zeigt, daß III.gradige Verbrennungen über 75% der Körperoberfläche praktisch kaum eine Chance zum Überleben haben. Wenngleich der primäre Schock mit der modernen Schocktherapie überwunden werden kann, stirbt der Patient in der Folge an der hinzutretenden Infektion und dem irreversiblen Katabolismus, der auf der andauernden Funktionsuntüchtigkeit eines Organs, nämlich der intakten Haut, beruht. Der frühzeitige Ersatz toten Gewebes durch vitale Haut stellt neben der parenteralen Ernährung (Diem u. Wittels, 1975) und der Infektionsprophylaxe das einzige erfolgversprechende Mittel dar, die Mortalität der ausgedehnten tiefen Verbrennungen zu senken. Im folgenden soll die operative Verbrennungstherapie an der I. Univ.-Hautklinik Wien kurz geschildert und ihre Ergebnisse demonstriert werden (Diem et al., 1975).

Vorbereitung zu Transplantation und Technik der Transplantation

III.gradige Verbrennungen unter 15% werden der tangentialen Frühexzision und Deckung in einer Sitzung zugeführt. Bei ausgedehnteren Verbrennungen bevorzugen wir in der Regel (Ausnahmen, siehe Diem u. Berger, 1976) zunächst geschlossene Lokalbehandlung und etwa ab der 2. Woche zusätzlich Badebehandlung im Hebraschen Wasserbett mit täglichem Debridement erweichter, nekrotischer Gewebsanteile. Läßt sich dadurch keine ausreichende Reinigung des Wundgrundes erzielen und erlaubt es der Allgemeinzustand des Patienten, wird die Nekrektomie in Narkose angeschlossen, wobei fallweise bereits Spalthaut entnommen und bei +4° im Kühlschrank aufbewahrt wird, um später am Krankenbett aufgelegt werden zu können. Ist ein ausreichend granulierendes, nicht infiziertes Wundbett vorhanden, wird mit der Spalthauttransplantation begonnen. Am Anfang der — im Prinzip bei großen und kleinen Verbrennungen gleich erfolgenden Operation — steht ein schonendes Debridement der Verbrennungswunde mit flach aufgesetztem Messer, wobei wir eher schabend als schneidend vorgehen, um vorhandene Restnekrosen und Fibrinbeläge zu entfernen. Kommt es zu Blutungen aus eröffneten Granulationszotten, lassen sich diese durch Kompressen, die mit warmer Kochsalzlösung getränkt sind, leicht beherrschen. Im nächsten Schritt werden Spalthautlappen mittels Brownschem Elektrodermatom entnommen, wobei wir die Lappendicke angepaßt an die Empfängerareale individuell wählen, im allgemeinen aber dünne Transplantate bevorzugen. Die Entnahmestellen werden zunächst mit trockenen, sterilen Mullkompressen bedeckt. Ihre definitive Versorgung erfolgt am Ende des gesamten Operationsaktes nach vorsichtigem Abziehen der Kompressen

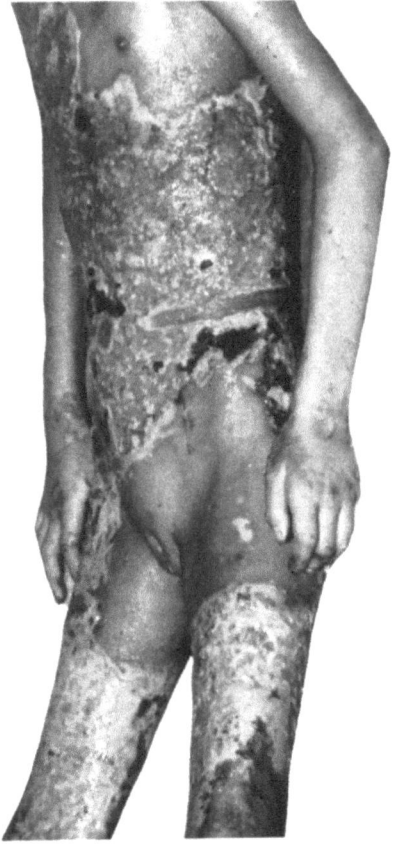

Abb. 1. 10 Jahre altes Mädchen, 65%ige III.gradige Verbrennung. 3 Wochen nach Unfall — Nekrosen weitgehend abgetragen. Vorbereitung zur Transplantation

Defektdeckung von Verbrennungen

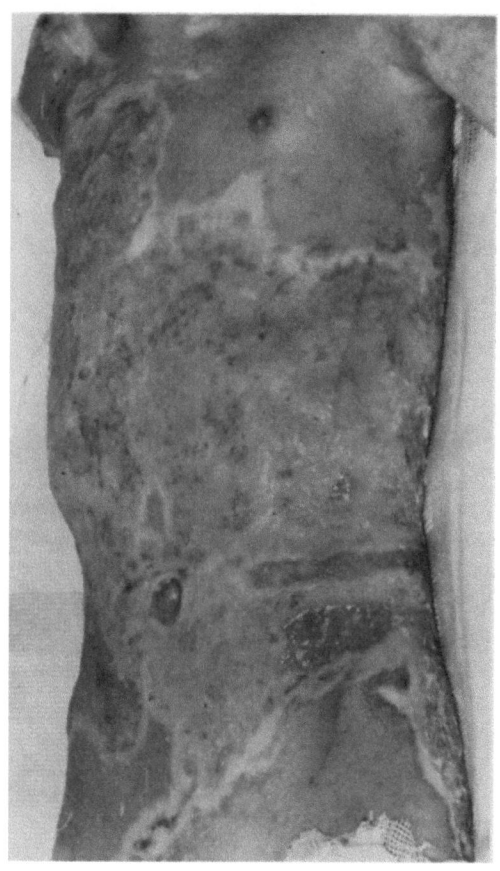

Abb. 2. 8 Wochen nach Unfall —
4 Wochen nach Spalthaut- und
Maschentransplantation

mit einer Lage Fettgaze, darüber Mull und elastische Binden. Die gewonnenen Spalthautlappen werden auf Fettgaze ausgebreitet und zunächst mit dem Skalpell in regelmäßigen Abständen Drainagelöcher geschnitten, um Sekretstauungen und dadurch Abschwimmen der Transplantate zu verhindern. Mit der Schere werden nun entsprechende Stücke zurechtgeschnitten und auf die zu deckenden Flächen aufgelegt. Die Priorität der Deckung genießen funktionell wichtige bzw. anatomisch kritische Areale, wo es erfahrungsgemäß zu hypertrophen Narben und Kontrakturen kommen kann. Hier bevorzugen wir große Spalthautlappen, die wir um der Schrumpfungstendenz Rechnung zu tragen, überlappend auflegen. Ist die Verbrennungsausdehnung für eine vollständige, primäre Deckung zu groß, wird ein Teil der Spalthautlappen mit dem Meshgraftdermatom nach Tanner zu Netztransplantaten geschnitten, wobei sich uns ein Vergrößerungsfaktor von 1,5 bis 3 als am günstigsten erwiesen hat. Bleiben noch zu deckende Flächen übrig, bzw. ist ein Verlust der Eigenhaut durch Infektion zu erwarten, so werden diese, da wir eine vollständige Deckung aller Verbrennungswunden anstreben, mit Fremdhaut interimistisch gedeckt. Heterologe Transplantate und Kunsthaut verwenden wir nur bei Mangel an homologem Material, dem sie eindeutig unterlegen sind. Die Fixation der aufgelegten Transplantate erfolgt an anatomisch ungünstigen Stellen mit punktförmig an den Rändern und einzelnen Drainagelöchern appliziertem Histoacryl®-Gewebekleber. Eine Transplantatnaht wird von uns nur in Ausnahmefällen durchgeführt, da die Stichkanäle im besonderen Maße infektionsgefährdet sind und die Nähte an den Rändern der Transplantate gerne ausreißen. Im allgemeinen läßt sich – an den Extremitäten ausnahmslos – eine gute Fixation mit der von uns erarbeiteten Verbandstechnik erreichen. Über die Transplantate werden dachziegelartig schmale Fettgazestreifen der Unterlage anmodelliert, darüber an den Extremitäten als wesentlicher Schritt eine mit Kochsalzlösung getränkte, ohne Zug abgerollte Mullbinde. Diese übt nach Austrocknung einen wohldosierten, fixierenden Druck auf die unterliegenden Spalthautlappen aus und ist in der Lage, genügend Exsudat aufzunehmen. Über diese Binde kommt eine Lage gelegter Mullkompressen, die mit elastischen Binden fixiert werden. Der erste Verbandwechsel – sowohl an den Entnahmestellen, wie auch an den gedeckten Arealen – erfolgt prinzipiell am 4. bis 5. postoperativen Tag, bei starker Exsudation in den Verband bereits früher – um Transplantatverlust durch Infektion zu vermeiden. Beim Öffnen des Verbandes über dem Transplantat erweist sich die doppelte Lage Fettgaze von großem Nutzen, da sie ein Verkleben mit dem Verband weitgehend verhindert und so eine Traumatisierung der frischen Transplantate vermieden wird. Bei der nachfolgenden Inspektion werden nekrotische Anteile entfernt, eventuelle Unterminierungen durch Blutungen oder seröses Exsudat drainiert und die Umgebung der Wunde kontrolliert. Die Transplantate werden anschließend mehrere Stunden luftexponiert, neuerlich inspiziert und die

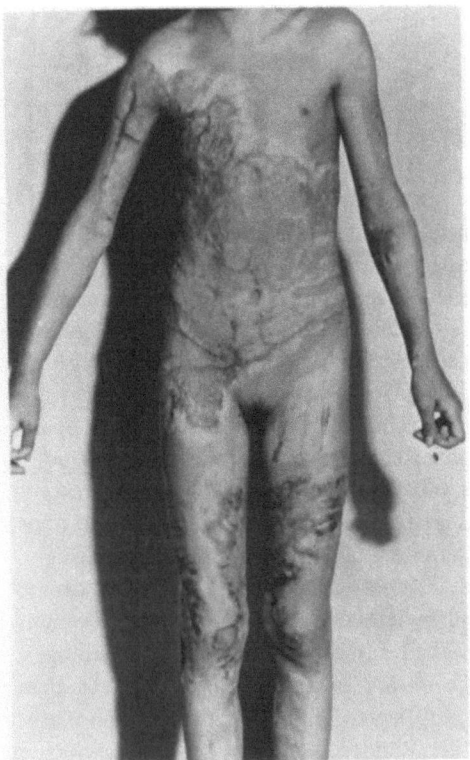

Abb. 3. 6 Monate nach Unfall

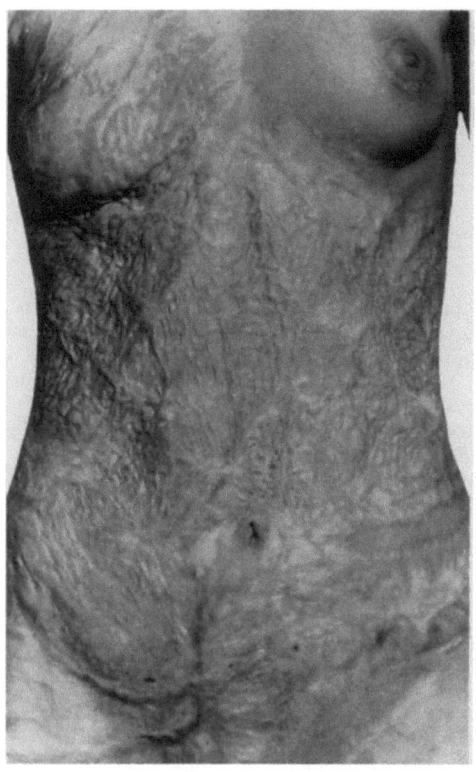

Abb. 4. 4 Jahre nach Unfall. Rechte Brust vom plastischen Chirurgen konstruiert

Ränder, falls notwendig, mit einem antibiotischen Puderspray behandelt. Anschließend werden die Transplantate frisch verbunden. Diese Prozedur wird alle zwei Tage, falls notwendig täglich, durchgeführt, bis eine ausreichende Belastung der Spalthaut möglich ist und heilgymnastische, hydrotherapeutische, und weitere rehabilitative Maßnahmen angeschlossen werden können.

Literatur

Diem, E., Wittels, W.: Zum gegenwärtigen Stand der Verbrennungsbehandlung. Allgemeintherapeutische Gesichtspunkte. Wien. klin. Wschr. 87, 146–153 (1975)

Diem, E., Wittels, W., Konrad, K.: Zur Lokaltherapie ausgedehnter tiefer Verbrennungen unter Berücksichtigung eigener Erfahrungen. Wien. klin. Wschr. 87, 621–627 (1975). Die beiden ersten Zitate sind mit ausführlichem Literaturverzeichnis versehen

Diem, E., Berger, A.: Die partielle und tiefe Nekrosenexzision bei III.gradigen Verbrennungen mit sofortiger autologer Netztransplantation. Wien. Klin. Wschr. 88, 696–700 (1976)

Photographische Dokumentation

PETER BILEK

Summary

In dermatosurgery, photography has a documentary, didactic, and forensic function. When selecting photographic equipment, a compromise must generally be made between the quality of the camera, lens, light equipment, films and their suitability for use in the operating room and on wards.

A further condition for optimal photographic documentation is proper selection of lenses, the area to be photographed, and arrangement of the light. Recommendations are made both for the acquisition of equipment and avoidance of the mistakes.

Zusammenfassung

Gerade bei chirurgischen Eingriffen an der Haut kommt der Photographie nicht nur dokumentarische, sondern auch forensische und didaktische Bedeutung zu.

Bei der Art der apparativen Ausstattung muß meist ein Kompromiß gewählt werden, der einerseits hinsichtlich der Kamera, des Objektivs, der Beleuchtungseinheit und des Filmmaterials bestimmten phototechnischen Erfordernissen Genüge leistet, andererseits aber auch gleichzeitig die Anwendbarkeit unter Operationssaalbedingungen, sowie auch stationär gestattet.

Eine weitere wichtige Voraussetzung für eine optimale photographische Dokumentation besteht in der Vermeidung von Fehlern bei der Vorbereitung des Objektes, der Wahl des Ausschnittes sowie der Art der Ausleuchtung. Neben Empfehlungen für die apparative Ausstattung wird besonders auf die Vermeidung dieser Fehlerquellen hingewiesen.

Die Bedeutung der Photographischen Dokumentation ist in den meisten wissenschaftlichen Bereichen heute unbestritten; besonders aber in der Dermatochirurgie ist ein qualitativ gutes Bildmaterial unerläßlich, da die meisten der zu korrigierenden Veränderungen und Defekte in sichtbaren Regionen lokalisiert sind.

Die Behandlung kann sich oft über längere Zeiträume erstrecken, weil mehrere Eingriffe erforderlich sind. Deshalb sind häufig Serien von Aufnahmen notwendig, sowohl von verschiedenen Seiten als auch vor, während und nach der Operation, um den ganzen Behandlungsvorgang festzuhalten und um eine Rückerinnerung jederzeit möglich zu machen. Außerdem haben diese Aufnahmen einen großen dokumentarischen Wert für Vorträge und Publikationen. So kann auch die Demonstration des Ergebnisses eines gleichartigen Eingriffes dem Patienten helfen, die Möglichkeit einer Korrektur zu verstehen. Leider sieht man aber immer wieder bei Vorträgen und Publikationen technisch sehr mangelhaftes Bildmaterial. Der Satz „Ein Vortrag ist so gut wie seine Diapositive" hat heute sicher mehr Bedeutung denn je. Es sollte also jeder Vortragende bestrebt sein, technisch einwandfreies

Material zu zeigen, auch wenn die Ergebnisse der Therapie für sich selbst sprechen. Die photographischen Geräte und Verfahren werden ständig verbessert und automatisiert. Das ermöglicht es, mit immer weniger phototechnischem Wissen und Können technisch ausgezeichnete Aufnahmen zu machen. In der Photographie mit den technischen Hilfsmitteln von heute, muß man daher nicht mehr in dem Maße wie früher einen großen Teil der Aufmerksamkeit technischen Problemen zuwenden, sondern kann sich fast völlig auf den wichtigeren Aspekt des Bildgehaltes konzentrieren.

Im folgenden soll versucht werden, die wichtigsten technischen und methodischen Voraussetzungen aufzuzeigen und auf häufige Fehlerquellen aufmerksam zu machen.

Die Basis für die Dokumentationsphotographie ist die System-Kamera. Dabei erfreuen sich die einäugigen Kleinbild-Spiegelreflex-Kameras, wegen ihrer Vielseitigkeit und der einfachen, schnellen und sicheren Handhabung, immer größerer Beliebtheit. Das umfangreiche Zubehörprogramm erschließt praktisch alle Aufnahmegebiete. Die Wahl eines bestimmten Fabrikates ist bei der Fülle der angebotenen Typen mehr dem Geschmack des Einzelnen überlassen.

Dokumentationsaufnahmen müssen eine natürliche, dem Augeneindruck entsprechende Perspektive anstreben, damit der Betrachter das Objekt in seiner Erscheinungsform erfassen und beurteilen kann. Je näher diese Bildart der Wirklichkeit kommt, desto größer ist ihr Nutzen. Für Aufnahmen am Patienten sollte deshalb auf jeden Fall eine längere Objektivbrennweite verwendet werden, wie etwa 90–100 mm. Außerdem wird damit ein größerer, für den Patienten weniger lästiger Kameraabstand ermöglicht. Bei Aufnahmen in Operationsräumen ist ebenfalls die längere Brennweite wegen der Kriterien der Sterilität vorzuziehen. Da sehr oft Detailaufnahmen gefordert werden ist es günstig über eine stufenlose Naheinstellmöglichkeit in Form von sogenannten Macroobjektiven zu verfügen. Diese Objektivtypen mit einem Einstellbereich von ∞ bis 1 : 1 sind schnell und handlich vor allem auch für Aufnahmen ohne Stativ. Bei einigen langbrennweitigen Objektiven lassen sich auch die Objektivköpfe an einem Balgeneinstellgerät mit den gleichen Möglichkeiten nutzen.

Die Filmwahl richtet sich vorwiegend nach dem späteren Verwendungszweck der Aufnahmen. Am vielseitigsten ist der Umkehrfilm für Diapositive. Von diesen Diapositiven lassen sich ohne großen Aufwand ausgezeichnete Farb- und Schwarzweiß-Abzüge herstellen. Außerdem können Klischees für Publikationen gleichfalls in Schwarzweiß und Farbe, direkt vom Dia angefertigt werden. Bei uns hat sich als hervorragendes Material der Kodachrome Film bewährt. Er ist in den Filmempfindlichkeiten 15 DIN (Kodachrome 25) und 19 DIN (Kodachrome 64) erhältlich. Der Film hat ein besonders großes Auflösungsvermögen und eine optimale Schärfeleistung, was besonders für Druckvorlagen von Bedeutung ist. Ein Nachteil besteht darin, daß der Film nur bei Kodak Stuttgart entwickelt werden kann und es zuweilen sehr lange dauert, ehe man ihn zurückerhält. Als Alternative bieten sich Agfachrome 50 S Professional oder Ektachrome Filme an, die in kürzester Zeit entwickelt werden können.

Der Hintergrund wird häufig vernachlässigt. Da er aber wesentlich zum Gelingen der Aufnahmen beiträgt, soll auf einige Punkte hingewiesen werden.

1. Es ist von großer Wichtigkeit, daß Objekt und Hintergrund sich bildmäßig nicht stören, z. B. Fenster, Bettgestell, Wände mit Bildern, Heizkörper usw. sollten keinesfalls auf einer Aufnahme zu sehen sein.

2. Ein Hintergrund, der in Ton und Farbe oder Muster dem eigentlichen Objekt so gleicht, daß beide ineinander verschmelzen und es schwierig macht, zu erkennen, wo das eine anfängt und das andere aufhört.
3. Schließlich ein Hintergrund, der interessanter ist als das Objekt selbst.

Das Hintergrundmaterial sollte neutral, matt und faltenfrei sein. In Frage kommen tiefmatte Hintergrundkartons, auf Rahmen gespannter Dekosamt oder das seit kurzer Zeit angebotene vliesähnliche Material „Clenil", das sich uns bestens bewährt hat. Farben wie schwarz, dunkelgrau oder dunkelblau erhöhen den Bildkontrast und sind hellen Farben vorzuziehen. Für Operationsaufnahmen sollten farbige, nach Möglichkeit blaue OP-Tücher zur Verwendung kommen. Vor der Aufnahme muß das Operationsfeld gereinigt und mit frischen Tüchern abgedeckt werden.

Als Beleuchtung für Übersichtsaufnahmen eignen sich am besten Computer-Blitzgeräte mit Zweitlampenanschluß. Diese Geräte haben eine automatische Lichtdosierung, d. h. es wird eine vorgeschriebene Blende an der Kamera eingestellt. Ein Sensor im Lampenreflektor mißt Abstand, Objekthelligkeit und vorhandenes Licht und dosiert selbständig die erforderliche Lichtmenge. Zur Auswahl stehen u. a. Braun F 900 Professional und Metz Mecablitz 402. Die einfachste Beleuchtungsart ist ein Blitzreflektor seitlich, nahe der Kamera. Allerdings bedingt diese einseitige Beleuchtung eine Schattenbildung auf der blitzabgewandten Seite (Abb. 1a).

Eine andere Möglichkeit besteht darin, das Blitzgerät mit einer Zweitlampe auszustatten. Ein Reflektor ist als Hauptlicht nahe an der Kamera angebracht, die Zweitlampe in einem Winkel von 45° zum Objekt, auf der anderen Seite der Kamera. Diese Anordnung ist wegen der besseren Ausleuchtung vorzuziehen (Abb. 1b). Störende Schatten im Hintergrund (Abb. 1c) lassen sich vermeiden, wenn der Abstand Patient-Hintergrund so groß ist, daß die Schatten auf dem Hintergrund nicht mehr zur Darstellung kommen.

Für schattenlose und lichtabfallfreie Beleuchtung bei Nahaufnahmen hat sich vor allem der Ringblitz bewährt, dabei ist die Blitzröhre ringförmig um das Objektiv angeordnet. Abb. 2 zeigt eine Ringblitzleuchte, die in Verbindung mit dem Generatorteil „Macrotron" der Firma Mannesmann Verwendung findet. Je nach Entfernung des Objektes kann der Generatorteil mit 1/4, 1/2 oder 1/1 Leistung über Netz betrieben werden. Meist kann auf die Benutzung eines Statives verzichtet werden, da das Gewicht der Leuchte nur 400 g beträgt. Die beiden kleinen Lampen an der Vorderseite des Gerätes dienen als Einstellicht bei Aufnahmen z. B. in der Mundhöhle. Für Aufnahmen kleiner Objektfelder eignet sich auch die Kombination von kleinen, lichtschwachen einteiligen Blitzgeräten mit dem sog. X-SHOE der Firma Novoflex (Abb. 3). Auch bei sehr geringen Aufnahmeabständen kann das Blitzgerät exakt auf das Aufnahmeobjekt gerichtet werden. Anpassungsringe sind für fast alle Objektiv-Durchmesser erhältlich.

Abschließend soll noch auf einige häufige Fehlerquellen hingewiesen werden. Auf Abb. 4a ist die Lokalisation des Karzinoms nicht erkennbar. Bei Abb. 4b befindet sich der bildwichtige Teil zu nahe am Rand. Es sollte versucht werden, den Bildausschnitt so zu wählen, daß sowohl die Veränderung selbst als auch die Lokalisation klar erkennbar sind (Abb. 4c).

Weiterhin ist darauf zu achten, daß Kleidung, Verbände und Salbenreste nicht auf der Aufnahme zur Darstellung kommen, da sie das Bild stören und vom Bildwichtigen ablenken.

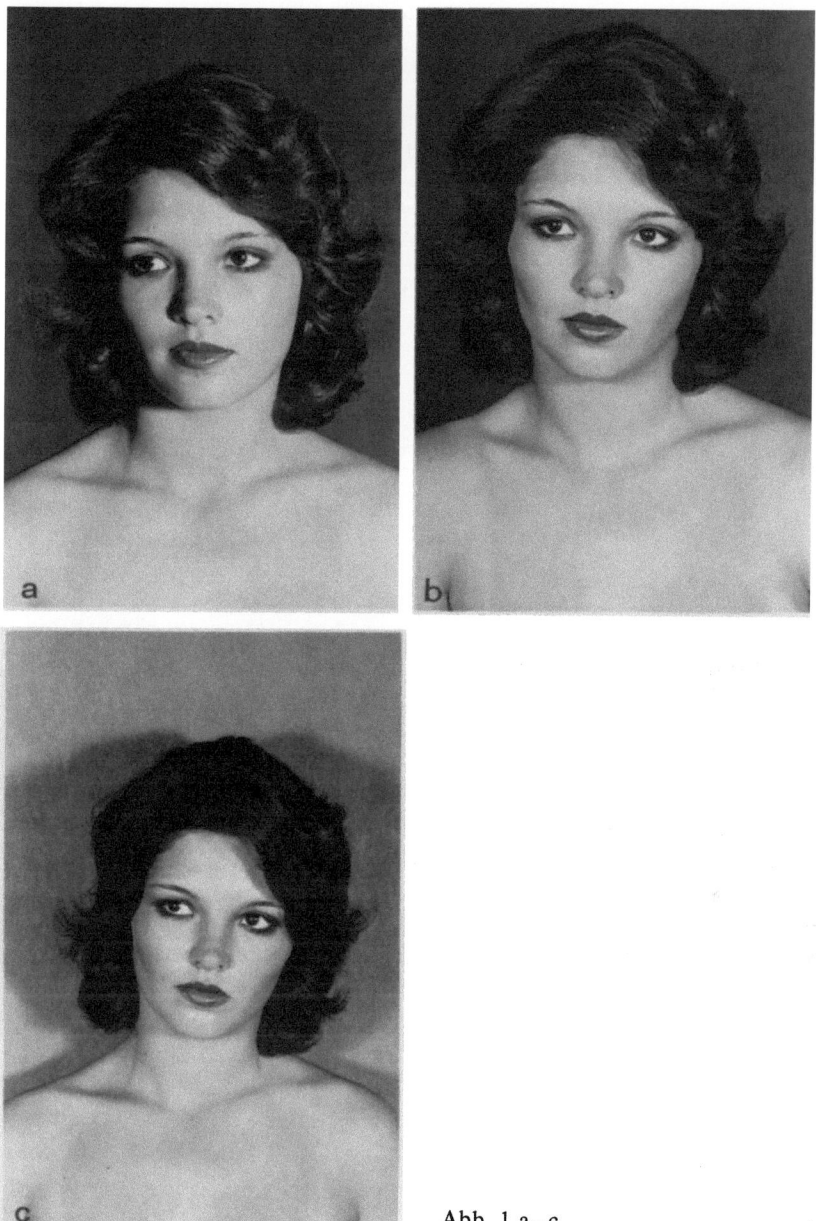

Abb. 1 a—c

Außerdem können durch farbige Kleidungsstücke sehr unschöne Farbreflexe entstehen. Bei prä- und postoperativen Aufnahmen ist der gleiche Ausschnitt sowie die gleiche Belichtung und Beleuchtung anzustreben.

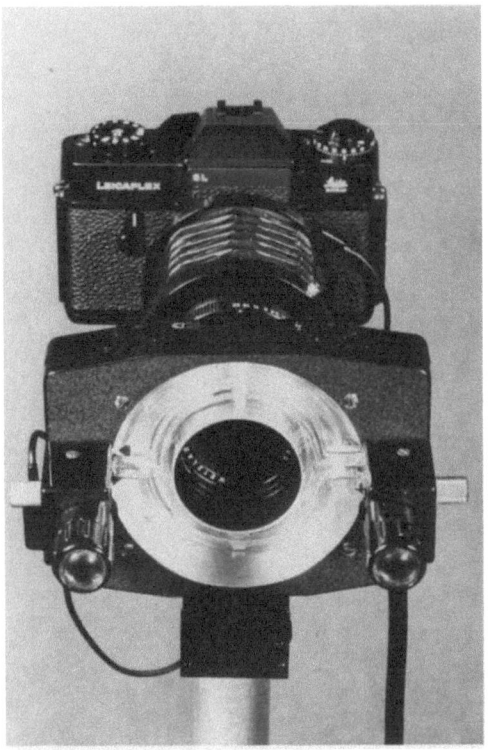 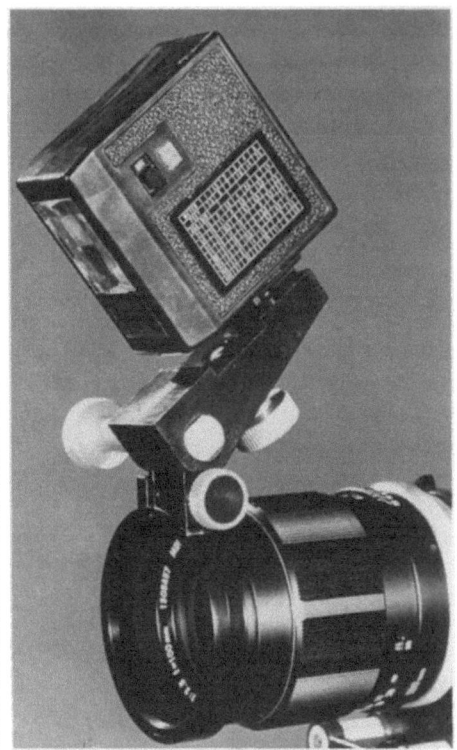

Abb. 2 Abb. 3

Gerade in operativen Fächern hat die photographische Dokumentation große Bedeutung. Zu ihrer Durchführung ist eine gewisse apparative Mindestausstattung unerläßlich. Ein optimales Resultat ist jedoch nicht ohne Berücksichtigung einiger photographischer Grundregeln zu erzielen.

Photographische Dokumentation 51

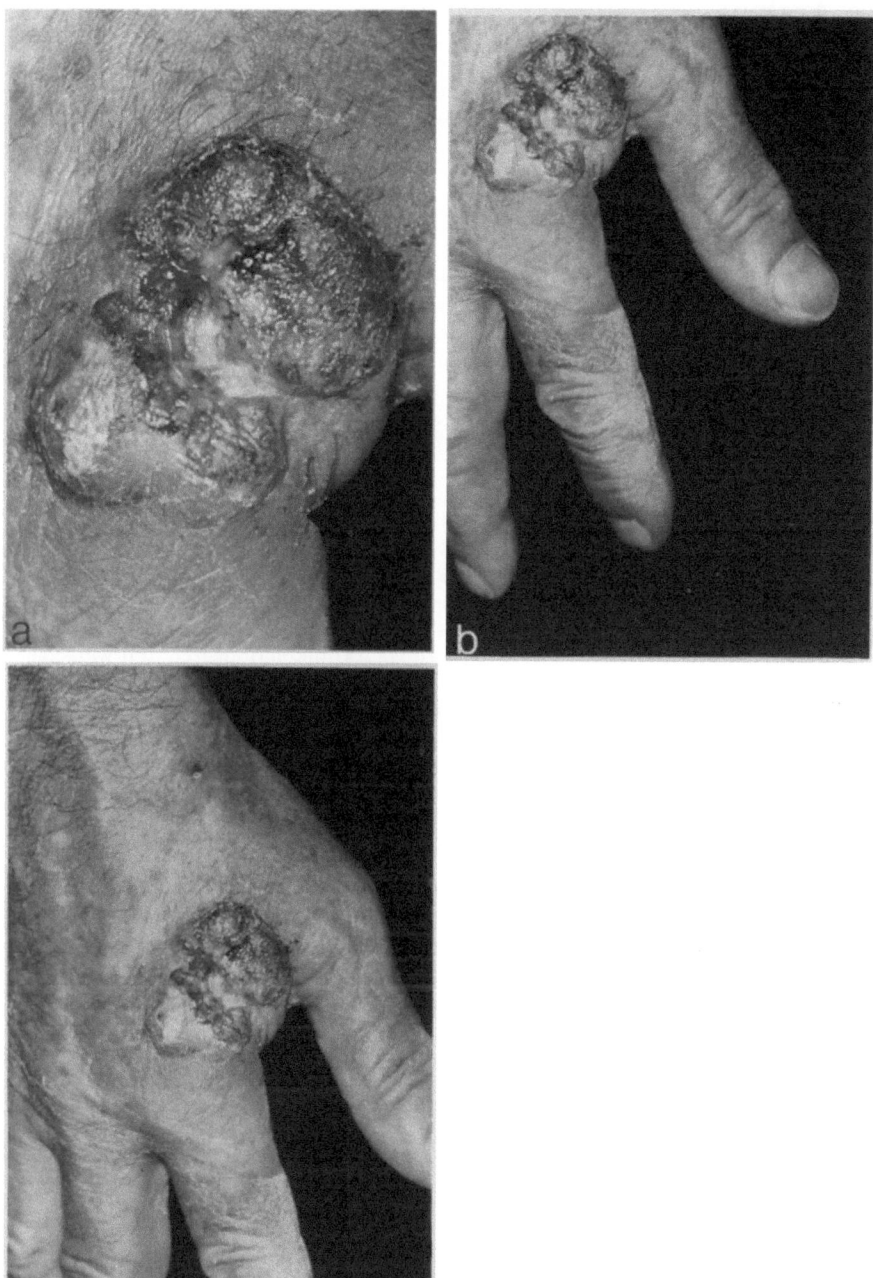

Abb. 4 a—c

Literatur

Smialowski, A., Currie, D. J.: Photography in Medicine. Springfield: Charles C. Thomas 196(

Welches Ausmaß operativer Tätigkeit ist an einer Hautklinik vertretbar?

KURT SALFELD

Summary

Surgical management in dermatology has to follow two different principles, it can supplement conservative dermatotherapy and it is restricted to the skin and the subcutaneous tissue. The author attempts to classify surgical techniques. Several tables describe dermatosurgical procedures depending on their difficulty, as well as necessary or optional methods. The authors' own surgical catalog is presented which could serve as recommendation in the future for the subspeciality of dermatosurgery.

Zusammenfassung

Ausgehend von der Überlegung, daß die Arbeit des operativ tätigen Dermatologen einerseits eine sinnvolle Ergänzung der konservativen Dermatologie sein soll und sich andererseits auf das Organ Haut – bis zur Muskelfaszie – beschränken muß, wird in dieser Arbeit versucht, eine sinnvolle Einteilung der operativen Techniken an der Haut zu finden. Verschiedene Übersichten veranschaulichen die möglichen dermatochirurgischen Maßnahmen, aufgeschlüsselt nach dem Schwierigkeitsgrad sowie nach an Hautkliniken obligaten und wünschenswerten, also schwerpunktmäßig auszuführenden Eingriffen. Am Operationskatalog der eigenen Klinik wird demonstriert, wie etwa eine Zusammenstellung der Leistungen, auch als Teil eines Zeugnisses, aussehen könnte.

Das Ausmaß der operativen Tätigkeit in einer Hautklinik wird einerseits bestimmt durch die Notwendigkeit, konservative dermatologische Therapie sinnvoll zu ergänzen. Man entfernt z. B. eine Warze mit dem „scharfen Löffel", wenn sie konservativen Maßnahmen nicht optimal zugänglich ist. Basaliome oder aktinische Keratosen werden lieber mit dem Skalpell oder Elektrokauter angegangen als beispielsweise mit einer äußerlich anzuwendenden, langwierigen zytostatischen oder Röntgentherapie, von der besseren Diagnostik bei der operativen Behandlung ganz zu schweigen. Das Ausmaß der operativen Tätigkeit wird andererseits vorgegeben durch die jeglicher dermatologischen Betätigung zugrunde liegenden Materie, nämlich die Haut. Bei dieser Betrachtungsweise umfaßt die Dermatochirurgie alle Maßnahmen, die am Hautorgan, bis zur Muskelfaszie reichend, vorgenommen werden können. Nur in ganz seltenen Fällen sind Ausnahmen von dieser Regel notwendig, und zwar nach beiden Richtungen hin, z. B. bei der Muskelbiopsie, bei Exzision tiefergehender Fremdkörpergranulome oder Adiponekrosen. Operative Eingriffe an der Mamma dagegen werden nie die darunterliegende Faszie tangieren.

Die Festlegung der Muskelfaszie als Orientierungsschranke bietet in der Zukunft sicherlich den geringsten Anlaß zu Kompetenzschwierigkeiten mit anderen Fächern. Der operierende Dermatologe sollte deshalb diese markante Schranke respektieren, aber alle operativen Maßnahmen an der darüberliegenden Haut mit Zielstrebigkeit und Augenmaß anpacken.

Basierend auf den Erfahrungen der eigenen Klinik, soll nunmehr der Versuch unternommen werden, einen Katalog dermatologisch-operativer Maßnahmen an Hautkliniken aufzustellen.

Wir unterteilen die operativen Eingriffe nach ihrem Schwierigkeitsgrad und damit nach ihrer Erlernbarkeit und meinen, darüber hinaus eine Gruppe von Eingriffen davon absondern zu müssen, bei denen spezielle Voraussetzungen an den Operateur gestellt werden, wie räumliches Vorstellungsvermögen – d. h. jene Fähigkeit, bei der der Operateur vor der Operation bereits das Endresultat vor Augen hat –, besondere Handfertigkeit zur gleichmäßigen Schnittführung u. a. m.

Tabelle 1. Operationstechniken

Schnittlose Op.-Technik	Einfache Schnitt-Technik	Schwierigere Schnitt-Technik		
Elektrochirurgie	ovalärer Schnitt (Probeexcision)	Rotations- (einfache und doppelte)	Plastik	Nah-plastik
Chemochirurgie	ovalärer Schnitt mit Unter- minierung	Schwenklappen-		
Fräsen – Schleifen				
Kurettage		Dehnungsplastik Verschiebe-		
Stanzen	ovalärer Schnitt mit Entlastungs- schnitt	VY-, Z-		
		freie und gestielte	Plastik	Fern-plastik

Die erste Spalte der Übersicht enthält Maßnahmen, die nicht unbedingt als typische operative Techniken angesprochen werden. In der zweiten Spalte sind Schnitt-Techniken zusammengestellt, die im täglichen Leben eines praktizierenden Dermatologen üblich sind. In der letzten Spalte finden sich schwierigere Schnittführungen, die aber genauso erlernbar sind wie die morphologische Betrachtungsweise von Hauteffloreszenzen. Je nach Schwierigkeitsgrad des operativen Eingriffs unterscheiden wir obligate, von jedem Facharzt zu beherr-

Tabelle 2. Unkomplizierte operative Eingriffe – für die dermatologische Weiterbildung obligat

Lokalisation	Op.-Technik	Indikationsstellung
Alle Körperbereiche	Schnittlose Dermato- chirurgie und einfache Schnitt-Technik	Benigne epitheliale Tumoren Prae- und Pseudokanzerosen Basaliome, Karzinome und Melanome nicht ausgedehnte Bindegewebs- tumoren
Alle Körperbereiche mit Ausnahme des Gesichtes	Schwierigere Schnitt- Technik und freie Hauttransplantation	unkomplizierte Hautraffung großflächige Tierfellnaevi Tätowierungen Verbrennungsnarben Ulcera wichtige Eingriffe aus Phlebologie, Proktologie, Andrologie

schende Eingriffe von wünschenswerten bzw. vertretbaren. Der in Weiterbildung befindliche Dermatologe sollte „schnittlose" Dermatochirurgie und einfache Schnitt-Techniken in allen Körperbereichen beherrschen. Schwierigere Schnitt-Techniken und freie Hauttransplantationen im Gesicht sollten jedoch besonders Befähigten überlassen bleiben. Unter „Indikationsstellung" finden sich unkomplizierte Hautraffungen, die unserer Meinung nach auch im Gesicht von jedem Dermatologen ausgeführt werden sollten, z. B. Oberlidraffungen. Obligate Eingriffe aus der Phlebologie sind subkutane Venenunterbindungen oder andere partielle Venexhairesen und plastische Ulcusdeckungen, aus der Proktologie das operative Angehen von Rhagaden, Fissuren und Mariskeh, im Bereich der Andrologie die Hodenbiopsien.

Tabelle 3. An Hautkliniken wünschenswerte und vertretbare operative Eingriffe

Integument	Alle für die Weiterbildung obligaten Eingriffe (Tab. 2)
	Ausgedehnte und schwierige Hautraffungen bei Dermatochalasis (Bauch – Oberschenkel – Brust – Lid – Wangen – Hals)
	Einfache Fetthautexstirpation bei Adipositas, M. Recklinghausen usw. (Bauch – Oberschenkel; partielle Verriesungen)
	Operative Eingriffe bei Erkrankungen des intertriginösen Raumes (Hyperhidrosis axillaris; Hidradenitis suppurativa; Acne conglobata)
Phlebologie	Venenexhairese total – partiell subkutane Unterbindung Ulcus cruris plastische Deckung – Umstechung – Umschneidung
Proktologie	Abtragung/Unterbindung von Haemorrhoidalknoten Fissuren-, Rhagaden-, Fistel-Op. Probeentnahmetechnik bei Verdacht auf maligne Entartung
Andrologie	Hodenbiopsie Vasektomie
Trichologie	Haartransplantation? (eigene Erfahrung gering)

Wünschenswerte und vertretbare Eingriffe am Integument sind – neben den oben aufgeführten – ausgedehnte und schwierige Hautraffungen bei Dermatochalasis, einfachere Fetthautexstirpationen bei Adipositas z. B., wobei hier eine mögliche Fettemboliegefahr nicht übersehen werden sollte, und die operativen Eingriffe bei Erkrankungen des intertriginösen Raumes. Aus dem Teilgebiet Phlebologie wären die totale Venenexhairese inklusive subkutaner Unterbindung zu nennen, aus der Proktologie die Abtragung und Unterbindung von Haemorrhoidalknoten, die operative Behandlung von Fissuren, die Probeentnahmetechnik bei Verdacht auf maligne Neubildungen, aus der Andrologie die Vasektomie, aus der Trichologie die Haartransplantation.

Daß man solche Operationen an einer Hautklinik durchführen kann, möge Ihnen die folgende Übersicht aufzeigen. Hier haben wir bewußt jene Eingriffe weggelassen, die zwar

Tabelle 4. Schwierigere, aber vertretbare operative Eingriffe, dargestellt am eigenen Zahlenmaterial (Auswahl)

Stellenwert des operativen Eingriffs	Art des Eingriffs	Patientenzahl
Schwerpunktmäßige Durchführung	Varizenexhairese total	ca. 5000
	halbtotal + partiell	ca. 1000
	Hyperhidrosis axillaris-Op.	165
	Hidradenitis suppurativa-Op.	10
Regelmäßige oder sporadische Durchführung	Hautraffung (Bauch- Oberschenkel- Hals- Gesicht)	42
	männliche Brust	10
	Ohrenkorrektur	30—40
	Nasenkorrektur	1

manchmal auch schwierig sein können, im allgemeinen aber an jeder Hautklinik durchgeführt werden, wie Mehrfachoperationen bei großflächigen Naevi und Tätowierungen, Gesichtsfräsungen etc.

Schwerpunktmäßig werden an unserer Klinik Varizenexhairesen und die operative Behandlung bei Hyperhidrosis axillaris und Hidradenitis suppurativa durchgeführt. In den 9 Jahren unserer operativen Tätigkeit wurden bisher 5000 Patienten einer totalen Venenexhairese unterzogen — das sind ungefähr 9000 Beinoperationen — und 1000 einer halbtotalen oder partiellen. Bisher wurden 165 Hyperhidrosis axillaris-Patienten durch einen operativen Eingriff saniert. Die unter „regelmäßig bis sporadisch" aufgeführten Eingriffe bieten vom Technischen her keine Schwierigkeiten; sie sind jedoch wegen ihres kosmetischen Akzentes in einem kommunalen Krankenhaus nicht ohne Probleme. In geeigneten Fällen, d. h. dort, wo psychische Faktoren beim Patienten das somatische Leiden komplizieren, sind solche Eingriffe durchaus vertretbar. Man denke an die Gynäkomastie bei Männern, abstehende Ohren oder zu große Nasen. Die Durchführbarkeit solcher Operationen an einer Klinik hängt nicht nur von deren operativer Ausstattung ab, sondern auch von der Absprache mit den Kollegen aus sich überschneidenden Fachgebieten. Wichtig ist, daß die operative Dermatologie sich weitgehend auf die Haut beschränkt und nicht in funktionelle Organbereiche hineingerät (z. B. Nase, Augen!).

Die letzte Übersicht zeigt einen Operationskatalog, wie er für unsere Klinik Gültigkeit hat. Dem sich niederlassenden Kollegen dient er als Grundlage seiner ambulant-operativen Tätigkeit. Nicht selten sind solche Zeugnisse notwendig und zur Absicherung des Kollegen wichtig, nämlich für den Fall, daß ärztliche Standesorganisationen sich für den Ausbildungsstand eines in der Praxis operierenden Kollegen interessieren.

Tabelle 5. Operationskatalog

	Anzahl	
	unter Anleitung	selbständig
Chemo- und kryochirurgische Behandlung		
Elektrokaustische Behandlung (Haarepilation, Warzen, etc.)		
Fräsbehandlung (größere Hautbezirke wie Nase, Gesicht, Rückenpartie)		
Behandlung unter Anwendung des „scharfen Löffels"		
Exzision (kleine und Probe-)		
Exzision unter Anwendung von Dehnungsplastiken		
Exzision unter Anwendung von Nahplastiken		
a) am Stamm		
b) im Gesicht		
Freie Hauttransplantationen		
a) bei Ulcus		
b) nach Exzision		
Nagelextraktion, Haartransplantation, Keilexzision nach Emmet		
Hautraffungen a) am Lid		
b) an den Wangen		
c) am Oberschenkel		
Venenexhairese a) total		
b) partiell		
Hyperhidrosis axillaris-Operation		
Hidradenitis suppurativa-Operation		
Vasektomien		
Hodenbiopsien		

Beurteilung:

Dermatochirurgie in der freien Praxis

PETER DUSCHE

Summary

Office dermatosurgery is a necessary continuation of the work carried out in the hospital and should be part of the service offered by the practising dermatologist. In addition to the many possibilities for corrective procedures tumors are the most frequent indication for surgery, particularly in view of the growing preference for surgery as compared to radiotherapy. Dermatosurgery has special requirements: suitable space, careful timing, trained assistance, adequate surgical instruments, all of which are discussed in detail. Medical insurance problems and rentability clearly demonstrate that engagement in dermatosurgical practice is hardly motivated by financial considerations. Surgical enthusiasm of the physician is necessary. Surgical training in hospital within the residency in dermatology is optional for optimal out-patient treatment in the dermatologic office.

Zusammenfassung

Die Dermatochirurgie in der freien Praxis stellt eine notwendige Fortsetzung der Tätigkeiten in der Klinik dar und sollte im Angebot des frei praktizierenden Dermatologen an seine Patienten enthalten sein. Neben zahlreichen korrektiven Möglichkeiten stellt die operative Tumorbehandlung einen großen Indikationsbereich, insbesondere unter Berücksichtigung der sich abzeichnenden Tendenzen operativer Tumortherapie gegenüber der radiologischen Tumortherapie. Die Dermatochirurgie in der Praxis ist gebunden an geeignete Räumlichkeiten, termingerechte Planung, geschulte Praxishelferinnen und adäquate Instrumente, auf die im einzelnen eingegangen wird. Kassentechnische Überlegungen zur Rentabilität machen deutlich, daß das dermatochirurgische Engagement in der freien Praxis seine Motivation nicht in finanziellen Erwägungen findet. Operative Neigungen sind erforderlich. Eine Institutionalisierung der operativen Ausbildung im Rahmen der dermatologischen Fachausbildung wird für erforderlich gehalten im Sinne einer optimalen Versorgung unserer Patienten.

Die Dermatochirurgie in der freien Praxis stellt eine notwendige Fortsetzung dermatologischer Tätigkeiten und Aktivitäten der großen dermatologischen Kliniken dar und bedeutet im Rahmen der Subspezialisierung innerhalb unseres Fachgebietes ein ebenso notwendiges Angebot an die Patienten wie es Allergologie, Mykologie, Phlebologie, Proktologie, Andrologie und so weiter schon seit längerer Zeit tun. Dazu stößt die Dermatochirurgie auf eine Angebotslücke gegenüber dem aufgeklärten Patienten gerade im kleinchirurgischen Bereich und ist nicht zuletzt in der Lage, den mangelnden Respekt gegenüber der Dermatologie, der bei fremden Fachgebieten erschreckend augenfällig ist, abzubauen. Wir kennen kaum ein Fachgebiet in der Medizin, auf dem sich so mutig fachfremde Kollegen tummeln wie im Bereich der Dermatologie. Es ist tägliche Praxis, daß von Fachfremden diagnostizierte sogenannte Hauttumoren ohne histologische Sicherung an den Radiologen zur Radiotherapie überwiesen werden. Es ist tägliche Praxis, das sogenannte „noli me tangere" der Naevuszellnaevi, für kurative Persönlichkeiten aus dem Bereich der Fußpflege, Kosmetik und Heilpraktik ein segensreicher Merksatz, aus dem Munde vieler fachfremder Kollegen jedoch für die Patienten eine unheilvolle Verunsicherung.

Die Dermatochirurgie basiert, wie der Name sagt, auf der Dermatologie und sollte dem Patienten neben selbstverständlicher operativer Ausbildung, Technik und Erfahrung die Kompetenz des dermatologisch gebildeten Arztes bieten. Das um so mehr vor dem Hintergrund des Wandels der therapeutischen Ansichten auf dem Gebiet der Behandlung zum Beispiel von Hauttumoren, die wir Dermatologen nicht mehr zu sehen bekommen werden, wenn diese Tumoren, dem Trend entsprechend, weniger bestrahlt werden und wir andererseits nicht in der Lage sind, diese Tumoren selbst operativ zu behandeln. Die sich abzeichnenden Trendveränderungen erfordern eine Anpassung unseres therapeutischen Spektrums an die Bedürfnisse.

Ohne Anspruch auf Vollständigkeit werden nachfolgend einige wichtige Indikationen und Krankheitsbilder genannt, die einen Eindruck zu vermitteln in der Lage sind von der Vielfalt der Möglichkeiten, die ein dermatochirurgisch tätiger Kollege in der Praxis vorfinden wird. Es wird sich hier bewußt auf Krankheitsbilder und Operationsmethoden beschränkt, die ambulant und in Lokalanaesthesie durchführbar sind ohne ärztliche Assistenz. Allen voran die Hauttumoren: Basaliome, Rumpfhautbasaliome, spinozelluläre Karzinome, Morbus Bowen, Bowen-Karzinome, Morbus Dubreuilh. Schon seit langem ist es bekannt, daß die operative Therapie in speziellen Lokalisationen wie Stirn, Schläfen, Ohren, Nasen-, Lippenregionen, Handrücken oder Fußrücken, der strahlentherapeutischen Maßnahme überlegen sein kann, insbesondere dann, wenn man an die Spätfolgen strahlentherapeutischen Vorgehens denkt. Die zur Anwendung kommenden Operationsmethoden richten sich nach der Lokalisation des Tumors und der Größe des Tumors. Neben normalen Exzisionen kommen Dehnungsplastiken, kleine Verschiebelappen- oder Schwenklappenplastiken in Frage, neben durchaus auch ambulant durchzuführenden Vollhaut- oder Spalthauttransplantationen, vorausgesetzt, daß die Transplantatstelle mühelos ambulant ruhiggestellt werden kann.

Ein wichtiges Kapitel dermatochirurgischen Vorgehens stellen die vielen Naevi dar, die dem Hautarzt unter diversen Fragestellungen vorgestellt werden. Sei es zu entscheiden, ob es sich um eine gutartige oder bösartige Veränderung handelt, sei es der Wunsch des Patienten, aus kosmetischen Gründen diesen oder jenen Herd entfernen zu lassen. Allein schon die Kompetenz der Entscheidung über die Möglichkeit eines operativen Vorgehens und die Aufklärung in Hinblick auf die erwähnten verbreiteten Sorgen darüber, daß operierte Naevuszellnaevi bösartig werden könnten, stellt für den operativ tätigen Dermatologen ein dankbares Aufgabengebiet dar.

Einen großen Anteil des Operationsmaterials stellen Veränderungen im Sinne von Zystenbildungen, z. B. sogenannte Atherome, Sebozysten in jeglicher Lokalisation, traumatische Schleimzysten in Unterlippenbereichen und die sogenannte Dorsalzyste im Bereich der Fingerstreckseiten. Des weiteren Dermatofibrome, Lipome und die schmerzhaften Chondrodermatitisknötchen im Bereich der Ohrmuscheln. Für den proktologisch tätigen Kollegen wird sich das operative Feld erweitern auf die ambulant vorzunehmende Entfernung von Marisk023, äußeren Hämorrhoiden, die operative Korrektur der Analfissur, das Abtragen von Schleimhautpolypen durch das Proktoskop.

Durchaus ambulant durchführbar ist die Entfernung der Schweißdrüsen aus der Achselhöhle bei exzessiver Hyperhidrosis, ich habe selten dankbarere Patienten erlebt. Ohrmuschelstellungskorrekturen bei Jugendlichen und Erwachsenen sind ambulant und in Lokalanaesthesie durchführbar. Lidkorrekturen im Bereich von Oberlid und Unterlid und die Korrektur der sogenannten Tränensäcke durch Beseitigung des Prolapses von Fettgewebe sind ambulant in der Praxis vertretbar. Narbenkorrekturen, die keinen zu großen plastisch-chirurgischen Aufwand erfordern, lassen sich ambulant durchführen, des gleichen die Entfernung von Tätowierungen, wobei oft Kombinationen verschiedener operativer Methoden angezeigt sind. Über die kleinchirurgischen Maßnahmen und elektrochirurgischen Maßnahmen, die heute schon in fast jeder dermatologischen Praxis geübt werden, will ich nicht weiter sprechen. Es sei nur darauf hingewiesen, daß mit dem Erbothom oder Radiothom oder einem ähnlichen Gerät eine große Anzahl von kleinen Eingriffen mit geübter Hand hervorragend erledigt werden können. Ebenfalls in die Hand des dermatochirurgischen Fachkollegen gehört die Methode der Dermabrasio zur kosmetischen Korrektur von Tätowierungen oder Narbenbildungen. Großflächige Gesichtsschleifungen, wie sie in vielen Fällen für ein kosmetisch befriedigendes Ergebnis der Aknenarbenbehandlung erforderlich sind, sind selbstverständlich in Vollnarkose durchzuführen. Durchaus vorstellbar wäre auch ambulant die Defektdeckung konservativ gut vorbereiteter Ulcera im Bereich der Unterschenkel.

Es tut sich ein umfangreiches Betätigungsfeld auf. Die Abgrenzung der Frage, welche Eingriffe ambulant in der Praxis durchführbar sind und welche nicht, hängt sehr ab von der persönlichen Erfahrung des Operierenden. Allgemein verbindliche Äußerungen sind dazu in diesem Zusammenhang schlecht möglich. Wie in allen anderen medizinischen Bereichen gilt natürlich auch hier, daß sich die Beschränkung unseres Tatendranges selbstverständlich aus der Verantwortung, die wir gegenüber unseren Patienten haben, ergibt.

Um derart operativ tätig werden zu können, sind gewisse technische und organisatorische Voraussetzungen erforderlich. Es muß ein geeigneter Raum vorhanden sein, der im Praxisrahmen wohl kaum jemals im Sinne eines aseptischen OP's fungieren kann. Dennoch ist ein gesonderter Raum erforderlich, aus dem aus der täglichen Praxis alle verschmutzten oder infizierten Dermatosen ferngehalten werden. Aus organisatorischen Gründen empfiehlt sich, im Rahmen der allgemeinen dermatologischen Praxis einen Tag oder Halbtag je nach Operationsfrequenz speziell für die operative Tätigkeit zu reservieren, da sich die Vorbereitung der Instrumentenpflege und das Sterilisieren arbeitstechnisch auf diese Weise rationalisieren lassen. Des weiteren sollten die Patienten für den Operationstag vorbestellt sein in operationsgerechten Terminabständen. Unumgänglich erforderlich für den operativ tätigen Dermatologen ist eine meist selbst auszubildende Praxishelferin, die als sogenannter unsteriler Springer ununterbrochen während des Eingriffes präsent sein muß und die in der Lage sein sollte, alle Vorbereitungen bis zur eigentlichen ärztlichen Tätigkeit getroffen zu haben, bevor die Lokalanaesthesie gesetzt wird und die Operation beginnt.

An technischen Voraussetzungen ist zunächst ein Operationstisch erforderlich, der rundum frei zugänglich sein muß. Ein gutes Operationslicht ist zwingend notwendig. Ausreichend erscheint mir beispielsweise die Operationsleuchte „Hamburg" der Firma Hanau. Ein gewisses Problem stellen jeweils die Sterilisationsmöglichkeiten dar. Das Instrumentarium kann in der Regel durch einen Heißluftsterilisator sterilisiert werden, wenngleich in Hinblick auf die Lebensdauer der Instrumente nicht sonderlich schonend. Für Handschuhe, Operationstücher und Verbandsmaterialien sind Dampfdrucksterilisatoren erforderlich. Es gibt praxisgeeignete Modelle, es empfiehlt sich jedoch, die Mithilfe eines nahe gelegenen

Krankenhauses in Anspruch zu nehmen und fertig gepackte Wäsche und Tupfertrommeln, wie auch eine gesonderte Handschuhtrommel jeweils vor dem genannten Operationstermin dort sterilisieren zu lassen. Des weiteren wird ein mobiler Instrumententisch benötigt und für den Eingriff selbst jeweils Skalpell, Einmalklinge, Nadelhalter für atraumatische Zwecke, kombiniert mit einer Schere ohne Arretierung; das erspart eine Menge unnötiger Handgriffe. Des weiteren gehören auf den Operationstisch Präparierscheren, Gefäßscheren, eventuell Verbandschere, Pinzetten, anatomisch und chirurgisch, wie auch Gefäßklemmen und Tuchklemmen. Zur Abdeckung des Operationstisches und des Operationsfeldes werden Tücher benötigt, die in Eigenleistung erstellt werden können. Zum Operieren der meisten Eingriffe reichen Lochtücher mit einem Lochdurchmesser von 10 bis 20 cm. An Nahtmaterialien empfiehlt sich die Verwendung von fertig sterilisiertem Einmalmaterial, wobei jeder Faden mit der geeigneten Nadel armiert ist und gesondert steril verpackt geliefert wird, desgleichen Chromcat und Catgut. Die Bereitstellung eines eigenen Nahttisches mit Nahtmaterial aus Gläsern empfiehlt sich nach meinem Dafürhalten nur dann, wenn der Operationsumfang sehr groß ist. Daß für die intraoperative Blutstillung erforderliche Gerät zum Koagulieren ist in Form eines Radiothoms oder Erbothoms oder ähnlichen Gerätes fast in jeder dermatologischen Praxis bereits vorhanden.

Am Ende dürfen einige Bemerkungen zu kassentechnischen Fragen und zur Rentabilität nicht fehlen. Nahtmaterialien, Tupfer und Kompressen werden von den Kassen im Rahmen des Praxisbedarfes erstattet (Niedersachsen). Der Aufwand operativer Tätigkeit in Hinblick auf Zeit, Instrumentarium, Personal und natürlich auch in Hinblick auf ein gewisses Risiko ist gegeben. Die Vergütung der anzusetzenden Ziffern ist gering. Exemplarisch sei hier nur ein Beispiel aufgeführt: Ein kleines Basaliom regulär unter sterilen Kautelen operiert, benötigt an Zeitaufwand einschließlich Vorbereitungszeit ca. $^{1}/_{2}$ Std. Dafür anzusetzen sind die Ziffern 147a GOÄ und 169 GOÄ entsprechend DM 11,– für den Operateur. Für den Radiologen erbringt der gleiche Tumor in zwei Serien bestrahlt bis zu der nötigen Gesamtdosis zweimal die Ziffer 1005 entsprechend DM 160,–. Ein Kommentar ist überflüssig.

Die operative Tätigkeit im Rahmen unseres dermatologischen Fachgebietes erfordert nicht nur wegen der mageren Ziffern, um nicht mißverstanden zu werden, eine Portion chirurgischer Leidenschaft. Mit den Fortschritten auf dem Gebiet der plastischen Chirurgie wachsen dem Dermatologen zwangsläufig Aufgaben in der Tumorbehandlung zu, denen sich unser Fachgebiet stellen muß. Es wird eine größere Anzahl chirurgisch tätiger Fachkollegen in der Dermatologie benötigt. Die Ausbildung an den Universitäten sollte in diesem Sinne beeinflußt werden. Es bedarf der Information gegenüber anderen Fachgebieten, daß es nun auch Dermatologen gibt, die zu operieren in der Lage sind.

Dermatochirurgische Möglichkeiten aus der Sicht des niedergelassenen Dermatologen

GÜNTER SCHWENZER

Summary

Even in the office radiotherapy in dermatology declines compared to surgical procedures. This is particularly true for the treatment of basal-cell carcinomas. Even large and most unsuitable located tumors can be treated surgically using proper procedures. Furthermore health insurance approval, suitable equipment, and the adequate surgical training in the future are discussed.

Zusammenfassung

Die Bedeutung der Strahlenbehandlung in der Dermatologie geht auch in der freien Praxis zu Gunsten der chirurgischen Verfahren zurück. Dies betrifft besonders die Behandlung von Basaliomen. Auch große oder ungünstig gelegene Tumoren können mit geeigneten Verfahren in der freien Praxis chirurgisch behandelt werden. Neben Tumorchirurgie sind auch korrektiv-chirurgische Maßnahmen in der freien Praxis möglich. Weiterhin wird auf kassentechnische Voraussetzungen, geeignete Praxiseinrichtung und die bisher im Rahmen der Facharztausbildung Dermatologie nicht ausreichende chirurgische Ausbildung hingewiesen.

Dermatochirurgische Verfahren sind bis jetzt in der freien Praxis nur wenig verbreitet. Die Gründe dafür sind vielschichtig.

Nur allmählich rücken jüngere Kollegen, die in ihrer klinischen Fachausbildung auch chirurgisch geschult wurden, in die freie Praxis nach. Das liegt sicher auch daran, daß in den Universitätskliniken die Dermatochirurgie bisher wenig intensiv betrieben wurde.

Das Ausmaß operativer Tätigkeit in der Praxis eines niedergelassenen Dermatologen ist sicher zunächst abhängig von der Ausbildung des betreffenden Kollegen. Eine längere Tätigkeit in der Allgemeinchirurgie scheint mir unabdingbar, nur so kann die technische Fertigkeit erworben werden. Des weiteren ist eine entsprechende Praxiseinrichtung mit gut ausgerüstetem Operationsraum und gut ausgebildetem Personal Voraussetzung bei dermatochirurgischer Tätigkeit.

Unter den oben angeführten Voraussetzungen sind in der freien Praxis die operativen Möglichkeiten sehr weit gespannt.

Zunächst stehen im Vordergrund die operative Entfernung von Basaliomen und spinozellulären Karzinomen sowie die plastische Deckung der dadurch gesetzen Defekte. Es kommen hier Nahbereichsplastiken wie Dehnungs- und Verschiebelappen aber auch freie Transplantate in Frage. Eine Einschränkung etwa für den Lid- oder Nasen- und Ohrenbereich erschiene mir willkürlich und in der Praxis nicht durchführbar. Der chirurgisch tätige Dermatologe muß die entsprechenden Techniken beherrschen.

Die Behandlung von Melanomen lehne ich in der freien Praxis ab.

Weitere Beispiele der zum Tätigkeitsbereich der freien Praxis gehörenden Operationen sind die Dermabrasion, elektrochirurgische Entfernung von kleinen Naevi und Fibromen und die Behandlung von Tätowierungen. Hierzu gehört auch das weite Gebiet der Korrektur von Narben aller Art, insbesondere von Glassplitterverletzungen nach Autounfällen. Auch die operative Behandlung der Hyperhidrosis axillaris und Hidradenitis suppurativa ist nicht unbedingt der Klinik vorbehalten.

Im Vorangegangenen habe ich Ihnen einen Abriß dermatochirurgischer Möglichkeiten in der freien Praxis vorgetragen. In Wirklichkeit ist das Ausmaß der operativen Tätigkeit erheblich geringer. Hierfür sind in erster Linie kassentechnische Schwierigkeiten verantwortlich. Es existieren geradezu unsinnige Gebührenordnungsansätze für operative Behandlungsverfahren, die den Erfordernissen einer Praxis in keiner Weise gerecht werden. Diese Schwierigkeiten sind meines Erachtens für Kliniker nicht vorstellbar und werden deshalb nicht entsprechend gewertet. Aber gerade hier ist der entscheidende Punkt, warum die dermatochirurgischen Verfahren in der freien Praxis bisher keine weitere Verbreitung finden konnten. Der niedergelassene Kollege ist nicht, oder jedenfalls nur in Ausnahmefällen, in der Lage, schwierige und zeitraubende Operationen durchzuführen, deren Honorierung durch die gesetzlichen Krankenkassen bei weitem nicht einmal seine Praxisunkosten decken. Aus diesem Grunde werden viele Patienten stationär eingewiesen, die durchaus in der freien Praxis behandelbar wären. Hier zeigt sich nun der ganze Unsinn des Verfahrens, denn die klinische Behandlung eines solchen Patienten erfordert ein Vielfaches der in der freien Praxis aufzuwendenden Kosten bei einer vernünftigen und angemessenen Honorarregelung.

Die Dermatochirurgie hat offensichtlich die freie Praxis erreicht und wird die therapeutischen Möglichkeiten des Hautarztes zunehmend erweitern. Voraussetzung dafür scheint mir nur eine bereitwillige Zusammenarbeit zwischen Klinik und Praxis und bessere kassentechnische Bedingungen zu sein.

Dermatochirurgische Tumorbehandlung

Indikationen zur chirurgischen Behandlung von Basaliomen und spinozellulären Karzinomen

MAX HUNDEIKER

Summary

Every squamous-cell carcinoma or basal-cell carcinoma represents a relative indication for dermatosurgery provided the patient can undergo the operation. Different therapeutic procedures are discussed in young patients with squamous-cell carcinomas or basal-cell carcinomas, who live long enough to experience secondary results of X-ray therapy; localizations prone to early manifestations of side-effects; tumor types less sensitive to X-ray, such as sclerodermiform basal-cell carcinomas; tumors recurrency in radiodermatitis, lastly small tumors whose excision requires little more than a biopsy. The above raised points are exclusive indications for surgery. Early diagnosis with small tumor excision avoids unnecessary disfiguring operations and complications.

Zusammenfassung

Jedes operable spinozelluläre Karzinom oder Basaliom bei einem operationsfähigen Patienten ist eine relative Indikation zur Operation. Die Art des Vorgehens kann im Einzelfall unterschiedlich sein. Spinozelluläre Karzinome oder Basaliome bei jungen Patienten, die Spätfolgen einer anderen, z. B. radiologischen Therapie, mit hoher Wahrscheinlichkeit erleben würden, oder in Lokalisationen, in denen oft und früh solche Nebenwirkungen manifest werden, oder an denen eine Strahlentherapie nicht gut anwendbar ist, schließlich jedes auf dem Boden einer Strahlenschädigung aufgetretene spinozelluläre Karzinom oder Basaliom und jeder Tumor, bei dessen Umfang der Aufwandunterschied zwischen Probebiopsie und Exzision gering ist, sind eine ausschließliche Indikation zur Operation. Nur die Operationsmethode kann verschieden sein. Durch Früherkennung und frühzeitige kleine Exzision werden viele schwierige und belastende Eingriffe und fast alle nichtoperativen Behandlungen von spinozellulären Karzinomen oder Basaliomen überflüssig.

Basaliome und spinozelluläre Karzinome sind die häufigsten infiltrativ wachsenden Hauttumoren des Menschen. Sie unterscheiden sich in ihren Wachstumseigenschaften. Die „semimalignen" Basaliome wachsen langsamer als Karzinome und metastasieren nicht. Gerade wegen des unmerklichen Wachstums bleiben sie aber oft lange unbeachtet und führen so zu ausgedehnten Zerstörungen. Bei beiden Geschwülsten ist deshalb das Ziel der Therapie das gleiche: radikale Entfernung des Tumors und möglichst weitgehende Wiederherstellung von Form und Funktion. Dieses Ziel muß mit möglichst geringer Belastung und Gefährdung des Patienten erreicht werden. Der Behandlungsplan muß deshalb vor allem folgende Faktoren berücksichtigen: Tumorart und Wachstumstyp, Lokalisation, Ausdehnung, Alter und Belastbarkeit des Patienten, mögliche therapeutische Alternativen.

Tumorart und Wachstumstyp. Verschiedene Geschwulstformen bedingen ein unterschiedliches Vorgehen entsprechend ihrer Abgrenzbarkeit und ihrem Ansprechen auf verschiedene alternative Therapieverfahren (Friederich, 1961; Korting, 1974; Petres u. Hundeiker, 1975).

Bei Karzinomen muß wegen der Gefahr einer Metastasierung ein rasches Erzwingen der Radikalität im Vordergrund stehen. Bei einer Lokalisation und Ausdehnung, bei der ein spinozelluläres Karzinom einen einzeitigen größeren operativen Eingriff mit plastischer Defektdeckung erfordern würde, kann ein Basaliom u. U. sogar durch eine Folge wenig belastender Teilexzisionen, gewissermaßen eine Art protrahierter mehrzeitiger einfacher Dehnungsplastik erfolgreich behandelt werden (z. B. Kuta, 1958). Auch der „Sicherheitsabstand", um den die Therapie über die klinisch erkennbare Veränderung zur Vermeidung von Rezidiven hinausgreifen muß, ist verschieden. Bei Karzinomen wird meist von einer etwa 1 cm breiten Zone ausgegangen (Jung, 1974). Bei Basaliomen genügt bei knotigen und bei superfiziellen Formen mit deutlichem „Perlsaum", deren Grenzen klinisch sicher erkennbar sind, ein Abstand von nur etwa 2 mm; bei sklerodermiformen Basaliomen, bei Tumoren im Stirn- und Scheitelbereich, bei einer Ausdehnung über 2 cm, bei Tumoren mit sehr langen (über 5 Jahre) Wachstumszeiten oder Rezidiven sollte ein Sicherheitsabstand von 5–10 mm *nie* unterschritten und die Ränder mikroskopisch kontrolliert werden (Burg et al., 1975).

Lokalisation und Ausdehnung des Tumors können die Anwendbarkeit der verschiedenen Methoden einschränken (Proppe, 1955; Friederich, 1961). Bei noch kleinen Tumoren ist immer die einfache Exzision die am schnellsten abgeschlossene und am wenigsten belastende Methode, bei mittelgroßen kann z. B. im Lippenbereich und an den Lidern die Röntgenbestrahlung gleichwertig sein mit bis zu 96% 3–5 Jahresheilungen (Übersicht der älteren Literatur bei Lukacs, 1973). Bei Strahlentherapie am Kopf muß an die Epilationswirkung gedacht werden. An Knorpel- oder Knochenauflagestellen der Haut an Nase oder Stirn ist die Gefahr von Röntgenspätschäden besonders hoch (Friederich, 1961). Hier wird man sich eher für die Operation entscheiden (Kärcher, 1975). Bei Karzinomen oder Basaliomen, die in einer Radiodermie entstanden oder rezidiviert sind, ist weitere Strahlenbelastung des betreffenden Gebietes oft nicht mit Aussicht auf ein adaequates Heilungsergebnis möglich, so daß operiert werden muß (Petres u. Haasters, 1969). Bei in ihrer Ausdehnung nicht sicher abgrenzbaren Rezidivtumoren und u. U. sklerodermiformen Basaliomen kann histographisch kontrollierte Chemochirurgie die einzige Methode sein, die sicheres radikales Vorgehen ermöglicht (Burg et al., 1975).

Alter und Belastbarkeit des Patienten. Höheres Alter läßt die Gefahr evtl. Röntgenspätschäden unbedeutend werden. Umgekehrt können die Narben spannungsarmer, günstig liegender Nähte bei Kindern später spurlos verschwinden. Schlechter Allgemeinzustand kann eine größere Operation wegen zu hohen Risikos unmöglich machen, aber auch u. U. eine in üblicher Weise fraktionierte Röntgenbehandlung wegen der Transportbelastung des Patienten erschweren. Bei schon ausgedehnten langsam wachsenden Basaliomen kann im Einzelfall einem hinfälligen Patienten mit dem Verzicht auf eingreifende Maßnahmen am besten gedient sein. Meist jedoch wird sich in Zusammenarbeit mit dem Internisten auch bei alten Patienten mit schlechtem Allgemeinzustand die Operationsfähigkeit herstellen lassen.

Therapeutische Alternativen. Versuche einer Immuntherapie der Epitheliome sind noch nicht bis zur Praxis weitergediehen. Die lokalzytostatische Behandlung, vor allem mit 5-Fluorouracil, eignet sich für Praekanzerosen, u. U. auch für superfizielle Basaliome, ist aber insgesamt für Basaliome und Karzinome keine ausreichend sichere Therapie (Gründer u. Leyh, 1972). Allgemeinbehandlung mit Zytostatika hat bei Basaliomen

Indikationen zur Behandlung von Basaliomen und Karzinomen

keine, bei fortgeschrittenen Karzinomen nur in Einzelfällen in Kombination mit Strahlentherapie Bedeutung (Ebner u. Santler, 1975). Reine Strahlentherapie ist eine wirksame Behandlung bei Basaliomen wie bei Karzinomen mittlerer Größe (Lukacs, 1973; Braun-Falco u. Lukacs, 1973; Kärcher, 1975). Sie ist kaum schmerzhaft und benötigt keine Anaesthesie. Die körperliche Belastung des Patienten ist gering. Die Therapie kann oft ambulant durchgeführt werden. Nachteilig ist demgegenüber die auch im Vergleich zu mittleren Operationen sehr lange Dauer der Behandlung (Abb. 1). Man darf sich nicht darüber täuschen, daß der langwierige Verlauf bzw. bei ambulanter Durchführung die damit verbundenen Wege oder Transporte für alte oder kranke Patienten eine Belastung sind. Nach Abklingen der anfänglichen Reaktionen sind die aesthetischen Resultate bei richtigem Vorgehen sehr befriedigend. Noch nach längerer Zeit kann sich aber in den Bestrahlungsfeldern eine beeinträchtigende atrophische Röntgenhaut entwickeln (Friederich, 1961). Darin auftretende schwer heilende Ulcera, Röntgenkeratosen, Karzinome oder Basaliome (Ehring u. Honda, 1967) machen Operationen unter ungünstigeren Bedin-

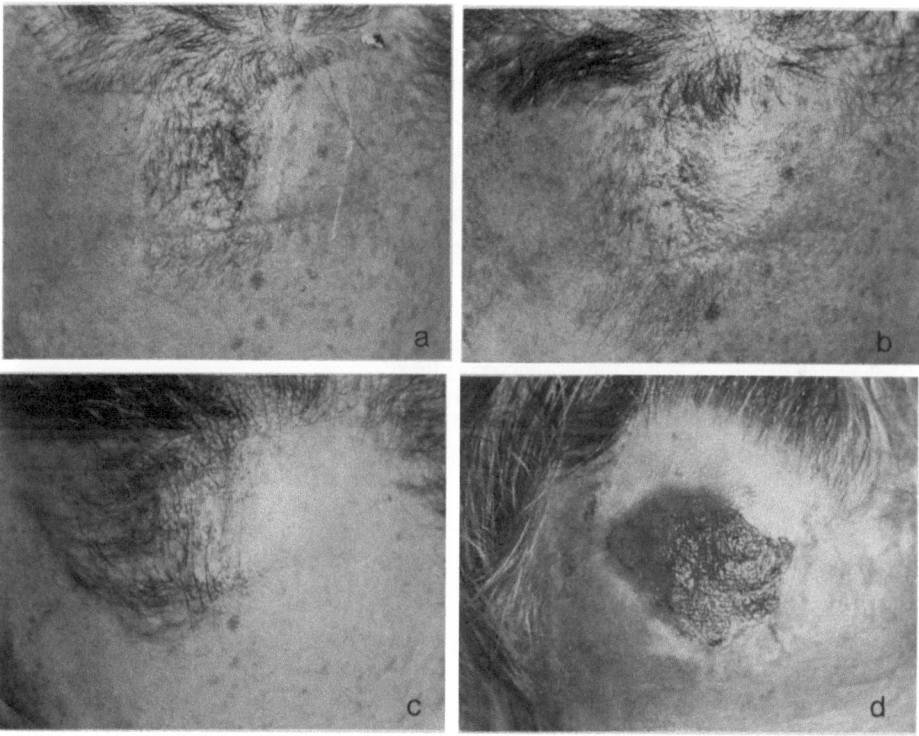

Abb. 1 a–d. Zustand nach Behandlung sklerodermiformer Basaliome an der Stirn. (a–c) Verschiebeplastik nach 2, 4 und 8 Wochen. (d) Zum Vergleich: Nach 8 Wochen bei Radiotherapie (aus äußeren Gründen; Tumortyp und Lokalisation ungünstig; 1.–24. Tag 7 200 r in 18 ED von 400 r, 50 KV, 25 mA, 1,0 mm GHWT (Stufe 4 Dermopan). In dieser Lokalisation wird operative Therapie nach Möglichkeit vorgezogen

gungen notwendig (Petres u. Haasters, 1969). Ihre Häufigkeit wird von Strahlentherapeuten manchmal unterschätzt, weil sie anderenorts zur Behandlung kommen. Deshalb sind sehr große ebenso wie sehr kleine Tumoren eher eine Indikation zur Operation (Lukacs, 1973). Bestimmte Tumorformen, wie das sklerodermiforme Basaliom, sprechen auf Röntgenstrahlen schlechter an als andere. Darüberhinaus kommen bei Basaliomen verzögerte Rückbildungen oder Pseudorezidive vor, die aus Sicherheitsgründen wieder Anlaß zu multiplen Biopsien geben (Friederich, 1971). Da aber für jedes nichtoperative Behandlungsverfahren Biopsien zur histologischen Sicherung der Diagnose und evtl. der Begrenzung des Tumors unerläßlich sind, kann es dazu kommen, daß eine Strahlenbehandlung insgesamt mehr „operativen" Aufwand bedingt als die rechtzeitige Exzision eines noch kleinen Tumors.

Im Grenzbereich zwischen konservativen und operativen Verfahren stehen Möglichkeiten einer dem Einzelfall angepaßten Behandlung zur Verfügung. Hier ergeben sich Unterschiede zwischen Basaliomen und Karzinomen. So kann bei multiplen Naevobasaliomen oder bei Zylindromen, bei denen eine Strahlentherapie wegen des Patientenalters und des ständigen Nachwachsens neuer Knoten nicht infrage kommt, eine reine Kryotherapie als „Minimalvariante" der Kryochirurgie dazu beitragen, ständige Abfolgen immer neuer Exzisionen einzuschränken (Scholz u. Sebastian, 1974). Wichtig ist ein ausreichend tiefes, nicht etwa mit dem in der Warzenbehandlung üblichen „Stichstofftupfer" erreichbares Durchfrieren des Gewebes (Zacarian, 1975). Wir benutzen dafür einen eigens mit der Abteilung für Medizinische Physik entwickelten „Kältebatterie"-Applikator. Als Minimalvariante der Elektrochirurgie kann die Kurettage mit Elektrodesikkation (Epstein, 1962) gute Resultate erbringen. Das gleiche gilt für die Minimalvariante der Chemochirurgie, die Kurettage und Chlorzinkschnellätzung nach Schreus (1951). Als Minimalform einer rein operativen Therapie ist bei Basaliomen auch alleinige Kurettage mit Erfolg angewendet worden (Reymann, 1975). Alle diese Verfahren kommen praktisch nur bei Basaliomen infrage. Mehrmalige Rezidivbehandlungen müssen wegen der unsicheren Beurteilung der Tumortiefenausdehnung einkalkuliert werden. Die Heilung beansprucht Zeit. Zuverlässiges Verbleiben des Patienten in der Betreuung ist wichtig.

Die „große" mikroskopisch kontrollierte Chemochirurgie ermöglicht die schrittweise radikale Entfernung fortgeschrittener Basaliome und Karzinome noch dann, wenn anders eine Operation wegen nicht möglicher Abgrenzung kaum infrage kommt (Burg et al., 1975).

Läßt sich im Einzelfall der entstehende Defekt nicht unter Wiederherstellung eines akzeptablen Äußeren decken, kommt epithetische Versorgung infrage (Drepper u. Ehring, 1975).

Bei der „Operation" bzw. „chirurgischen" Behandlung im engeren Sinne sind Belastungen des Patienten, Zeit und Materialaufwand groß. Der Umfang der Exzision muß einerseits die Radikalität, aber auch andererseits die Rekonstruktion berücksichtigen; es genügt nicht, den Tumor durch einen Defekt zu ersetzen. Vorteile der rein operativen Therapie sind demgegenüber, daß sie nicht wieder neu geschädigtes Gewebe hinterläßt, sondern meist normales belastbares Material an die Stelle des Defektes bringt. Sie ermöglicht die sofortige histologische Kontrolle der Totalentfernung. Sie ist auch im allgemeinen die Behandlung, die der Patient am schnellsten überstanden hat (Friederich, 1961; Petres u. Hundeiker, 1975).

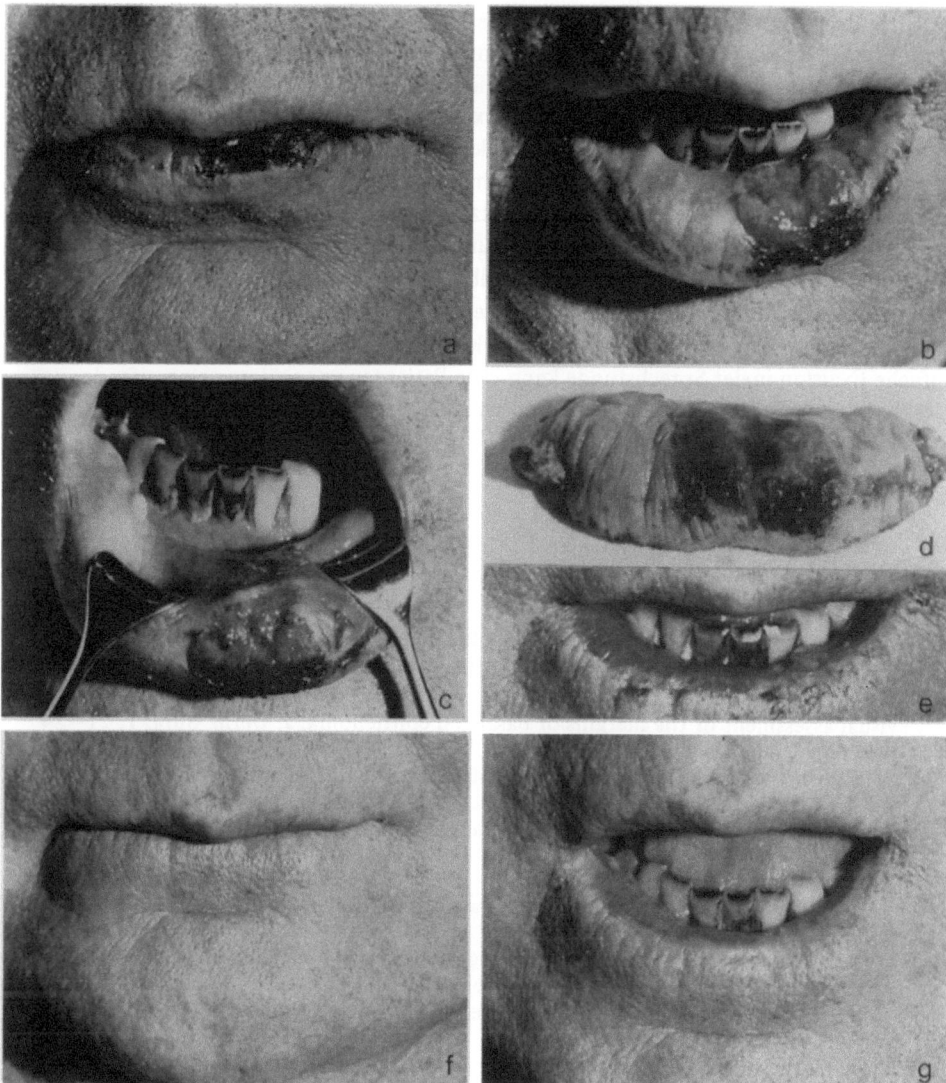

Abb. 2. (a) Spinozelluläres Karzinom der Unterlippe. (b, c) Bei geöffnetem Mund wird die Ausdehnung an der Innenseite deutlich. Totalexzision mit Unterlippenplastik, erweitert durch ein, z. T. von lateral gedecktes, Dreieck an der Innenseite. (d) Das Operationspräparat rollt sich zusammen; es wird in Stufen untersucht. (e) Nach 8 Tagen Entfernung der letzten Fäden. (f, g) Zustand nach 2 Monaten

Folgerungen für die Praxis: Die Totalexzision, nötigenfalls mit plastischer, evtl. auch epithetischer Defektdeckung, bleibt bei Basaliomen und spinozellulären Karzinomen generell die Therapie der Wahl, solange sie möglich ist. Wenn sich nicht aus Lage und Ausdehnung des Tumors oder Alter und Allgemeinzustand des Patienten Gegengründe ergeben, verdient sie den Vorzug. Entscheidend dafür sind Vermeidung zusätzlicher Schäden und Sicherheit der mikroskopisch kontrollierten Entfernung in toto. Große oder mittlere Operationen sind mit Belastung der Patienten verbunden, die es nötig macht, andere Möglichkeiten zu überlegen. Für kleine Eingriffe, wie einfache Exzisionen, Dehnungs- und oft auch Verschiebeplastiken gilt dies nicht. Für sie gibt es keine gleichwertige Alternative. Fast immer sind sie unter den Bedingungen der ambulanten Sprechstunde durchführbar. Da zudem jedes nichtoperative Verfahren Probeexzisionen voraussetzt, kommt bei noch kleinen Geschwülsten, bei denen der Aufwand einer Probebiopsie kaum geringer wäre als der einer Exzision, überhaupt nur diese als Behandlung infrage. Deshalb muß das Bemühen um Prävention, Früherkennung und Frühbehandlung intensiviert werden. Die frühzeitige radikale Entfernung von noch kleinen Basaliomen, spinozellulären Karzinomen oder Praekanzerosen durch einfache Exzision in der Sprechstunde kann viele Patienten vor späteren eingreifenden operativen oder nichtoperativen Behandlungsmaßnahmen bewahren.

Literatur

Braun-Falco, O., Lukacs, S.: Dermatologische Röntgentherapie. Ein Leitfaden für die Praxis. Berlin/Heidelberg/New York: Springer 1973
Burg, G., Hirsch, R. D., Konz, B., Braun-Falco, O.: Histographic surgery. Accuracy of visual assessment of the margins of basal-cell epithelioma. J. Derm. Surg. 1, 21–24 (1975)
Drepper, H., Ehring, F.: Rehabilitation von Patienten mit Entstellungen. In: Rehabilitation Bd. 2 (Hrsg. K.-A. Jochheim u. J. F. Scholz), S. 303–320. Stuttgart: G. Thieme 1975
Ebner, H., Santler, R.: Klinik und Therapie maligner ektodermaler Hauttumoren. In: Krebsbehandlung als interdisziplinäre Aufgabe (Hrsg. K. H. Kärcher), S. 109–128. Berlin/Heidelberg/New York: Springer 1975
Ehring, F., Honda, M.: Das Basalzellcarcinom auf röntgenbelasteter Haut. Strahlentherapie **133**, 198–207 (1967)
Epstein, N. N.: Electrodesiccation and curettage. In: Skin surgery 2nd ed. (ed. E. Epstein) pp. 209–215. Philadelphia: Lea and Febiger 1962
Friederich, H. C.: Aesthetische Gesichtspunkte bei der Entfernung des Hautcarcinoms. Aesthet. Med. **10**, 197–203 (1961)
Gründer, K., Leyh, F.: Lokale Behandlung von Hauttumoren mit 5% Fluorouracilsalbe. Hautarzt **23**, 217–221 (1972)
Jung, E. G.: Tumoren der Haut. In: Standardisierte Krebsbehandlung (Hrsg. G. Ott, H. Kuttig, P. Drings), S. 207–210. Berlin/Heidelberg/New York: Springer 1974
Kärcher, K. H.: Die Strahlentherapie der Hauttumoren. In: Krebsbehandlung als interdisziplinäre Aufgabe (Hrsg. K. H. Kärcher), S. 129–140. Berlin/Heidelberg/New York: Springer 1975
Kopf, A. W., Bart, R. S.: Recurring basal-cell-carcinoma following Mohs' surgery. J. Derm. Surg. **1**, 13–15 (1975)
Korting, G. W.: Therapie der Hautkrankheiten. 3. Aufl. Stuttgart/New York: F. K. Schattauer 1974
Kuta, A.: Über die chirurgische Behandlung der Basaliome unter besonderer Berücksichtigung des kosmetischen Erfolges. Cosmetologica **19**, 123–130 (1958)
Lukacs, S.: Häufige röntgentherapeutische Indikationen. Fortschr. prakt. Derm. Venerol. Bd. 7, (Hrsg. O. Braun-Falco u. D. Petzoldt) S. 288–297. Berlin/Heidelberg/New York: Springer 1973

Petres, J., Haasters, J.: Zur operativen Therapie von Röntgenspätschäden der Haut. Aesthet. Med. **18**, 109–114 (1969)

Petres, J., Hundeiker, M.: Korrektive Dermatologie. Berlin/Heidelberg/New York: Springer 1975

Reymann, F.: Multiple basal cell carcinomas of the skin. Treatment with curettage. Arch. Derm. Syph. (Chic.) **111**, 877–879 (1975)

Scholz, A., Sebastian, G.: Therapeutische Möglichkeiten bei Naevobasaliomen. Derm. Mschr. **160**, 1016–1018 (1974)

Schreus, H. Th.: Chlorzinkschnellätzung des Epithelioms. Ein Beitrag zur Chemochirurgie. Hautarzt **2**, 317–319 (1951)

Zacarian, S. A.: Cryosurgery of Skin Cancer–in proper perspective. J. Derm. Surg. **1**, 33–38 (1975)

Mikroskopisch kontrollierte (histographische) Chirurgie

GÜNTER BURG

Summary

A basic reason for the recurrence of basal-cell carcinomas is their subclinical extension, i. e., the insidious growth of these tumors beyond recognizable boundaries. Microscopically controlled surgery is a method by which the peculiar growth patterns of these tumors are best detected. During excision care is taken not to damage non involved tissue. It can be carried out with previous chemical fixation of the tumor (Chemosurgery) or without it (fresh tissue technique).

Recurrent morphea or sclerodermiform like basal-cell carcinomas, the extent of which cannot be defined clinically, represent the most important indication for microscopically controlled surgery. The five year survival rate is about 99%.

Zusammenfassung

Ein wesentlicher Grund für das Auftreten von Basaliom-Rezidiven ist in dem subklinischen, d. h. über die klinisch erkennbaren Grenzen hinausreichenden Wachstum dieser Tumoren zu suchen. Die mikroskopisch kontrollierte Chirurgie ist ein Behandlungsverfahren, das diesem besonderen Wachstumsverhalten durch eine topographiegerechte, nach allen Seiten mikroskopisch kontrollierte (histographische) Exzision des Tumorgewebes bei optimaler Schonung nichtbefallenen Gewebes am ehesten gerecht wird. Sie kann mit (Chemochirurgie) oder ohne vorherige chemische Fixierung des Tumorgewebes (Frischgewebstechnik) durchgeführt werden.

Sklerodermiforme Basaliom-Rezidive größerer Ausdehnung und unsicherer klinischer Abgrenzbarkeit stellen die wichtigste Indikation zum Einsatz der mikroskopisch kontrollierten Chirurgie dar. Die 5-Jahresheilungsrate des Behandlungsverfahrens liegt bei etwa 99%.

Basaliome sind epitheliale Tumoren der Haut, die trotz fehlender Metastasierungstendenz wegen ihres destruierenden Wachstums und ihrer Rezidivneigung zu den malignen Tumoren gerechnet werden. Zahlenmäßig machen sie den größten Prozentsatz der zu etwa 80% im Gesicht lokalisierten epithelialen Tumoren aus (Braun-Falco und Petzoldt, 1966, 1974).

Zahlreiche Methoden stehen uns zur Behandlung von Basaliomen zur Verfügung (Freeman und Nox, 1967), von denen als wichtigste Operation, Röntgenbestrahlung sowie Kurettage und Elektrodesikkation zu nennen sind. Die 5-Jahresheilungsraten liegen bei etwa 95%. Dieser Prozentsatz ist bei richtiger Indikationsstellung für alle Behandlungsmethoden bei der Erstbehandlung von Basaliomen annähernd gleich. Die verbleibenden 5% Basaliomrezidive stellen eine Negativ-Auslese dar, die mit sehr viel geringerer Aussicht auf Heilungserfolg zu behandeln sind, als bei der Erstbehandlung (Tab. 1).

Auf die Bedeutung der Stromareaktion für das Auftreten von Basaliomrezidiven hat besonders Nödl (1952, 1953) hingewiesen. Ein weiterer wesentlicher Faktor ist in der subklinischen, d. h. über die klinisch erkennbaren Grenzen hinausreichenden Ausdehnung der Basaliome zu suchen: bei der Behandlung nicht erfaßte Tumorausläufer können dabei zum Ausgangspunkt von Rezidiven werden.

Tabelle 1. Rezidivraten bei der Erstbehandlung von Basaliomen und bei der Wiederholungsbehandlung von Basaliom-Rezidiven

Behandlungsmethode	Rezidivrate (%)	
	Erstbehandlung	Wiederholungsbehandlung
Operation	4,4[a]	40[b]
Radiatio	9,5[a]	33,3[a]
Kürettage und Elektrodesikkation	7,4[c]	60[d]
Chlorzinkätzung nach Schreus	11,3[a]	54,2[e]
Chemochirurgie nach Mohs	0,7[f]	5[b]

[a] Kleine-Natrop et al., 1969 [b] Kopf u. Bart, 1975 [c] Crissey, 1971
[d] Menn et al., 1971 [e] Kleine-Natrop, 1974 [f] Mohs, 1974

Subklinisches Wachstum von Basaliomen

Um das Ausmaß des subklinischen, über die klinisch erkennbaren Grenzen hinausreichenden Wachstums von Basaliomen zu erfassen, wurde bei insgesamt 72 Basaliomen die Ausdehnung des klinisch erkennbaren Tumoranteils und die nach vollständiger mikroskopisch kontrollierter Exzision verifizierte Tumorausdehnung gemessen. Durch Errechnung von Kreisradien (r_H, r_K) bzw. deren Differenz (r_{H-K}) konnte das Ausmaß des subklinischen Wachstums ermittelt werden (Abb. 1).

Abbildung 2 gibt zu erkennen, daß die subklinische Tumorausdehnung im Mittel etwa 7 mm über die klinisch erkennbaren Tumorgrenzen hinausreichte. Besonders groß war das subklinische Wachstum bei den Rezidiven, weniger groß bei primären Basaliomen.

Die Abb. 3 und 4 geben die Werte für das subklinische Wachstum bei unterschiedlicher Anamnesendauer (bis zu einem Jahr, mehr als fünf Jahre), bei unterschiedlicher Lokalisation (Nase, Stirn) in der Abhängigkeit vom klinischen Durchmesser (< bzw. > als 2 cm) und vom histologischen Wachstumstyp (solid, sklerodermiform) wieder.

Tabelle 2 zeigt noch einmal die Abhängigkeit der Ausdehnungsgröße von den untersuchten Faktoren: Besonders weitreichend ist das subklinische Wachstum bei Basaliomrezidiven mit einer Anamnese über fünf Jahre, einem klinischen Durchmesser über 2 cm, besonders wenn sie im Stirnbereich oder am Kapillitium lokalisiert sind und histologisch ein sklerodermiformes Wachstum erkennen lassen.

Ein Behandlungsverfahren, das diesem besonderen Wachstumsverhalten der Basaliome gerecht wird, ist die mikroskopisch kontrollierte Chirurgie (MKC). Sie erlaubt es, den Tumor in seiner Ausdehnung zur Tiefe und zu den Seiten hin genau zu verfolgen (Abb. 5).

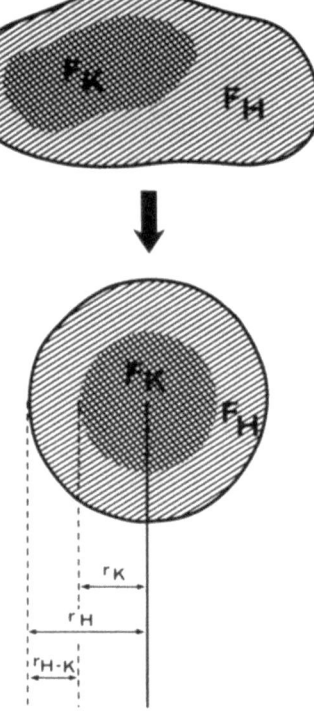

r_K = Radius der klinisch erkennbaren Flächenausdehnung (F_K)
r_H = Radius der histologisch verifizierten Flächenausdehnung (F_H)
r_{H-K} = "subklinisches Wachstum"

Abb. 1. Bestimmung des subklinischen Wachstums bei chemochirurgisch behandelten Basaliomen als Differenz (r_{H-K}) von Kreisradien (r_H; r_K)

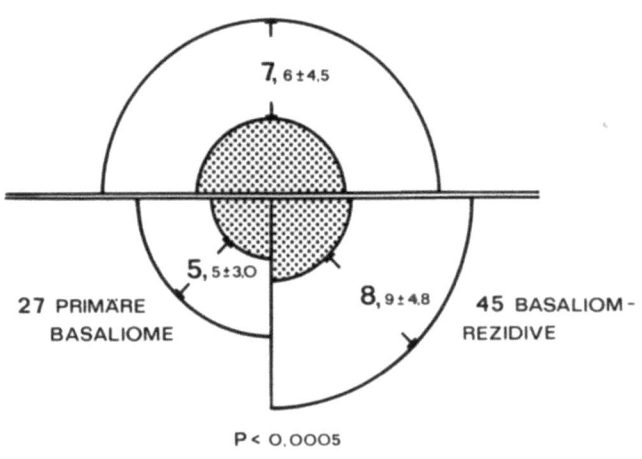

⊕ = klinisch erkennbare
○ = histologisch gesicherte   Ausdehnung   Maßangaben in mm

Abb. 2. Subklinische Ausdehnung bei 72 Basaliomen (27 primäre Basaliome; 45 Basaliom-Rezidive). Gepunkteter Kreisanteil: Klinisch erkennbare Ausdehnung; heller Kreisanteil: Histologisch gesicherte Ausdehnung

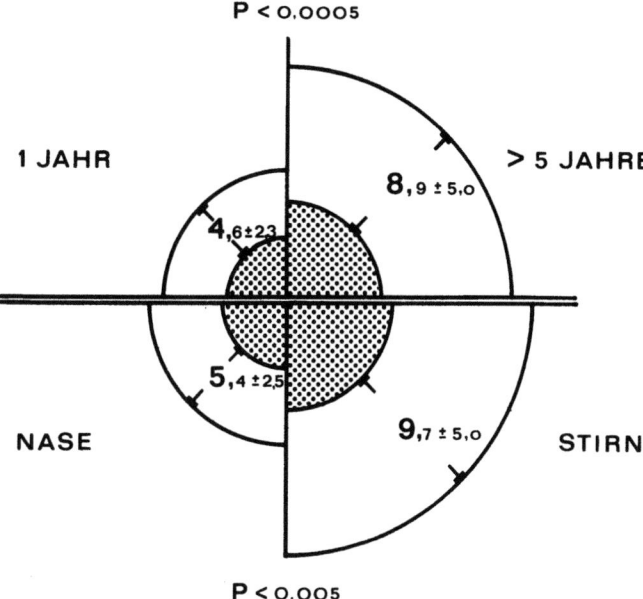

Abb. 3. Subklinische Ausdehnung in Abhängigkeit von der Bestandsdauer der Basaliome zu Behandlungsbeginn (obere Diagrammhälfte) und in Abhängigkeit von der Lokalisation (untere Diagrammhälfte)

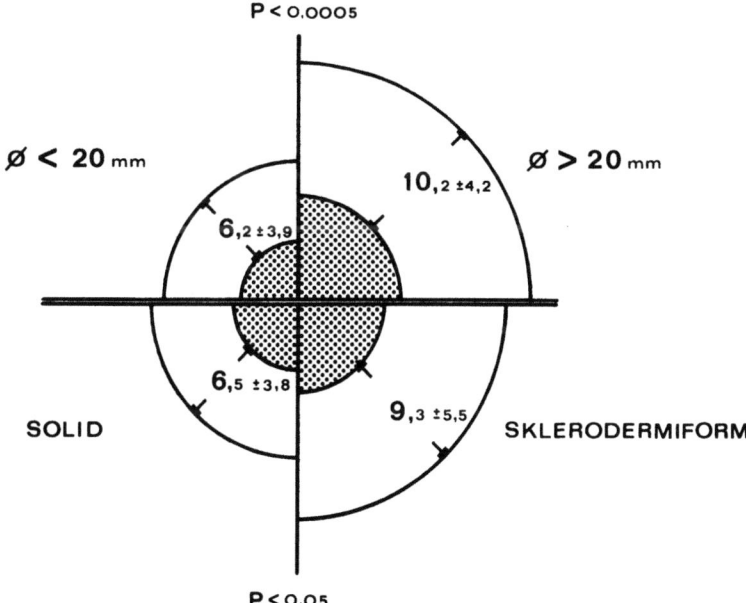

Abb. 4. Subklinische Ausdehnung von Basaliomen in Abhängigkeit von der klinisch erkennbaren Tumorgröße (obere Diagrammhälfte) und von der histologischen Wachstumsform (untere Diagrammhälfte)

Tabelle 2. Faktoren der subklinischen Ausdehnung von Basaliomen

	Subklinische Ausdehnung	
	relativ *gering*	relativ *groß*
Diagnose	*primäre* Basaliome	Basaliom *Rezidive*
Anamnese	1 Jahr	> 5 Jahre
Lokalisation	Nase/Lippe	Stirn/Capillitium
Größe	$\phi < 20$ mm	$\phi > 20$ mm
Histologie	Solid	Sklerodermiform

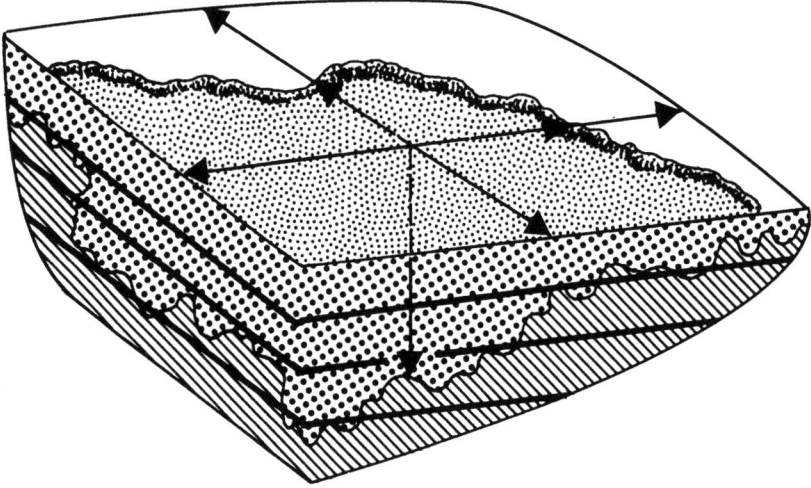

Abb. 5. Schematische Darstellung der kontinuierlich-dreidimensional histologischen (histographischen) Untersuchung bei der mikroskopisch kontrollierten Chirurgie zur Tiefe und zu den Seiten hin

Methode der mikroskopisch kontrollierten (histographischen) Chirurgie

Das *Ziel* der mikroskopisch kontrollierten Chirurgie (MKC) ist die vollständige Exzision des Tumors bei optimaler Schonung des gesunden Gewebes und funktionell wichtiger Gewebestrukturen wie z. B. des Tränenkanals, von Knorpel und Nerven.

Das wichtigste *Prinzip* der Behandlung besteht in einer kontinuierlichen dreidimensionalen histologischen Untersuchung der Exzisate zur Tiefe und zu den Seiten hin (Abb. 5), wodurch der Tumor in seinen Ausläufern genau verfolgt werden kann. Dieses Behandlungsprinzip wurde von Mohs entwickelt (1941, 1956, 1976).

Die MKC kann in zwei Modifikationen durchgeführt werden.

Bei der ursprünglich von Mohs (1941) angegebenen *Chemochirurgie* wird das Gewebe im geschätzten Ausdehnungsbereich des Tumors zunächst mit einer Dichloressigsäure vorbehandelt. Diese macht die Hornschicht durchlässig für die anschließend aufgetragene 40%ige Zinkchloridpaste, die bei der Applikationsdicke von 1—2 mm innerhalb von 3—5 Std das Gewebe bis zu einer Tiefe von 2—3 mm fixiert (Abb. 6). Hierbei werden auch die Gefäße und Nerven im behandelten Hautareal fixiert, so daß die anschließende Exzision ohne Blutung und ohne Anaesthesie vorgenommen werden kann. Die Gewebefixierung selbst ist jedoch extrem schmerzhaft.

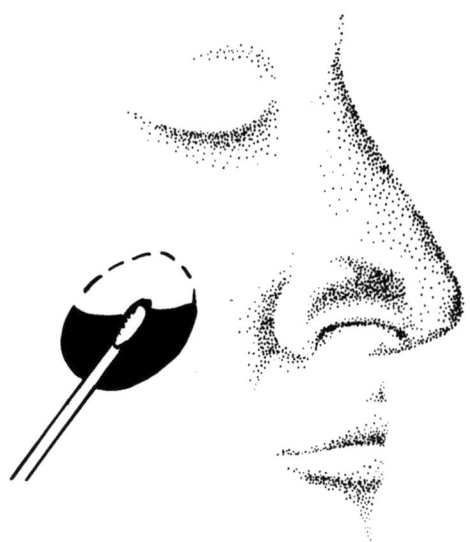

Abb. 6. Methode der MKC: Auftragen einer 40%igen Zinkchloridpaste im geschätzten Ausdehnungsbereich eines Basalioms nach Vorbehandlung mit Dichloressigsäure (Chemochirurgie nach Mohs)

Bei der *Frischgewebstechnik* wird auf eine chemische Gewebefixierung verzichtet und die Exzision blutig in Lokalanaesthesie oder in Allgemeinnarkose vorgenommen.

Im einzelnen gestaltet sich das weitere operative Vorgehen wie folgt:

1. Flache Exzision des Tumors im geschätzten Ausdehnungsbereich und Markierung der Entnahmestellen. Das „scheibenförmige" Exzisat wird in kleinere Stücke von 5—10 mm Kantenlänge unterteilt (Abb. 7).

2. Die Exzisate werden fortlaufend numeriert, je zwei benachbarte Flanken mit wasserunlöslichen Farben markiert und ihre Lokalisation in einer entsprechenden topographischen Zeichnung vermerkt (Abb. 8).

3. Im Schnellschnittverfahren werden die Exzisate mit dem Kryostaten in einer parallel zur Hautoberfläche verlaufenden Schnittführung stufenweise aufgearbeitet; die Färbung der Gewebeschnitte erfolgt mit Hämatoxylin-Eosin (Abb. 8).

4. Die histologische Untersuchung erlaubt es, in Verbindung mit der Gewebemarkierung und der topographischen Orientierungsskizze den Tumor in seiner Ausdehnung genau zu verfolgen und durch Wiederholung der Behandlungsschritte vollständig auszuräumen.

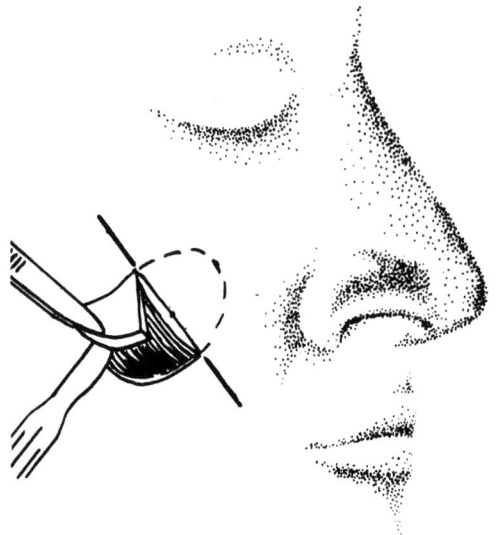

Abb. 7. Methode der MKC: Flache Exzision und Markierung der Entnahmestellen am Patienten

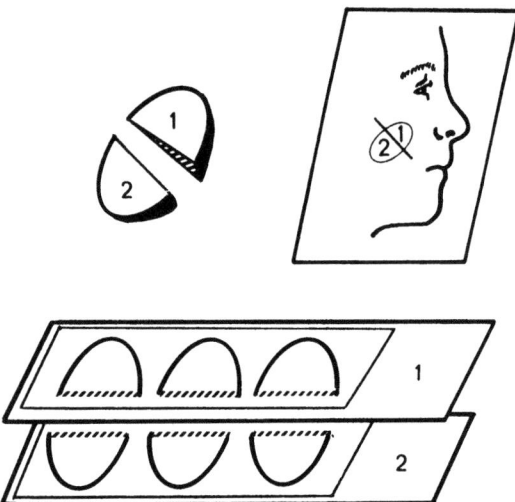

Abb. 8. Methode der MKC: Anfertigung einer topographischen Skizze; Numerierung, Flankenmarkierung und histologische Untersuchung der Exzisate

Bei 236 eigenen nach der Methode der MKC behandelten Basaliomen mußten zur vollständigen Tumorausräumung im Durchschnitt 2,7 Exzisionen und 8,8 histologische Untersuchungen pro Patient vorgenommen werden (Tab. 3).

Die Chemochirurgie nach Mohs hat mit der Chemochirurgie nach Schreus (1950, 1951) lediglich die Verwendung des Zinkchlorids als Fixativ gemeinsam, unterscheidet sich aber darüber hinaus im wesentlichen durch die vollständige histologische Untersuchung des exzidierten Gewebes zur Tiefe und zu den Seiten hin.

Tabelle 3. Zahl der Exzisionen und histologischen Untersuchungen bei 236 nach der MKC-Methode behandelten Patienten an der Dermatologischen Klinik der Universität München

	absolut	im Mittel pro Patient
Patienten-Zahl	236	–
Zahl der Exzisionen	642	2,7
Zahl der histologischen Untersuchungen	2068	8,8

Tabelle 4. Vor- und Nachteile der mikroskopisch kontrollierten Chirurgie in der Modifikation mit (Chemochirurgie) und ohne Gewebefixierung (Frischgewebstechnik)

Mit Gewebefixierung (Chemochirurgie)	Ohne Gewebefixierung (Frischgewebstechnik)
Vorteile	*Vorteile*
1. Topographische Fixierung des Operationsfeldes; keine Verziehung der Wundränder nach der Exzision	1. Kein Zeitverlust durch Gewebefixierung
2. Gute Markierbarkeit der Entnahmestellen in situ	2. Bessere Schonung tumorfreier funktionell wichtiger Strukturen (Knorpel, Periost, Tränenkanal)
3. Lokal antiseptische und granulationsfördernde Wirkung von Zinkchlorid	3. Möglichkeit zur direkten plastischen Defektdeckung
Nachteile	*Nachteile*
1. Starke Schmerzhaftigkeit während der Gewebefixierung	1. Schlechte Markierbarkeit der Entnahmestellen
2. Schlechte Steuerbarkeit der Fixierungstiefe	2. Blutung im Operationsfeld
3. Neigung zu hypertrophischer Narbenbildung	3. Gefahr der Wundinfektion im Falle mehrzeitiger Exzision

Beide Modalitäten der MKC haben Vor- und Nachteile, die in Tab. 4 zusammengestellt sind. Als wichtigste Vorteile der Frischgewebstechnik sind dabei die geringere Schmerzhaftigkeit, die bessere Schonung funktionell wichtiger Strukturen und die Möglichkeit zur direkten plastischen Defektdeckung hervorzuheben. Die Vorteile der Chemochirurgie nach Mohs mit Gewebefixierung bestehen in der topographischen Fixierung des Operationsfeldes, der besseren Markierung der Entnahmestellen und der lokal antiseptischen und granulationsfördernden Wirkung von Zinkchlorid, die es erlaubt, auch z. B. in durch Röntgenbestrahlungen vorgeschädigten Gewebearealen Exzisionen vorzunehmen.

Tabelle 5 gibt eine Übersicht über die Gesamtzahlen der an der Münchner Klinik zwischen 1972 und 1976 nach den verschiedenen Modalitäten der MKC behandelten Basaliome wieder; die in Richtung Frischgewebstechnik weisende Tendenz ist deutlich erkennbar.

Tabelle 5. Zahl der nach der MKC-Methode behandelten Basaliome an der Dermatologischen Universitätsklinik München (1972–Juli 1976)

	Mikroskopisch kontrollierte Chirurgie		
	Mit Fixierung	Ohne Fixierung	Gesamt
1972	34	1	35
1973	29	19	48
1974	7	33	40
1975	4	66	70
1976 1. Jahreshälfte	–	43	43
1972–Juli 1976	74	162	236

Indikationen und Behandlungsergebnisse der MKC

Die Indikationen zur Durchführung der MKC (mit oder ohne Gewebefixierung) ergeben sich im wesentlichen aus den in Tab. 2 zusammengestellten Faktoren:

1. Basaliom-Rezidive
– bei wiederholter Rückfälligkeit,
– bei langer Anamnesendauer,
– wenn der klinisch erkennbare Durchmesser größer als 2 cm ist,
– bei unsicherer klinischer Abgrenzbarkeit,
– bei histologisch sklerodermiformem Wachstum.

2. Bei etwa der Hälfte der nach der MKC-Methode behandelten Basaliome handelte es sich um primäre Basaliome, die besonders dann diesem Behandlungsverfahren zugeführt werden sollten, wenn die klinische Abgrenzung Schwierigkeiten bereitet.

3. Spinozelluläre Karzinome, Morbus Bowen und Erythroplasie Queyrat stellen nur in Ausnahmefällen eine Indikation zum Einsatz der MKC dar.

An der Dermatologischen Klinik der Universität München werden durchschnittlich 315 Basaliome pro Jahr behandelt (Hirsch). Tabelle 6 zeigt die Häufigkeitsverteilung der zur Anwen-

Tabelle 6. Prozentuale Verteilung an der Dermatologischen Klinik der Universität München zur Anwendung gekommener Behandlungsverfahren bei Basaliomen

	absolut pro Jahr	%
Basaliome pro Jahr (histologisch gesichert)	315	100
Operation	156	50
Rö-Bestrahlung	78	25
MKC	70 (1975)	22
Andere Methoden	11	3

dung kommenden Behandlungsmethoden. Es ist ersichtlich, daß etwa 1/4 der Basaliome nach der MKC-Methode behandelt wurde. Dies macht die Bedeutung der MKC im Spektrum der zur Behandlung von Basaliomen verfügbaren Methoden deutlich. Statistische Untersuchungen bei über 6000 chemochirurgisch behandelten Patienten lassen erkennen, daß die 5-Jahresheilungsrate dieses Behandlungsverfahrens für das Basaliom bei etwa 99% liegt (Mohs, 1974). Verglichen mit anderen Behandlungsmethoden ist auch die Rezidivrate bei der Wiederholungsbehandlung von Basaliomen mit etwa 5% sehr niedrig (Tab. 1).

Unter den insgesamt 236 Basaliomen, die an der Münchener Klinik bisher nach der MKC-Methode behandelt wurden, finden sich 5 Rezidive; dies entspricht einer Heilungsrate von 98%. Es ist zu berücksichtigen, daß es sich hierbei nicht um ein durchschnittliches, unausgewähltes Patientengut, sondern um eine Negativ-Auslese von Basaliomen handelte, die mit Hilfe anderer Behandlungsverfahren nicht oder nur mit ungenügender Aussicht auf Erfolg hätten behandelt werden können. Für den Einsatz in der Praxis ist die mikroskopisch kontrollierte Chirurgie zu aufwendig; in der Klinik stellt dieses Behandlungsverfahren eine wertvolle Ergänzung unseres therapeutischen Spektrums dar. Die kontinuierlich dreidimensional histologisch kontrollierte (histographische) Exzision steht im Mittelpunkt des Verfahrens und wird dem besonderen, subklinischen Wachstum der Basaliome am besten gerecht, indem es die vollständige Entfernung allen Tumorgewebes bei optimaler Schonung nicht befallenen Gewebes erlaubt.

Literatur

Braun-Falco, O., Petzoldt, D.: Über bösartige epitheliale Tumoren der Haut. Landarzt **42**, 1217–1226 (1966)

Braun-Falco, O., Petzoldt, D.: Bösartige Tumoren der Haut. In: Krebs. Praxis seiner Diagnose und Therapie (Hrsg. K. Weidner). Stuttgart: Hippokrates Verlag 1974

Crissey, J. T.: Curettage and electrodesiccation as method of treatment for epitheliomas of the skin. J. Surg. Oncol. **3**, 287–290 (1971)

Freemann, R. G., Knox, J. M.: Treatment of skin cancer. Berlin/Heidelberg/New York: Springer-Verlag 1967

Hirsch, R. D.: Das Basaliom. Datenanalytischer Beitrag zur Epidemiologie, klinischem und histologischem Bild bei 1513 Basaliomen von Patienten der Dermatologischen Klinik der Universität München unter besonderer Berücksichtigung der Chemochirurgie nach Mohs. Inaug. Diss. München (im Druck)

Kleine-Natrop, H. E., Richter, R., Ziegenbalg, H.: Zur Klinik und Therapie der Basalzellepitheliome und Spindelzellkarzinome (sic!). Eine Zehnjahresanalyse. Derm. Mschr. **155**, 467–484 (1969)

Kleine-Natrop, H. E.: Therapie von Basaliom-Rezidiven. Arch. Geschwulstforsch. **43/I**, 75–78 (1974)

Kopf, A. W., Bart, R. S.: Recurring basal-cell carcinoma following Mohs' surgery. J. Derm. Surg. **1,3**, 13–15 (1975)

Menn, H., Robins, P., Kopf, A. W., Bart, R. S.: The recurrent basal-cell epithelioma. Arch. Derm. **103**, 628–631 (1971)

Mohs, F. E.: Chemosurgery; a microscopically controlled method of cancer excision. Arch. Surg. **42**, 279 (1941)

Mohs, F. E.: Chemosurgery in cancer, gangrene and infections. Springfield: Charles C. Thomas 1956

Mohs, F. E.: Prevention and treatment of skin cancer. Wisc. med. J. **73**, 85–92 (1974)

Mohs, F. E.: Chemosurgery for skin cancer. Arch. Derm. **112**, 211–215 (1976)

Nödl, F.: Die Bedeutung des Mesenchyms für die Wuchsform und Strahlenempfindlichkeit des Basalioms. Strahlentherapie **88**, I. Mitt. 206–216 (1952); II. Mitt. 217–227 (1952); III. Mitt. 228–238 (1952)

Nödl, F.: Das echte Randrezidiv und das sukzessive diskontinuierliche Randwachstum des Basalioms nach Röntgeneinwirkung. Strahlentherapie **90**, 265–279 (1953)

Nödl., F.: Das Pseudorezidiv nach Röntgenbestrahlung. Strahlentherapie **90**, 475–484 (1953)

Schreus, H. Th.: Chlorzinkätzung bei Lupus vulgaris. Hautarzt **1**, 169–171 (1950)

Schreus, H. Th.: Chlorzinkschnellätzung des Epithelioms. Hautarzt **2**, 317–319 (1951)

Klinische Bedeutung
der mikroskopisch kontrollierten Chirurgie

PERRY ROBINS und GÜNTER BURG

Summary

Microscopically controlled surgery (Mohs technique, with or without tissue fixation) is applied for the treatment of basal-cell carcinomas whose actual extend exceeds the clinically recognizable limits. Only three dimensional stepwise microscopically controlled excision in all directions and sure eradication those tumor outgrowth which are responsible for recurrences.

Zusammenfassung

Die Notwendigkeit zum Einsatz der mikroskopisch kontrollierten Chirurgie (MOHS'sche Technik mit oder ohne Gewebefixierung) wird dann besonders auffällig, wenn sich im Verlaufe einer Basaliombehandlung zeigt, wie weit im Einzelfall die wirkliche Tumorausdehnung über die klinisch erkennbaren Tumorgrenzen hinausreichen kann. Erst durch die 3-dimensional nach allen Richtungen hin schrittweise mikroskopisch kontrollierte Exzision lassen sich auch diejenigen Tumorausläufer erfassen, die immer wieder zum Auftreten von Rezidiven führen können.

Die Krankheitsverläufe bei 5 Patienten, die bewußt als extreme Beispiele für die doch immer wieder bei einigen Patienten anzutreffende Diskrepanz zwischen klinisch erkennbarer und histologisch verifizierter Basaliomausdehnung ausgesucht wurden, sollen den besonderen kurativen Wert der mikroskopisch kontrollierten Chirurgie in dieser Situation demonstrieren.

Die nachfolgenden Beispiele sollen in extremer Weise demonstrieren, wie weit Basaliome im Einzelfall reichen können: sie stellen eine Negativauslese dar. Die mikroskopisch kontrollierte Chirurgie soll dazu dienen, auch in diesen Fällen eine endgültige Heilung zu erzielen und darüber hinaus in vielen anderen Fällen gleichsam prophylaktisch dazu beizutragen, durch Erfassung klinisch stummer, nur histologisch faßbarer Tumorausläufer solche Krankheitsentwicklungen zu vermeiden.

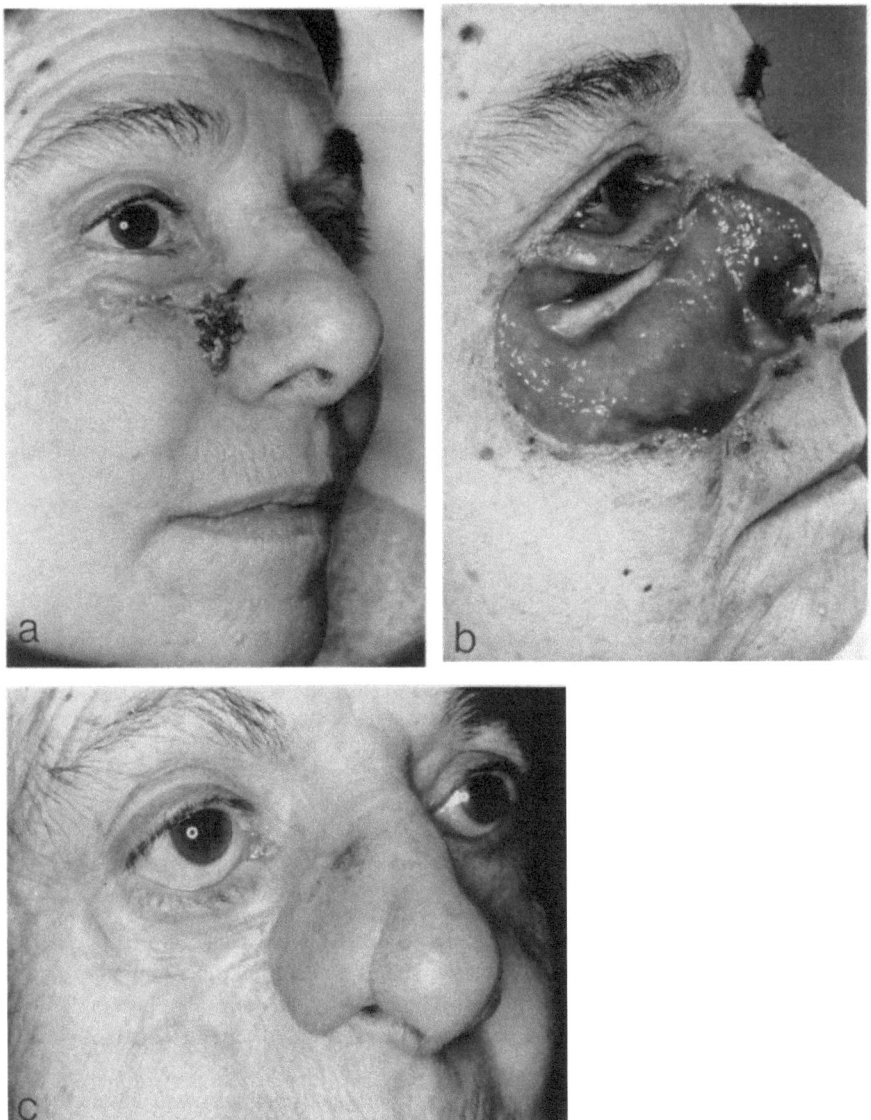

Abb. 1. (a) 75jährige Patientin mit einem Basaliomrezidiv. (b) Histologisch nach vollständiger chemochirurgischer Tumorausräumung verifizierte Ausdehnung des Basalioms. (c) Zustand ein Jahr nach Defektdeckung. Rezidivfreiheit besteht seit 5 Jahren

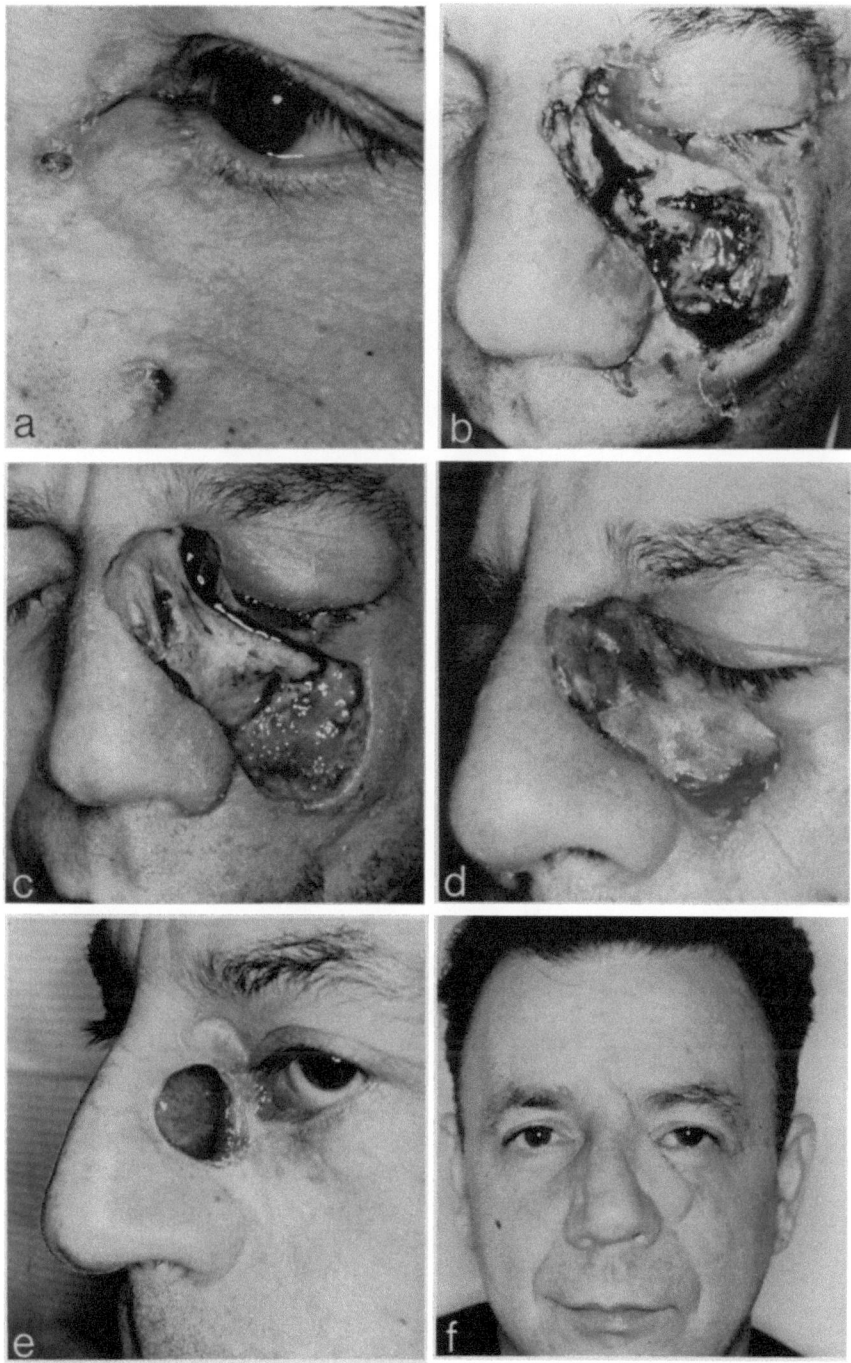

Abb. 2. (a) Basaliomrezidiv bei einem 47jährigen Patienten zwei Jahre nach Röntgenbestrahlung. (b) Die mehrzeitige chemochirurgische Behandlung führt zur vollständigen Tumorausräumung. (c) Zustand vier Tage nach Ende der chemochirurgischen Behandlung. (d) und (e) Verkleinerung des Defektes durch sekundäre Wundheilung innerhalb von 8 Wochen. (f) Fünf Jahre nach operativer Defektdeckung ist der Patient ohne Rezidiv

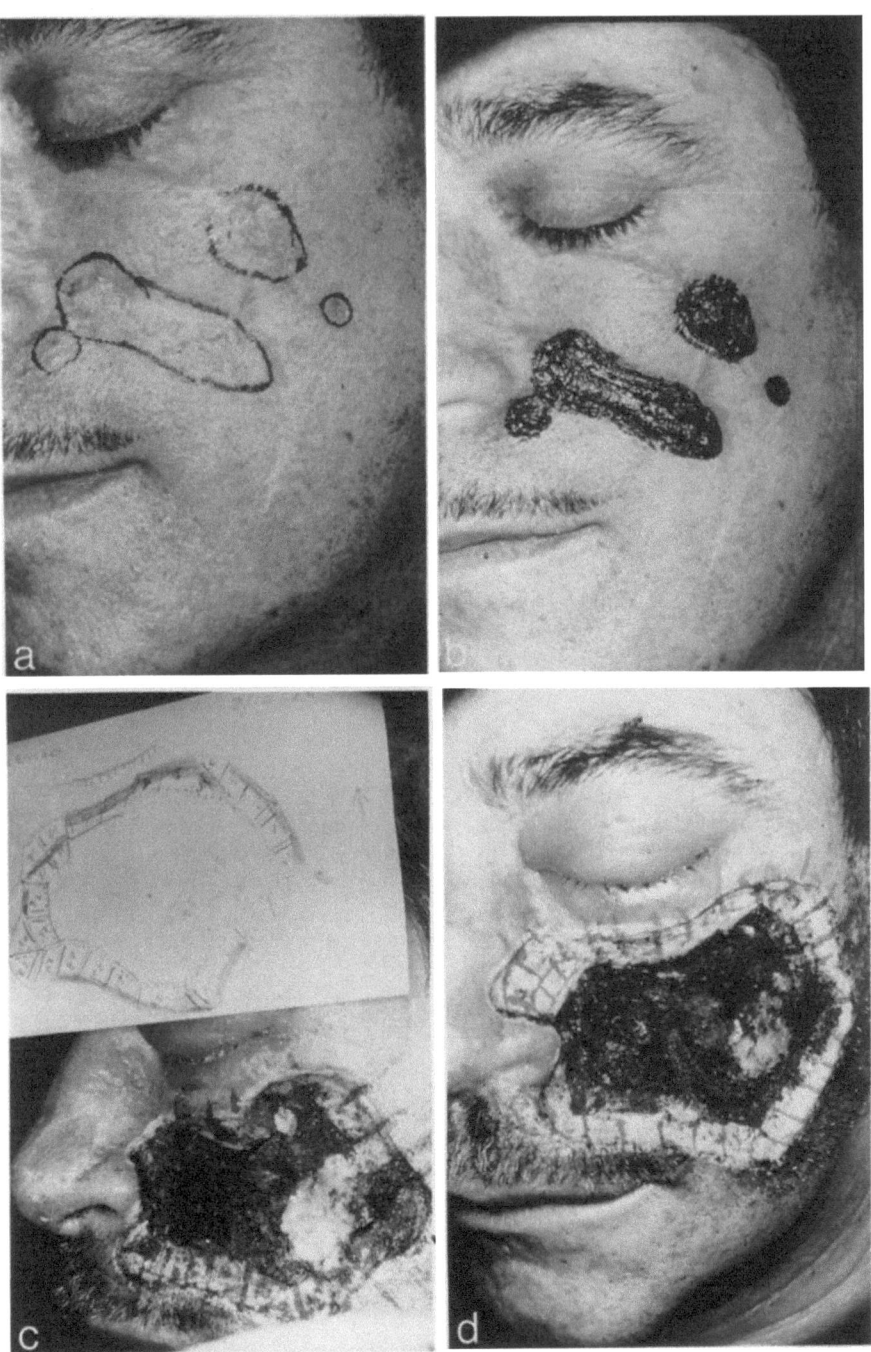

Abb. 3. (a) 58jähriger Patient mit einem über 20 Jahre sich entwickelnden Basaliom. In den letzten 10 Jahren waren insgesamt 14 Operationen, zuletzt mit anschließender Defektdeckung durch ein freies Transplantat erfolgt. (b) Die chemochirurgische Behandlung wurde in klinisch verdächtigen Arealen begonnen. (c) In den Randbereichen lassen die Gewebeexzisate immer noch Tumorgewebe erkennen. (d) Die Behandlung wurde schrittweise entsprechend dem Ergebnis der histologischen Untersuchung fortgesetzt

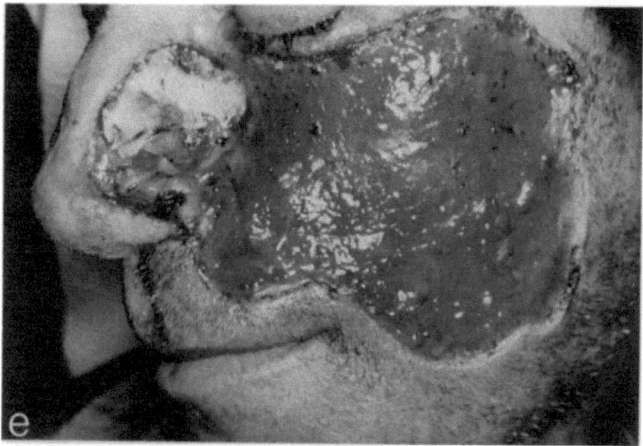

Abb. 3 e

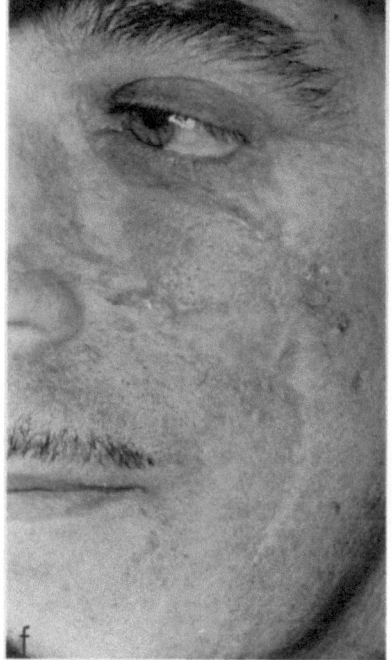

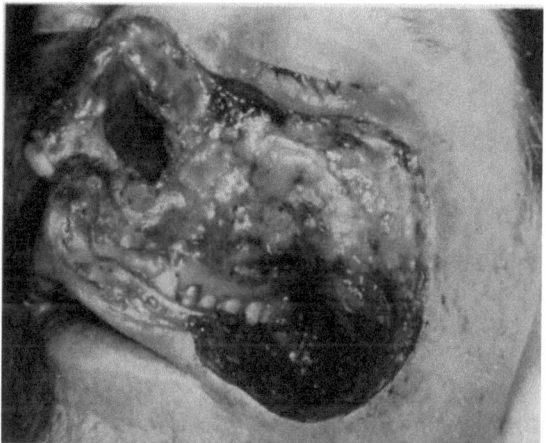

Abb. 3 f   Abb. 4

Abb. 3. (e) Nach 11 chemochirurgischen Exzisionen mit insgesamt 209 histologischen Untersuchungen war der Tumor vollständig ausgeräumt. (f) Fünf Jahre nach plastisch-chirurgischer Deckung des Defektes ist der Patient rezidivfrei

Abb. 4. Zustand nach vollständiger mikroskopisch kontrollierter Ausräumung eines Basaliomrezidivs ungewöhnlich großer Ausdehnung bei einem 55jährigen Patienten

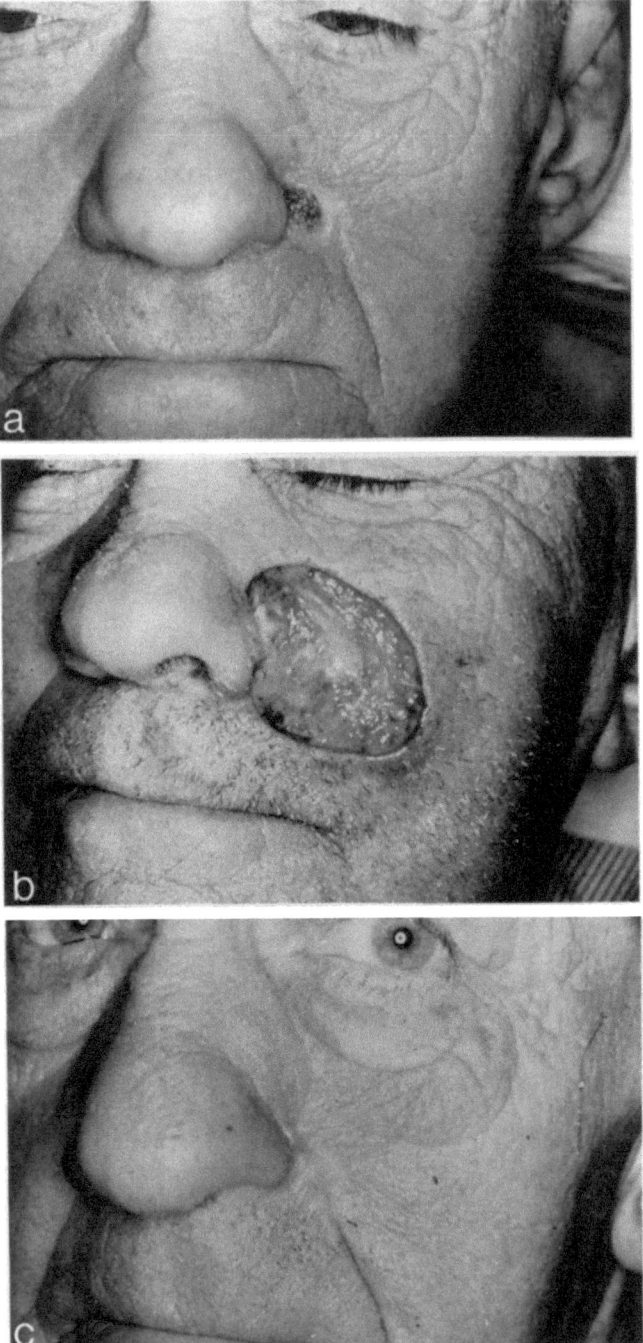

Abb. 5. (a) 72jähriger Patient mit einem Basaliomrezidiv, das elektrochirurgisch und operativ vorbehandelt worden war. (b) Nach chemochirurgischer Behandlung zeigt sich die wirkliche Ausdehnung des Rezidivs. (c) Sekundäre Wundheilung innerhalb von 3 Wochen. Rezidivfreiheit besteht seit 5 Jahren

Chirurgische Behandlung von Melanomen

HUBERT DREPPER

Summary

Evaluation of the treatment results of 689 cases of melanoma in the Hornheide clinic shows that after radical initial treatment, 62% of patients remained free of symptoms for more than 3 years vs. 49% of patients not treated in this manner. Satellite metastases almost never occurred following excision with a 3-cm safety margin. In areas of impaired circulation however there was a tendency to scar-tension and obstructive edema.

Standard treatment is as follows: precise pre-therapeutic documentation and dermatologic diagnosis; electrical excision biopsy of 1 cm in healthy tissue; immediate section for histologic examination; electrical excision of 3–5 cm in healthy tissue reaching the fascia; reconstruction with skin flaps. This is followed by removal of lymph nodes—preferably en bloc—in suspected cases, or from level *III* on if only *one* lymph node area is involved in the primary tumor. In case of lymph node involvement immunotherapy or radiotherapy should follow. Several patients with extensive lymph node metastases have been free of symptoms for more than 10 years following this treatment.

In advanced cases, local injection of Trenimon® led to striking remissions lasting months or even years. In order to ensure maximum chances of success, teamwork is absolutely vital.

Zusammenfassung

Die Auswertung der Behandlungsergebnisse von 689 Melanom-Patienten der Fachklinik Hornheide zeigt, daß nach radikaler Erstbehandlung 62% der Patienten mehr als drei Jahre symptomfrei blieben, von den übrigen nur 49%. Satellitenmetastasen traten fast nie nach Exzision mit einem Sicherheitsabstand von ≥ 3 cm auf, bevorzugt andererseits in minderdurchbluteter Haut mit Narbenspannung und Stauungsödemen.

Der Behandlungsstandard ist: exakte prätherapeutische Dokumentation und dermatologische Diagnostik; elektrische Exzisionsbiopsie 1 cm im Gesunden; Schnellschnitthistologie; elektrische Nachexzision 3–5 cm im Gesunden mit Erhaltung der Fascie; Defektdeckung mit Spalthaut. Lymphknotenausräumung erfolgt — möglichst en bloc — bei verdächtigem Tastbefund oder ab Level III, wenn nur *ein* Lymphknotengebiet dem Primärtumor zugeordnet ist. Bei Lymphknotenbefall wird Immuntherapie oder Radiatio angeschlossen. Mehrere Patienten mit ausgedehnten Lymphknotenmetastasen sind nach dieser Behandlung mehr als zehn Jahre symptomfrei.

In Spätfällen führten örtliche Trenimon®-Injektionen zu erstaunlichen Remissionen von Monaten bis Jahren. — Um maximale Erfolgschancen auszuschöpfen, ist verbindliche interdisziplinäre Kooperation geboten.

An die chirurgische Behandlung von Melanomen stellen wir vier Grundforderungen:

1. Alle Tumorzellen sind, soweit eben möglich, zu beseitigen oder zu zerstören.
2. Teilungsfähige Tumorzellen dürfen sich unter der Behandlung nicht ausbreiten.
3. Die tumorwirksamen Immunkräfte sind zu erhalten und zu aktivieren.
4. Behandlung und Verlauf sind so zu dokumentieren, daß eine wirksame Erfolgskontrolle möglich wird.

Darüberhinaus streben wir eine rasche, funktionell und ästhetisch befriedigende Wiederherstellung an.

Wie die späten Fernmetastasierungen – selbst nach radikaler Frühbehandlung – zeigen, sind die beiden ersten Forderungen oft nicht ganz zu erfüllen. Umso mehr gewinnt die Forderung nach Immunstimulation an Gewicht. Damit wird allerdings nicht die Notwendigkeit radikaler Tumorentfernung eingeschränkt. Vielmehr setzt eine wirksame Immunreaktion eine möglichst weitgehende Tumorbeseitigung voraus.

Die vierte Forderung nach Dokumentation und Erfolgskontrolle scheint fast am schwierigsten zu erfüllen zu sein. Obwohl die meisten Behandler gerade ihre Methode für die beste halten, sind signifikante Unterschiede der Behandlungserfolge kaum nachgewiesen. Es fehlt an genügend großen vergleichbaren, d. h. hinsichtlich der prognostisch wichtigen Merkmale ausreichend klassifizierten Kollektive mit standardisierter Behandlung und ausreichender Beobachtungszeit. Gut klassifiziert sind – abgesehen von der Behandlungsart – die von der Arbeitsgemeinschaft „Malignes Melanom" gesammelten Fälle, unter denen von 233 chirurgisch behandelten Fällen 68%, von 152 radiologisch behandelten 58% die Fünfjahresgrenze überlebten.

In unserer Klinik wurden in den letzten 15 Jahren 689 Melanom-Patienten behandelt, und zwar weit überwiegend chirurgisch, im letzten Jahr allein 128 Fälle. An Kollektiven dieser Größenordnung lassen sich statistische Rückschlüsse in erster Linie aus den Besonderheiten der rückfällig gewordenen Verläufe ziehen.

So fanden wir unter den rezidivierenden Verläufen auffallend häufig Melanome, die anfangs nicht ausreichend radikal behandelt waren und erst nach Tagen oder Wochen nachreseziert wurden. Das bestätigt die Beobachtungen von Castermans et al. (1974) an 90 Fällen, die einen signifikanten Abfall der Überlebensrate fanden, wenn die Radikalbehandlung nicht sofort, sondern erst 10–15 Tage nach der einfachen Exzision erfolgte. Dagegen war der Unterschied zwischen letzteren und den überhaupt nicht radikal behandelten Fällen nicht mehr signifikant.

Einen deutlichen Verlaufsunterschied fanden wir in unserem Krankengut zwischen den radikal unter unseren Standardbedingungen behandelten Melanomen im Stadium I und den weniger radikal behandelten Fällen. In der ersten Gruppe blieben 62% mehr als drei Jahre symptomfrei, in der zweiten nur 49%.

Weiter fanden wir Satellitenmetastasen nach Primärtumorbehandlung fast nur dann, wenn der Primärtumor mit einem kleineren Sicherheitsabstand als 3 cm excidiert worden war. Bevorzugt traten Hautmetastasen ferner in minder durchbluteter Haut auf, so unter Narbenspannung nach primärem Nahtverschluß, nach Verschiebeplastiken und in Stauungsödemen (Abb. 1).

Die endgültige Diagnose des Malignen Melanoms ist grundsätzlich histologisch zu stellen. Dennoch ist die klinische Diagnose vor der chirurgischen Behandlung wichtig. Einmal muß der Therapieplan wegen weitreichender Konsequenzen schon vor der Exzision aufgestellt und vor allem mit dem Patienten in Grundzügen erörtert werden. Zum anderen ermöglicht die Schnellschnittuntersuchung nicht immer eine sichere Diagnose. Ein klinisch und anamnestisch hochgradig auf Melanom verdächtiger Primärherd sollte aber gleich im Anschluß

Chirurgische Behandlung von Melanomen

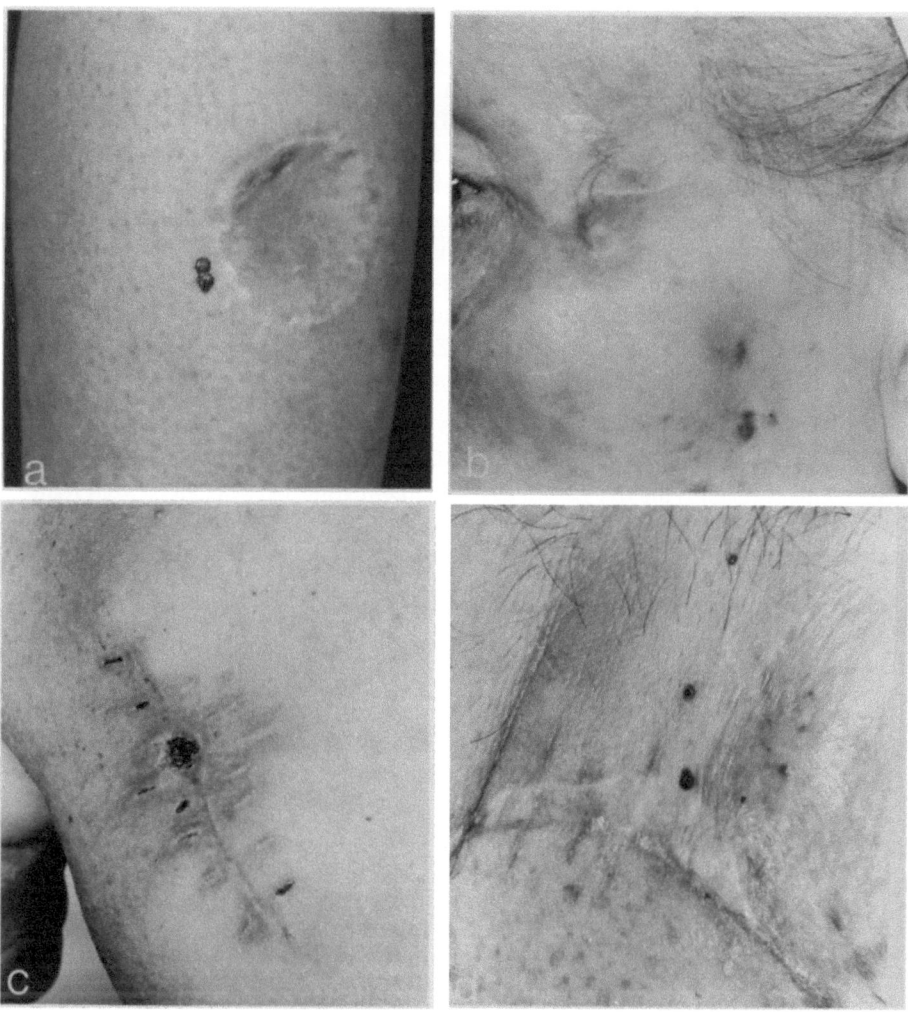

Abb. 1. (a) Satellitenmetastasen nach Exzision mit unzureichendem Sicherheitsabstand; (b) Hautmetastasen in Narben und Stauungsödem; (c) Hautmetastasen bei Narbenspannung; (d) Hautmetastasen bei Verschiebeplastik

an die Exzisionsbiopsie radikal wie ein Malignes Melanom behandelt werden, wenn histologisch die Diagnose „Malignes Melanom" nicht ausgeschlossen werden kann. Daher lassen wir bei Melanomverdacht wenigstens zwei in der dermatologischen Diagnostik erfahrene Ärzte vor der Exzisionsbiopsie ein Urteil abgeben über die Wahrscheinlichkeit der Diagnose, den Melanomtyp und das Stadium, womöglich ergänzt durch die Vitalmikroskopie.

Nun zu unserer chirurgischen Therapie: Wird mit mehr als 10% Wahrscheinlichkeit ein Malignes Melanom angenommen, und sind klinisch keine Metastasen nachzuweisen, exzidieren wir den Primärtumor elektrisch – zur Seite 1 cm weit im Gesunden – und untersuchen das Exzidat im Schnellschnitt. Bei Bestätigung der Diagnose „Melanom" wird –

wiederum elektrisch – 5 cm vom Primärtumorrand entfernt nachexzidiert. Seit Petersen et al. (1962) diesen Standard eingeführt haben, haben die meisten Chirurgen die 5 cm-Grenze im letzten Jahrzehnt übernommen. Wir schneiden bis auf die Fascie, welche grundsätzlich erhalten bleibt. Diese Forderung von Olsen (1970) läßt sich zwar statistisch nicht durch bessere Ergebnisse belegen, wie Bünte (1975) mit Recht betont. Die Heilerfolge sind aber sicher auch nicht schlechter als bei Entfernung der Fascie. Funktionell und ästhetisch sind die Ergebnisse dagegen deutlich besser. Unter diesem Aspekt schrägen wir auch bei der Exzision die Hautränder ab, so daß eine flach muldenförmige Wunde entsteht, die später stufenfrei abheilt. Im Gesicht schneiden wir zur Seite mindestens 3 cm im Gesunden, zur Tiefe bis auf die mimische Muskulatur bzw. bis auf die Facialisebene, hier natürlich nicht elektrisch. Der Sicherheitsabstand wird mit dem Zentimetermaß gemessen. Beim Abschätzen verkleinert man nämlich leicht die Distanz und durchbricht so den Behandlungsstandard (Abb. 2).

Wir rechnen den Sicherheitsabstand beim primär knotigen und superfiziell spreitenden Melanom vom äußersten Rand der Läsion aus, beim Lentigo-maligna-Melanom vom Rand

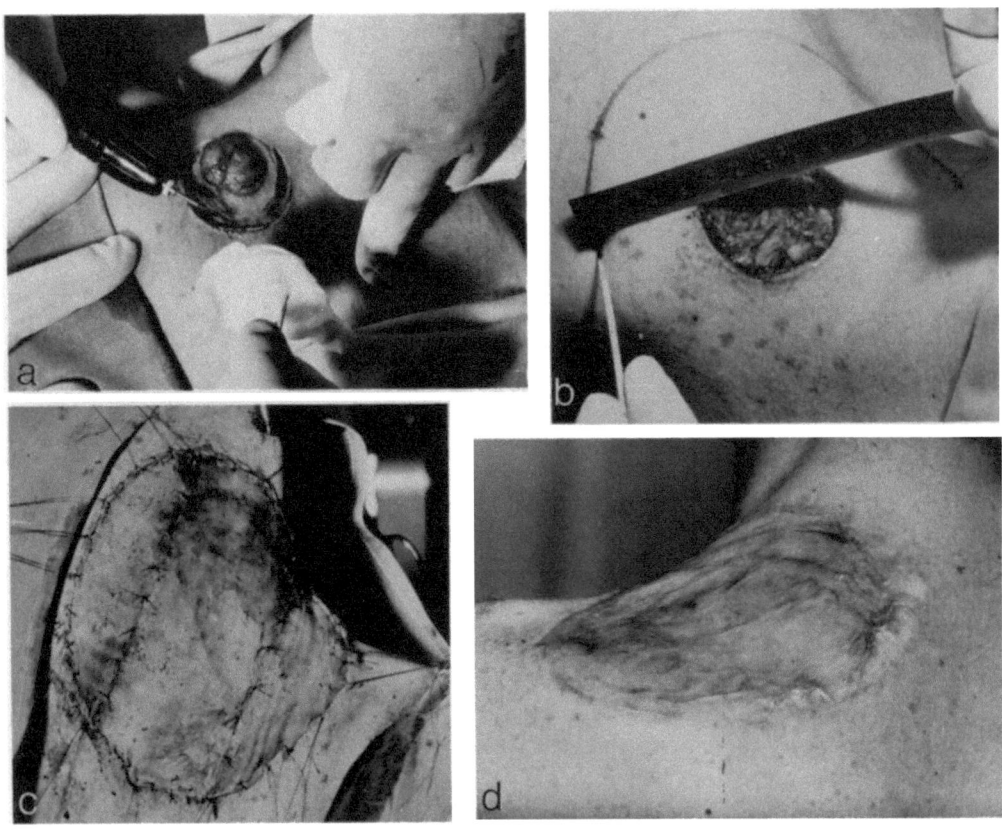

Abb. 2 a–d. Chirurgische Standardbehandlung des Malignen Melanoms: (a) Elektrische Biopsie 1 cm im Gesunden; (b) Nachexzision 5 cm im Gesunden; (c) Spalthautplastik; (d) Befund nach Abheilung

des Tumors innerhalb der Präblastomatose aus. Allerdings muß die Exzision mindestens über den Rand der Präblastomatose hinausreichen. In Lymphabflußrichtung wird der Sicherheitsabstand noch vergrößert, so daß in der Regel eine ovale Exzision erfolgt (Abb. 3).

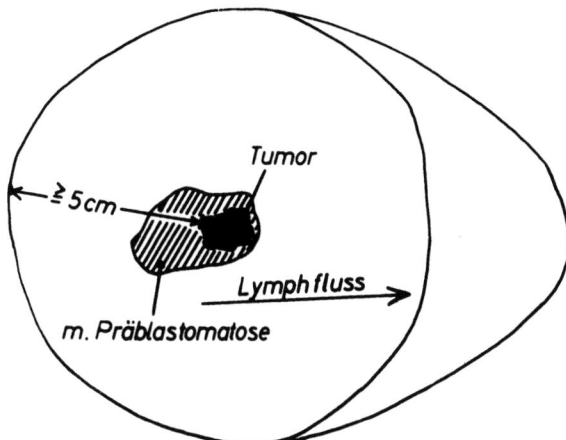

Abb. 3. Berechnung des Sicherheitsabstandes

Manche plastischen Chirurgen decken den Primärtumordefekt vorzugsweise durch Verschiebeplastik. Wir ziehen die freie Hauttransplantation vor. Davis und McLeod (1972) begründen dies mit besserer Nachbeobachtungsmöglichkeit. Außerdem vermeiden wir so Spannungen und Stauungen in der Umgebung, die das Aufsprießen von Satelliten- und Transitmetastasen zu begünstigen scheinen. Schließlich verführt die Absicht einer Nahlappenplastik leicht dazu, den Sicherheitsabstand zu verkleinern.

Inzwischen decken wir die Tumordefekte häufig nicht mehr sofort. Dies erfordert nämlich eine vorherige Anfrischung des verschorften Wundgrundes und verlängert die Tumoroperation. Wir instillieren in das Tumorbett mit den durch Schorf verschlossenen Gewebsspalten und den implantationsbehindernden Koagulationsnekrosen 0,2 mg Trenimon®[1] — 5 ccm gelöst — und lassen den Defekt unter einem sekretaufsaugenden Verband liegen. Erst wenn gute Granulationen gebildet sind, decken wir den Defekt in Kurznarkose und/oder Lokalanaesthesie mit Dreiviertelhaut bei besseren Transplantationsbedingungen. Dadurch verkürzen wir die Gesamtnarkosedauer und glauben, die immunologischen Verhältnisse günstiger zu gestalten.

Im Gesicht decken wir mit Dreiviertelhaut vom Hals oder von der Innenseite des Oberarms. So erreichen wir ästhetisch zufriedenstellende Ergebnisse, die denen der Nahlappenplastik nicht nachstehen (Abb. 4).

Die Frage der Lymphknotenbehandlung ist immer noch — oder heute wieder — kontrovers. Statistisch signifikante Unterschiede sind bislang nicht gesichert hinsichtlich folgender Alternativen:

1. Prophylaktische Lymphknotenbehandlung oder nicht.

---

[1] 2,3,5-Trisäthylenimino-benzochinon-(1,4)

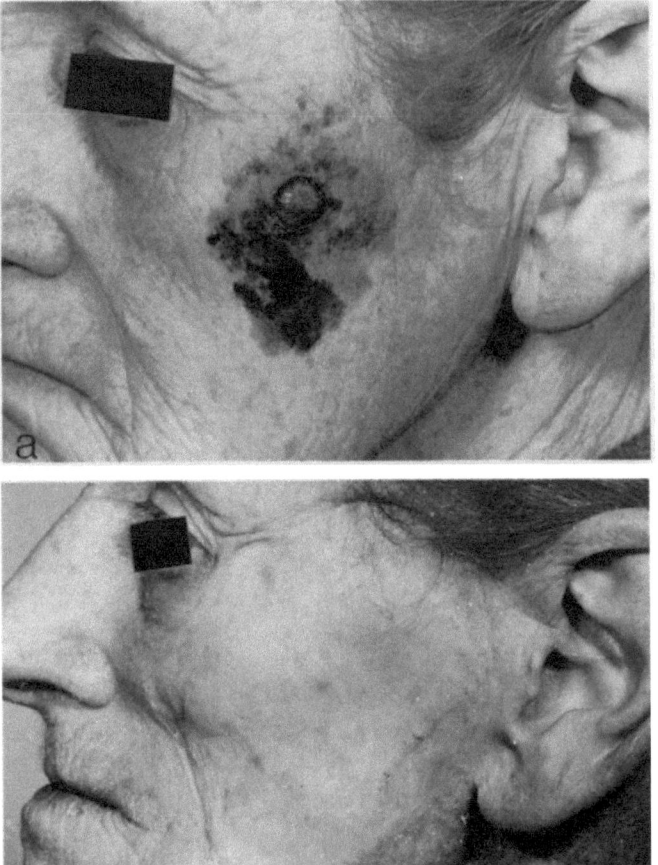

Abb. 4 a und b. Malignes Melanom der Wange (a) vor der Behandlung; (b) nach Radikalexzision und Dreiviertelhautplastik

2. Lymphknotenbehandlung en bloc mit Primärtumor oder diskontinuierliche Ausräumung.
3. Einzeitige oder zweizeitige Operation von Primärtumor und Lymphknotenregion.

Bünte (1975) und andere Anhänger der prophylaktischen Lymphknotenausräumung weisen mit Recht darauf hin, daß bei der vollständigen histologischen Aufarbeitung der im klinischen Stadium I exzidierten Lymphknoten sich je nach Intensität der Suche in 20–40% histologisch Metastasen finden. Andererseits wissen wir, daß Mikrometastasen durch Immunprozesse aufzuhalten und abzubauen sind und daß gerade in Lymphknoten die immunkompetenten Lymphozyten, die sog. Killerzellen, gebildet werden. Im Hinblick auf diese Situation räumen wir die regionären Lymphknoten aus bei klinisch verdächtigem Tastbefund, sowie – in Anlehnung an die Indikationsliste von Davis u. McLeod (1972) – bei folgenden Voraussetzungen:

1. Der histologische Levelgrad beträgt III oder mehr.
2. Der Primärtumor ist anatomisch einem einzigen Lymphknotengebiet zugeordnet.
3. Fernmetastasen sind nicht nachweisbar.
4. Die Behandlung des Primärtumors ist nach den Standardregeln radikal erfolgt.
5. Das Operationsrisiko ist nicht wesentlich erhöht.

An der unteren Extremität tritt, falls anatomisch möglich, die endolymphatische Radionuklidtherapie an die Stelle der Lymphknotenausräumung. Dies geschieht in Zusammenarbeit mit der Radiologischen Klinik und Isotopenabteilung der Universität Münster. Nach Radikalexzision und endolymphatischer Therapie blieben 83% drei Jahre symptomfrei, von dem Vergleichskollektiv nur 61%.

Im Zweifelsfall entschließen wir uns eher zur Lymphknotenausräumung, wenn Fettpolster und Konsistenz der Lymphregion das Tasten kleiner Metastasen erschweren, wenn aus anderen Gründen die Nachsorge nicht gesichert ist und/oder immunologisch relativ ungünstige Voraussetzungen vorliegen. Wie Bünte (1975) und Davis u. McLeod (1972) sowie andere Autoren empfehlen, räumen wir die Lymphknotenregion en bloc mit dem Primärtumor aus, wenn die Lage des Primärtumors dies ohne wesentliche Erweiterung des Eingriffs gestattet.

Die Lymphknotenausräumung selbst nehmen wir in der Regel sofort im Anschluß an die Primärtumorexzision vor. Nach scharfem Hautschnitt arbeiten wir — soweit möglich — mit dem Diathermiemesser. Die Radikalität läßt sich am besten kontrollieren, wenn vor dem Ausräumen eine diagnostische Lymphographie durchgeführt wurde. Nach der Operation darf in der Lymphregion röntgenologisch kein Kontrastmittel mehr nachweisbar sein (Abb. 5).

Die genaue Abgrenzung der auszuräumenden Lymphregion richtet sich am Kopf nach dem Sitz des Primärtumors und dem normalen Lymphabflußgebiet. Bei Primärtumoren an der Schläfe wird der oberflächliche Parotislappen mitsamt den Parotislymphknoten bis auf die Ebene des Nervus facialis abgetragen. Der Nerv wird freipräpariert und erhalten. Bei Unterlippentumoren ist die Submentalregion mit auszuräumen. Bei Scheitel- und Hinterhaupts-

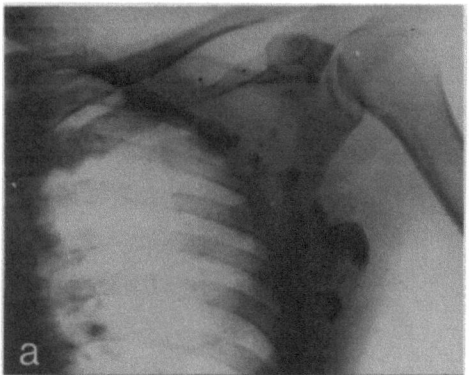
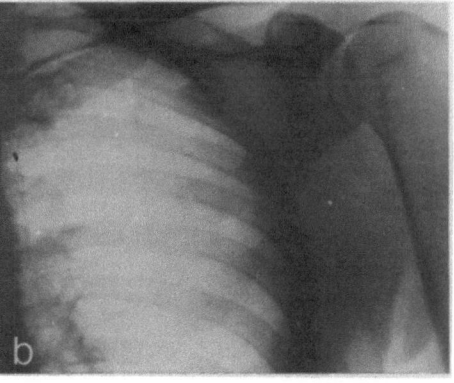

Abb. 5 a und b. Lymphographiekontrolle der Achselhöhle: (a) Lymphknotendarstellung vor der Ausräumung; (b) nach der Ausräumung kein Kontrastmittel mehr nachweisbar

lokalisation werden die retroaurikulären Lymphknoten mit entfernt. Gleich nach der Ausräumung werden die Lymphknoten aus dem Resektionspräparat geschnitten und histologisch untersucht. Bei Metastasennachweis wird eine Immunotherapie oder Immunochemotherapie angeschlossen. Die Indikation wird nach den Regeln der EORTC-Studie gestellt. Nach Ausspülen der Wundhöhle und Instillation von Trenimon®-Lösung wird die Wunde durch primäre Naht spannungsfrei verschlossen und mit einer Redon-Drainage versehen. Aus immunologischen Gründen operieren wir zügig, blutsparend und gewebsschonend. Die Operation erfolgt in Neuroleptanalgesie oder Regionalanalgesie, aber nicht in Halothan-Narkose, da diese nach experimentellen Untersuchungen eine immunsuppressive Wirkung haben soll. Wegen der von Lemperle beschriebenen blockierenden Wirkung von Tetracyclin auf das RES geben wir als Antibiotika — wenn überhaupt erforderlich — lieber Penicillin oder Gentamycin. Auch vermeiden wir Dextranlösungen.

Im Stadium II, d. h. bei Vorliegen von Satelliten-, Transit- oder Lymphknotenmetastasen in der Lymphabflußregion des Primärtumors, ist die gleiche radikale Behandlung angezeigt. Der im Bild gezeigte Fall mag für eine Reihe weiterer Fälle die Erfolgsaussicht dieser Behandlung demonstrieren. Der Patient ist jetzt über 12 Jahre nach ausgedehnten Lymphknotenmetastasen rezidivfrei (Abb. 6).

Bei einem fünfjährigen Kind mit Malignem Melanom in großflächigem Naevuszellnaevus der Kopfhaut und ausgedehnten Transit- und Lymphknotenmetastasen an Hals und retroaurikulärer Region schossen allerdings schon fünf Monate nach der Radikalbehandlung

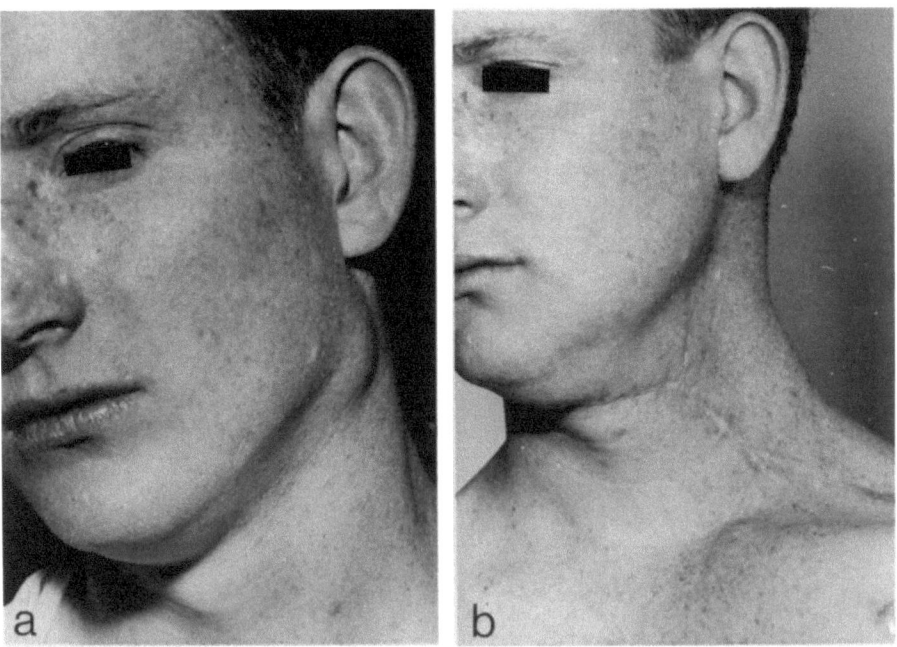

Abb. 6 a und b. Ausgedehnte Halslymphknotenmetastasen eines Malignen Melanoms: (a) vor der Operation; (b) über 12 Jahre geheilt

Metastasen wie Pilze aus dem Boden auf. Bei der anschließenden Palliativoperation injizierten wir in den nicht zu entfernenden Rest konzentrierte Trenimon®-Lösung, 0,2 mg auf 1 ccm. Hiermit und durch weitere Trenimon®-Injektionen konnten wir den Verlauf nunmehr für 12 Monate stabilisieren (Abb. 7).

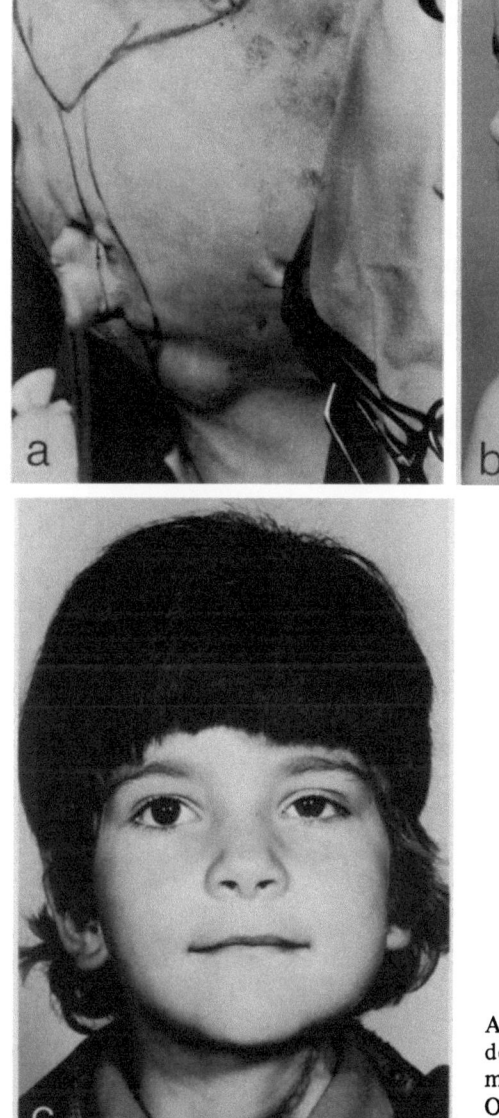
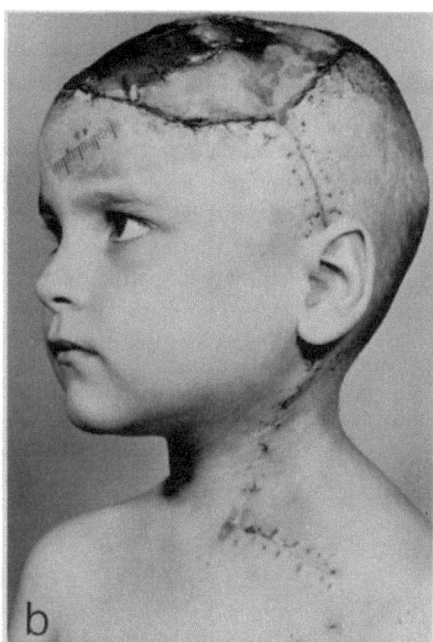

Abb. 7 a–c. Fünfjähriges Kind mit Melanom der Kopfhaut, Transit- und Lymphknotenmetastasen: (a) vor der Behandlung; (b) nach Operation; (c) nach Trenimon®-Behandlung und Wiederherstellung mit Perücke

Im Stadium III dagegen, d. h. wenn Tumorherde das Lymphabflußgebiet des Primärtumors eindeutig überschritten haben, ist nur noch die isolierte Exzision der manifesten Metastasen sinnvoll. Doch zeigt auch hier eine Reduktion der Tumormassen durch Exzision, Bestrahlung oder Zytostatika-Injektion um wenigstens eine Größenordnung oft einen positiven Immuneffekt. In einer Reihe von Fällen sahen wir nach Trenimon®-Injektion in die Hautherde wie oben erwähnt auffällige Remissionen. Diese Injektion muß allerdings streng intrafocal erfolgen, damit der Entzündungswall nicht zerstört, sondern aktiviert wird. Die Injektion kann auch intra operationem in inoperabel lokalisierte Herde erfolgen. Bei einer 66jährigen Patientin mit zahlreichen Transitmetastasen der Kopfhaut und Lymphknotenmetastasen, die schon zwei Monate nach der Operation massiv rezidivierten, ist die Krankheit nach Trenimon®-Injektionen inzwischen seit drei Jahren ganz zum Stillstand gekommen. Bei einer 76jährigen Patientin waren nach nicht radikaler Behandlung des Primärtumors ausgedehnte Hautmetastasen aufgetreten, die auf Radiotherapie nicht ansprachen. Nach Exzision und Spalthautplastik traten innerhalb von sechs Wochen neue massive Knoten auf. Nach Trenimon®-Injektion blieb die Patientin 14 Monate rezidivfrei. Möglicherweise spielen auch hier immunologische Vorgänge eine wichtige Rolle (Abb. 8).

Es mag Sie vielleicht wundern, daß in diesem chirurgischen Referat Immunologie, dermatologische Diagnostik, anästhesiologische Probleme, Dokumentation und andere außerchirurgische Probleme einen sehr breiten Raum einnehmen. Sie sehen aber sicher auch an den Ausführungen, daß heute die Chancen einer erfolgreichen Melanombehandlung nur

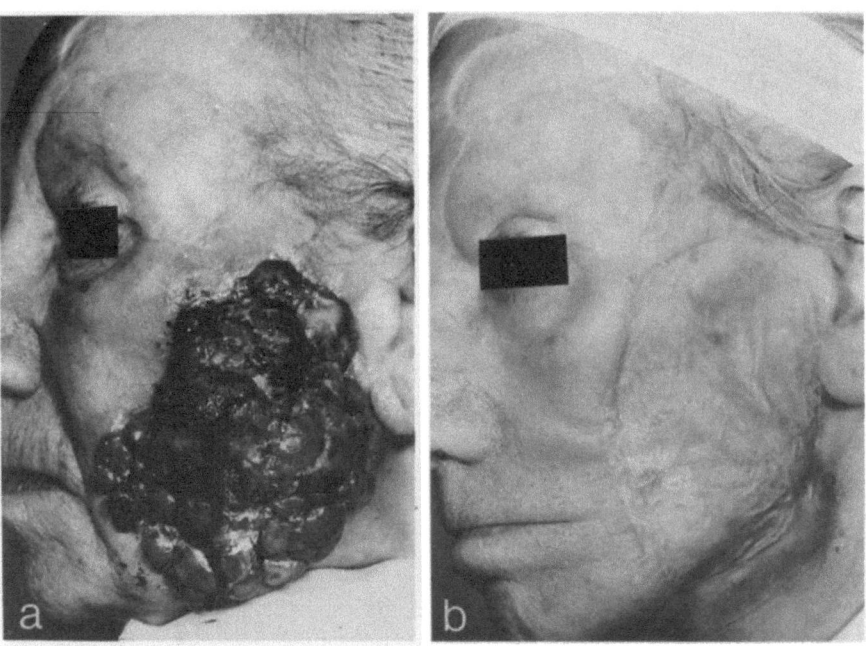

Abb. 8 a und b. 76-jährige Patientin mit Haut- und Lymphknotenmetastasenpaket nach Malignem Melanom der Stirn: (a) vor der Behandlung; (b) nach Operation und Trenimon®-Behandlung

dann voll ausgeschöpft werden können, wenn sich chirurgisches „know-how" mit all diesen Gebieten zu einer engen interdisziplinären Zusammenarbeit verknüpft. Zu solcher Teamarbeit sind wir — so will es scheinen — alle erst auf dem Wege.

Literatur

Bünte, H.: Die chirurgische Behandlung des malignen Melanoms. Zbl. Chir. **100**, 47–59 (1975)

Castermans, A., Castermans-Elias, S., Lapière, M., Albert, A.: Clinocopathological Study of Ninety Cases of Clinical Stage I Cutaneous Malignant Melanoma. Chir. plastica **2**, 281–293 (1974)

Davis, N. C., McLeod, G. R.: The Surgery of Primary Melanoma—Problems and Practice. Med. J. Aust. **2**, 778–782 (1972)

Olsen, G.: Some Views on the Treatment of Melanomas of the Skin. Arch. chirurg. Neerlandic. **22**, 79–90 (1970)

Petersen, N. C., Bodenham, D. C., Lloyd, O. C.: Malignant Melanomas of the Skin. Brit. J. plast. Surg. **15**, 49–111 (1962)

Operative Tumorbehandlung im Lid- und Augenbereich

OTTO-ERICH LUND UND JÜRGEN-HINRICH GREITE

Summary

Tumors in the ocular and periorbital areas are of particular significance in view of the special functions of the lids, conjunctiva, and lacrimal duct system. The close proximity to the paranasal sinus, the infiltration pathway into the orbita, and the difficulty of reaching a prognosis from the clinical findings, demand particular care and attention such as early recognition, choice of treatment, and extent of intervention. Surgical measures are preferred. The close connection of preserving the function following plastic reconstruction requires that tumors in the lid and ocular regions are treated by an opthalmologist with special training in surgery.

Zusammenfassung

Besondere Bedeutung gewinnen die Tumoren im Augenbereich und in der Periorbita aufgrund der speziellen funktionellen Wertigkeit von Lidern, Bindehaut und Tränenwegsystem. Die enge Nachbarschaft zu den Nebenhöhlen, der Infiltrationsweg in die Orbita, sowie die schwierige prognostische Beurteilung aus dem Makro-Befund stellen besondere Anforderungen an Früherkennung, Wahl der Behandlungsmethode sowie an das Ausmaß eines Eingriffes. Bevorzugt werden chirurgische Maßnahmen. Der enge Zusammenhang von Funktionserhaltung, ggf. Rekonstruktion über plastische Verfahren und Art des Eingriffes fordern die Behandlung von Tumoren im Lid- und Augenbereich durch den operativ speziell geschulten Augenarzt.

Das Sehorgan als neuroektodermales Gebilde bietet eine Reihe von engen Verknüpfungen zur Dermatologie. Man denke an die Mitbeteiligung von Lidern, Bindehaut und Hornhaut bei Dermatosen, an Linsentrübungen, die sog. Cataracta syndermatogenes, an die breite Palette oculärer und dermatologischer Veränderungen bei Phakomatosen und cranio-facialen Dysplasien.

Tumoren im Lidbereich und im Bereich der Periorbita bedingen gleichfalls enge Verbindungen zwischen Dermatologie und Ophthalmologie. Analysiert man die pathologischen Prozesse im Lid- und Periorbitabereich, so steht im Vordergrund der Betrachtung die spezielle, funktionelle Besonderheit dieser Region. Von entscheidender Bedeutung für die gute Funktion unseres optischen Systems „Auge" ist die Intakheit der Hornhaut; Voraussetzung hierfür ist ein optimaler Schutzapparat der empfindlichen Cornea. Die Schutz- und Benetzungsfunktion kommt dem Lid- und Tränenapparat zu. Störungen der Lidfunktion wie mangelhafter Lidschluß, z. B. beim Ektropium und bei angeborenen oder erworbenen Defektbildungen, sog. Kolobomen, und auch geringfügige Verlagerungen der Lidkanten, wie z. B. beim Entropium, ziehen eine Störung auch des Auges selbst nach sich. Die durch Austrocknung und fehlenden mechanischen Schutz hierbei häufig entstehende Keratitis e lagophthalmo bedeutet eine ernsthafte Bedrohung des Sehvermögens.

Natürlich sind Blastome im Lid- und Orbitabereich häufig die Ursache der Störung der Lidfunktion.

Operative Tumorbehandlung im Lid- und Augenbereich

Wir haben es zu tun mit:
1. Primären Blastomen und Metastasen
2. Tumorartigen Entzündungen und Degenerationen

Je nach Lokalisation trennen wir in:
1. Lidtumoren
2. Bindehauttumoren
3. Intraoculare Tumoren
4. Orbitatumoren
5. Tumoren der Periorbita

Über die Hälfte aller Tumoren im Gesichtsbereich sind im oberen Drittel, insbesondere an den Lidern lokalisiert; hier sind wiederum die Unterlider deutlich bevorzugt.

In der Häufigkeit stehen die hier besonders interessierenden epithelialen Tumoren an der Spitze, wobei bei den malignen Tumoren das Basaliom gut siebenmal häufiger zu diagnostizieren ist, als das Stachelzellkarzinom.

Die klinische Einschätzung der biologischen Wertigkeit ist oft unsicher. Dies hat sich uns immer wieder bestätigt; Pigmenttumoren mit eingeschlossen. Wir müssen somit jeden unklaren Lidtumor zunächst als malignes Blastom ansehen.

Liegen tiefersitzende Lidtumoren vor, so gilt es differentialdiagnostisch Malignome der Tränendrüse, die im allgemeinen selten sind, des Tränensackes und vor allem der Orbita abzugrenzen. Von ganz entscheidender Bedeutung ist die rechtzeitige Erkennung von Orbitatumoren. Orbitatumoren können, wie katamnestische Untersuchungen bei uns ergaben, in über der Hälfte der Fälle ganz uncharakteristisch beginnen. Geringe Bindehautchemosis, eine nur geringe Lidspaltendifferenz, gerade auch bei malignen Blastomen, können über Wochen die erste Symptomatik sein. Auch bei Kindern jeden Alters gilt es, an Orbitatumoren zu denken.

Eine Hilfe für die klinische Abklärung kann uns gelegentlich der Sitz des Tumors geben. Dermoide liegen vor allem temporal oben. Hier ist auch bevorzugt das eosinophile Granulom anzutreffen. Hämangiome der Orbita sind dagegen vornehmlich nasal oben gelegen

Auch das hochmaligne Rhabdomyosarkom, das 25% aller kindlichen Orbitatumoren ausmacht, ist vorwiegend nasal oben lokalisiert.

Das Neuroblastom hat keine bevorzugte Orbitalokalisation. Es tritt schon bei Neugeborenen auf und beginnt in 20% primär in der Orbita.
Eine weitere Hilfe für die klinische Abklärung von Lid- und Orbitatumoren gibt die Altersverteilung (Lund, 1968).

Therapeutisches Vorgehen: Bei kleineren Tumoren erfolgt in der Regel die primäre Totalexzision. Bei größeren Läsionen muß die Bestimmung des Ausmaßes eines Eingriffes ggf. über eine Probeexzision geklärt werden. Nach der histopathologischen Diagnose, nach dem Malignitätscharakter richtet sich der Umfang des weiteren operativen Vorgehens.

Die operativen Techniken möchten wir in diesem Rahmen nur vom Grundsätzlichen her behandeln. Die Darstellung der zahlreichen angegebenen Operations-Verfahren und deren

Varianten ist nicht das Hauptanliegen unseres Beitrages, dessen Schwerpunkt der differentialdiagnostischen Abgrenzung, aber auch der spezifischen, fachgebundenen Therapie gilt.

Die wesentliche Voraussetzung für alle therapeutischen, insbesondere operativen Maßnahmen, ist die exakte Kenntnis der anatomischen und funktionellen Gegebenheiten des Lid- und Orbitaapparates. Eine besondere Bedeutung kommt hierbei auch dem Tränenapparat zu.

Der oberste Grundsatz bei der Beteiligung von Lidläsionen ist die Erhaltung bzw. Wiederherstellung der Lidform und damit der Lidfunktion. Dieses Ziel sollte mit einem möglichst geringen chirurgischen Eingriff erreicht werden. Die Art und Größe der Läsion bestimmt die Art und das Ausmaß. Hierzu empfiehlt sich die Einteilung in:

1. Oberflächliche Läsionen
2. Tiefe Läsionen (mit Einbeziehung von Muskeln, Tarsus, Conjunctiva und ableitenden Tränenwegen)
3. Läsionen im äußeren und inneren Lidkanten- und Lidwinkelbereich

Bei allen oberflächlichen Läsionen (z. B. Atheromen, Xanthelasmen, gutartigen Geschwülsten) sollte die Schnittführung so weit wie möglich dem Verlauf der Hautspaltlinien angepaßt werden, um die Narbenbildung möglichst gering zu halten und damit die Lidschlußfunktion am wenigsten zu gefährden. Insbesondere Vertikaltraktionen im Lidbereich müssen vermieden werden, ggf. durch Anwendung der bekannten Hilfsschnitte.

Bei oberflächlichen Läsionen in der Nähe der Lidkante gelingt es in der Regel, den Tarsus vollständig zu erhalten. Ist nach Ausschneidung der Veränderung die Läsion nicht größer als 6 bis 8 mm, genügt meist eine einfache Keilexision der Haut. Bei größeren Defekten kommen je nach Sitz und Ausdehnung der Läsion die verschiedenen Techniken der Hautverschiebung oder Stiellappenplastik oder auch eine freie Transplantation in Frage.

Die Entfernung maligner Tumoren im Lidbereich führt in der Regel zu tiefen oder durchgreifenden Defekten, die das Lid in seiner ganzen Dicke, also inclusive Muskel, Tarsus und Conjunctiva tarsi einbeziehen. Die Tarsusplatte ist praktisch nicht dehnbar, daher können nur kleine Defekte ohne Entlastung adaptiert werden. Eine relativ feste Verbindung liefert die stufenweise Verschiebung der Haut und Tarsusexzision. Ganz wesentlich ist die exakte Adaption der Lidkanten unter Zuhilfenahme einer Lupenbrille oder unter dem Operationsmikroskop.

Eine kompliziertere Technik ist erforderlich, wenn die Tumorentfernung zu einem Defekt im Lidwinkelbereich führt. Vor allem muß darauf geachtet werden, den Fornix zu erhalten, damit die laterale Augenbewegung nicht eingeschränkt wird. Während bei kleineren Defekten eine End-zu-End-Adaption der Lidkanten noch möglich ist, muß bei größeren Defekten eine größere Hautverschiebung zur Entlastung der Lidkanten durchgeführt werden. Im Bereich des inneren Lidwinkels läßt sich ein solcher Defekt häufig nur unter Zuhilfenahme eines freien Hauttransplantates decken, das wir bevorzugt aus der Retroauricularregion, Supraclavicularregion, der Innenseite des Oberarmes oder auch aus der Deckfalte des anderen Oberlides entnehmen.

Ausgedehnte Tumoren im Bereich der Lider erfordern gelegentlich einen vollständigen Unterlid- oder Oberlidersatz. Während die Hautdeckung meist keine großen Schwierigkeiten bereitet, muß der Defekt durch den verlorengegangenen Tarsus auch entsprechend stabilisiert werden. Dies kann z. B. bei der von Mustarde angegegebenen Technik der Oberlidrekonstruktion mit Hilfe von Lidaustausch und eines aus dem Nasenseptum gewonnenen Knorpeltransplantates erfolgen. Bei einem Ersatz des Unterlides bringt eine plastische Verlagerung des Müller'schen Lidmuskels in den Defekt in der Regel eine genügende Stabilität.

Lassen Sie uns einige Punkte der Lid- und Orbitachirurgie zusammenfassen.

1. Jede Operation im Lidbereich muß sehr sorgfältig Anatomie und Funktion dieser Region berücksichtigen. Falschkorrekturen bedeuten irreparable Störungen am optischen Apparat des Auges und u. U. Sehverlust.

2. Art und Ausmaß des operativen Vorgehens richten sich nach der Artdiagnose des Tumors. Bei größeren Eingriffen ist eine Probeexzision zu fordern, kleinere Tumoren werden primär total exzidiert.

3. Bei tiefergelegenen Tumoren im Lidbereich muß stets auch an Orbitablastome gedacht werden.

4. Gefürchtet sind vor allem Tumoren im nasalen Lidwinkelbereich nicht zuletzt wegen der Infiltrationstendenz in die knöcherne Nachbarschaft.

Überblicken wir das Demonstrierte, so sei hieran die eindringliche Forderung gebunden, operative Eingriffe im Lidbereich nur durch einen geschulten, operativ tätigen Augenarzt durchführen zu lassen. Eine beträchtliche Zahl von Negativbeispielen läßt uns diese Mahnung besonders betonen. Unumgänglich bleibt indes die Absprache und Zusammenarbeit mit unseren Nachbardisziplinen, Dermatologie, Otorhinolaryngologie und Neurochirurgie. Die gezielte Kooperation wird Fehler vermeiden und Fortschritte bringen.

Literatur

Lund, O.-E.: Augentumoren im Kindesalter. Fortschr. d. Med. **21**, 936–940 (1968)

Zur operativen Behandlung maligner Hauttumoren im Hals-Nasen-Ohren-Bereich

ERNST R. KASTENBAUER

Summary

Most malignancies of the skin of head and neck could be treated with a good result and prognosis in the initial phase were they not underestimated. Many of these tumors—in most cases basal-cell carcinomas or squamous-cell carcinomas—are small and relatively circumscribed when first diagnosed. Only in single cases can regional metastases be demonstrated. After infiltration of the deeper layers of the face the carcinomas can invade the nasal cavity, maxillary sinus, orbit, ethmoid and frontal sinuses, skull, base of the skull and external auditory canal. After invasion of these regions the growth of these malignancies can be uncontrollable and a good long-term result cannot be obtained despite radical operative management. Most of our patients with carcinomas of the skin and of the lips were irradiated unsuccessfully. 25% of patients with lip tumors die of the consequences of the expansive tumor growth and the formation of metastases. Basal-cell and squamous-cell carcinomas of the cheek can involve adjacent tissues such as the parotid gland, facial nerve, mandible, mastoid and retromandibular fossa. Such developments can be prevented by early operation without regard to possible problems of the following reconstructive surgery. Only such a procedure can accomplish satisfactory results for our patients. The primary operative management of these malignancies is the best method and it is superior to radiotherapy.

Zusammenfassung

Die meisten bösartigen Hauterkrankungen des Kopfes und des Halses könnten im Anfangsstadium mit einem guten Ergebnis sowie mit einer guten Prognose behandelt werden, wenn sie nicht unterschätzt würden. Viele dieser Tumoren – in den meisten Fällen sind es Basaliome oder Plattenepithelkarzinome – sind bei der Sicherung der Diagnose klein und verhältnismäßig umgrenzt. Nur in einzelnen Fällen sind regional Metastasen nachweisbar. Nach der Infiltration der tiefen Schichten des Gesichtes können die Karzinome in die Nasenhöhle, die Oberkieferhöhle, die Orbita, den Sinus ethmoidalis und frontalis, den Schädel, die Schädelbasis und den äußeren Gehörgang einwachsen. Nach dem Eindringen in diese Bereiche kann das Wachstum dieser bösartigen Erkrankungen unkontrollierbar und trotz radikaler operativer Behandlung unheilbar werden. Die meisten unserer Patienten mit Haut- und Lippenkarzinomen waren erfolglos vorbestrahlt. 25% der Patienten mit Lippentumoren sterben infolge des expansiven Tumorwachstums und der Metastasenbildung. Basaliome und Plattenepithelkarzinome der Wange können die benachbarten Gewebe, zum Beispiel die Ohrspeicheldrüse, den Nervus facialis, den Unterkieferknochen, den Warzenfortsatz und die retromandibuläre Region befallen. Eine solche Entwicklung kann durch eine frühzeitige operative Behandlung verhindert werden, die keine Rücksicht auf wiederherstellende Maßnahmen nehmen darf. Die operative Primärbehandlung ist das beste Verfahren und der Radiotherapie überlegen.

Operative Behandlung maligner Hauttumoren im HNO-Bereich

Die anfänglich meist mit guten Erfolgsaussichten zu behandelnden malignen Hauttumoren im Kopf-Halsbereich — in erster Linie handelt es sich um Basaliome und spinozelluläre Karzinome — entwickeln nach der Infiltration der tiefer gelegenen Strukturen häufig eine erhebliche therapeutische Problematik, wobei hier die Melanome wegen ihrer raschen hämatogenen und lymphogenen Aussaat eine absolute Sonderstellung einnehmen.

Skalp

Exzisionsdefekte maligner Tumoren des Skalps sind bei ihrer Beschränkung auf die Kopfhaut in der Regel ohne Schwierigkeiten mit Rotations-, Transpositions- oder Brückenlappen zu decken. Schwierig wird die Tumorausrottung bei Infiltration und Durchwachsung der Dura, wenn deren Resektion und plastischer Ersatz durch die unmittelbare Angrenzung lebenswichtiger Blutleiter, wie z. B. des Sinus sagittalis superior, Grenzen gesetzt sind (Abb. 1). Erfolgt eine lymphogene Metastasierung, so ist deren Ausbreitung nach ausgedehnten Lappenplastiken im Kopfbereich und teilweiser Ausräumung der Lymphbahnen im Halsbereich mitunter unberechenbar und kann über die Schädelkalotte zur Gegenseite ziehen.

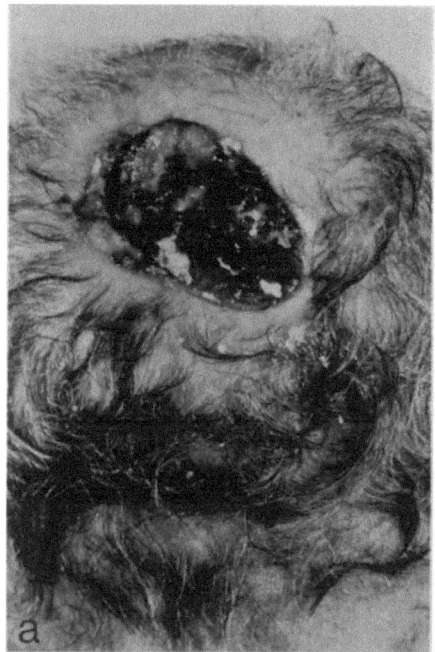
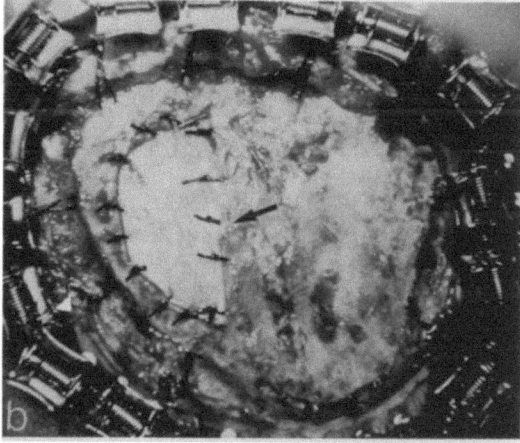

Abb. 1. (a) Spinozelluläres Karzinom der Kopfhaut mit Knochendestruktion und Infiltration der Dura. (b) Zustand nach Resektion des Tumors und Duraplastik. Nach rechts verhinderte der noch blutführende Sinus sagittalis superior (Pfeil) eine restlose Exstirpation des Tumors im Durabereich

Orbita

Muß im Zuge der Tumorexstirpation die Orbita mit den angrenzenden Nasennebenhöhlen und Weichteilzone ausgeräumt werden, so deckt man diese Höhle zunächst prinzipiell nie plastisch ab, da man sich damit nur der Kontroll- und Inspektionsmöglichkeiten hinsichtlich eines Tumorrezidivs beraubt. Nicht selten entwickeln sich postoperativ im Bereich der Schädelbasis, im hinteren Orbitaabschnitt und seitlich zum Jochbein hin Tumorrezidive, die unbehandelt den Patienten in relativ kurzer Zeit ad exitum bringen. Operationstechnisch ist eine Orbitarekonstruktion, z. B. mit einem frontotemporalen Rundstiellappen gut möglich, man sollte sich aber in der überwiegenden Zahl der Fälle zum Vorteil des Patienten mit einer Epithesen-Abdeckung begnügen.

Nase

Maligne Hauttumoren der Nasenbasis und des Nasenseptums sind äußerst gefährlich, da diese Neubildungen die Strukturen des Septums und der Nasenhaupthöhle als Leitgebilde benützen, um in Richtung Schädelbasis und Nasennebenhöhlen vorzudringen. Der sichtbare Tumor im Bereich der Nasenbasis kann relativ klein und abgrenzbar erscheinen, in Wirklichkeit kann er jedoch unter der Nasenrückenhaut in dem Bereich des Nasendomes, nahe bis an die Schädelbasis herangewachsen sein. Haben diese Tumoren dieses Ziel erst einmal erreicht, so wird das Tumorleiden extrem schwer kontrollierbar. Dabei hat in den Etagen des pneumatisierten Gesichtsschädels der maxillo-ethmoidale Winkel eine vitale Bedeutung, da von hier aus der Tumor in die Orbita, Stirnhöhle, Rhinobasis, Keilbeinhöhle und mittlere Schädelgrube einbrechen kann. Aus diesem Grunde bedürfen diese malignen Neubildungen einer radikalen chirurgischen Behandlung, wobei gerade die Erstoperation schicksalshaft für den Patienten sein kann.

Operationsdefekte im Bereich des Nasenbodens und des seitlichen Nasenflügels können verschiedenartig gedeckt werden. Neben freien Transplantaten kommen hier bei der primären Defektdeckung am geeignetsten Verschiebelappen aus dem Wangenbereich zur Anwendung (Denecke u. Meyer, 1964; Meyer, 1973). Die Burowschen Exzisionsdreiecke werden seitlich vom Auge und lateral vom Mundwinkel gelegt. Der Lappen wird dick und breit angelegt in den Nasenbodendefekt eingebracht, wobei sein distales Ende im Bereich des Ansatzes des Nasenflügels streifenförmig desepithelisiert wird. Damit kann der neugebildete Nasenflügel in der gleichen Sitzung in den desepithelisierten Bezirk des Verschiebelappens eingenäht werden (Abb. 2). Der Nasenflügel und die seitliche Nasenwand können durch einen Insellappen aus der Stirn (Monks, 1898) gebildet werden, der die Arteria frontalis als ernährendes Gefäß führt. Mit diesem vitalen Lappen erreicht man eine ungestörte Wundheilung und kann den Patienten nach einer ca. 2–3wöchigen Wundheilung der Hochvolttherapie zuführen. Die suprahyoidale Lymphknotenausräumung ist in jedem Falle vorzunehmen. Intra operationem wird die Tumoroperation bzw. Tumorexstirpation im Gesunden mit Schnellschnittuntersuchungen gesichert, wobei man sich jedoch der bekannten Unsicherheitsfaktoren einer Schnellschnittuntersuchung bewußt sein muß. Eine sekundäre Defektdeckung kann entweder auf die gleiche Weise, nur zu einem späteren Zeitpunkt, oder aber mit Hautlappen aus der Stirn und der Nasolabialfalte erfolgen. Vollautonomisierte

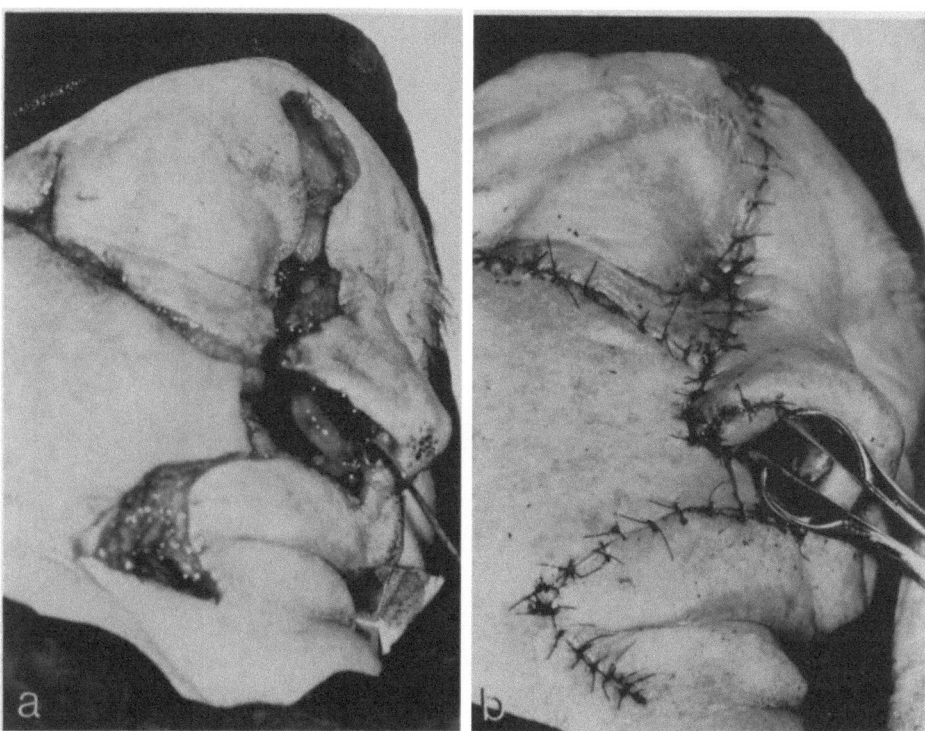

Abb. 2. (a) Zustand nach Entfernung eines spinozellulären Karzinoms des Nasenbodens und des angrenzenden Nasenflügels. Rekonstruktion des Nasenbodens durch einen Verschiebelappen aus der Wange und Wiederherstellung des Nasenflügels mit einem Insellappen von der Stirne. (b) Zustand nach Wiederherstellung der Nase. Der Nasenflügel ist in einen desepithelisierten Bezirk des Wangen-Verschiebelappens eingenäht.

Rundstiellappen sind speziell nach einer Vorbestrahlung des zu versorgenden Gebietes oder bei Mangel von Nahlappenmaterial angezeigt.

Durchgehende Defekte der seitlichen Nasenwand größeren Ausmaßes (Abb. 3) werden am besten mit Stirnlappen gedeckt, wobei die Naseninnenauskleidung entweder durch freie Hauttransplantate oder durch das Introvertieren der umgebenden Nasenhaut gewonnen wird. Der hierfür optimal geeignete Stirnlappen nach Converse (1942, 1959) wird mit dem vorderen Kopfschwartendrittel in den Defekt hineinrotiert, wobei die Entnahmestelle intercurrent entweder mit Aluminiumfolie oder Spalthaut abgedeckt wird. Nach ca. 3 Wochen kann der Skalp zurückverlagert werden.

Zur Rekonstruktion kleinerer, zweischichtiger Nasendefekte eignen sich Insellappen aus der Nasolabialfalte und freie Hautknorpeltransplantate aus der Ohrmuschel. Reine Spalthaut- oder Vollhauttransplantate ergeben nach einer zweischichtigen Tumorexstirpation wegen der fehlenden Dicke leichte Einziehungen in dem zweischichtigen Defektbereich. Grundsätzlich sollte die dem Hauttumor angrenzende Schicht bei einer Tumorexzision mitgenommen werden, um somit einem Rezidiv vorzubeugen.

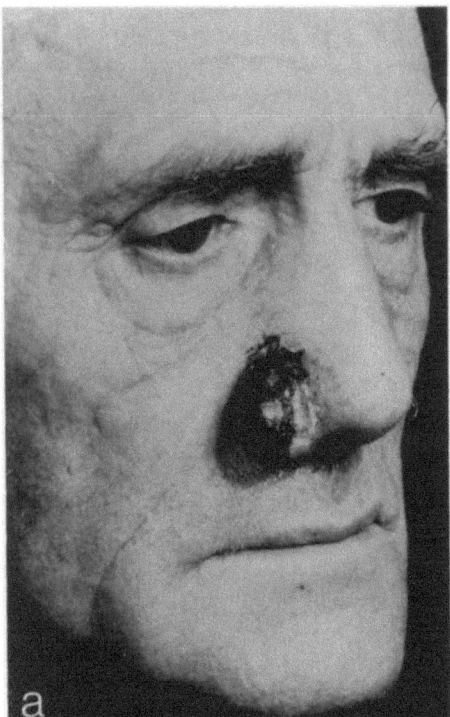 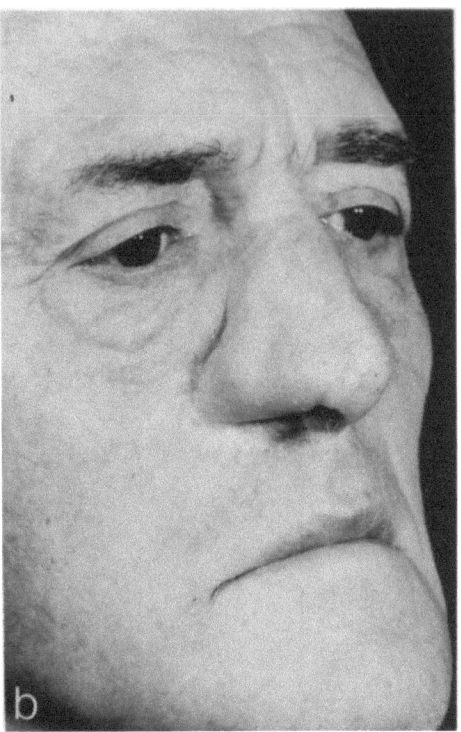

Abb. 3. (a) Ausgedehnter Tumorbefall (spinozelluläres Karzinom) des rechten Nasenflügels und der angrenzenden Wangenpartie. (b) Zustand nach Rekonstruktion der Nase mit einem Stirn-Skalp-Lappen nach Converse

Ausgedehntere Defekte der seitlichen knöchernen Nasenwand und der medianen Orbitabegrenzung werden am besten wiederum mit Hautlappen aus der Stirn nach Converse (1942, 1959) abgedeckt. Da das Ersatzmaterial hierbei über einem relativ großen Hohlraum der Nasenhaupthöhle und des evtl. eröffneten Siebbeins fixiert wird und nach lateral an der medialen Orbitabegrenzung nur einen relativ schwachen Halt findet, kann es hier nach Schrumpfung des Deckmaterials zu einer Wunddehiszenz im Lidwinkelbereich kommen. Diese Dehiszenz kann am schnellsten und sichersten unter Anwendung des medianen Stirnlappens (Kazanjian, 1946) geschlossen werden. Hierbei wird die Innenauskleidung für die Überbrückung der Wunddehiszenz durch Introvertieren des verbliebenen, defektumgebenden Stirnlappenmaterials geschaffen und darauf der mediane Stirnlappen transponiert. Multiple Z-Plastiken gleichen den Niveauunterschied zwischen eingebrachtem Lappen und Nasenrückenhaut aus, ein Rippenknorpeltransplantat stützt den Nasenrückenbereich hinreichend ab (Abb. 4).

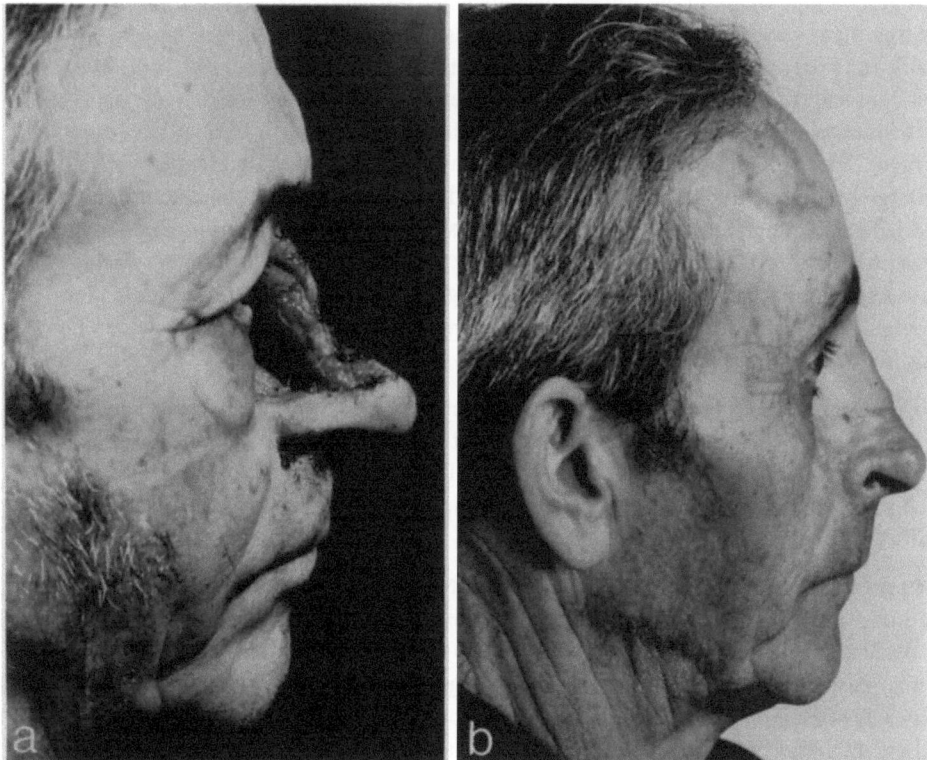

Abb. 4. (a) Zustand nach Exstirpation eines spinozellulären Karzinoms der Nase einschließlich des Siebbeinzellsystems und der Lamina orbitalis. (b) Zustand nach Defektdeckung und dem Wiederaufbau der Nase mit einem Stirn-Skalp-Lappen nach Converse und einem medianen Stirnlappen nach Kazanjian. Das Nasengerüst wurde mit Rippenknorpeltransplantaten wiederaufgebaut

Wangenbereich

Während kleinere Wangendefekte mit Insellappen, Rotations- und Verschiebelappen mit entsprechender Größe gedeckt werden können, erfordern größere Exstirpationsdefekte Transpositionslappen vom Hals oder von retroaurikulär. Entscheidend für eine primäre Rekonstruktion eines Wangendefektes ist die histologisch gesicherte Entfernung des Tumors in der Tiefe der Wange, eventuell unter Mitnahme der Ohrspeicheldrüse und des Nervus facialis. Bei Invasion des Nebenhöhlensystems bleibt die Resektionsstelle offen und wird zumindest für 1–2 Jahre nur epithetisch versorgt.

Eine primäre Rekonstruktion der Wangenweichteile nach Nebenhöhlenbefall ist jedoch möglich, wenn gleichzeitig der harte Gaumen reseziert werden mußte und wenn somit durch die Mundhöhle eine Tumornachkontrolle des Nebenhöhlenbereichs erfolgen kann. Bei der Wiederherstellung der Wange wird die Innenauskleidung des Lappens mit Spalthaut geschaffen. Während die Entnahmestelle eines retroaurikulären Transpostionslappens mit Spalthaut versorgt wird, muß die Entnahmestelle eines Transpositionslappens im Halsbezirk zur sicheren Protektion der Arteria carotis communis entweder durch die Mobilisation der Defektumgebung oder durch Hautlappen von der Brust abgesichert werden. Die Entnahmestelle von der Brust kann dann hinwiederum bei Bedarf mit Spalthaut abgedeckt werden. Des weiteren kommen noch beim Manne große Transpositionslappen vom Skalp in Betracht, die eventuell vorautonomisiert werden müssen, da der Stiel des zuführenden arteriellen Hauptgefäßes der Arteria temporalis superficialis beim Transponieren in den Gewebsdefekt der Wange und der Lippe geknickt und gedrosselt wird. Bei der Frau ist diese Lappenart wegen der Behaarung nicht möglich. Die Innenauskleidung kann hier ebenfalls mit Spalthaut erfolgen, wobei diese am besten bereits beim Umschneiden im Kalottenbereich unter die Skalphaut verlagert wird.

Die Wangenrotationsplastik nach Esser (1918) mit der Verlagerung der Wangenweichteile in Richtung auf einen nasennahen Defekt bringt ebenfalls ein sehr gutes Resultat. Sie hat jedoch beim Manne den kleinen Nachteil, daß die Haarbartgrenze vom Ohr weg schräg nach vorne in den Wangenbereich verlagert wird, was jedoch nur unwesentlich störend wirkt.

Die primäre Deckung eines Tumordefektes mit Nahlappen ist meist technisch die einfachere Methode und bringt auch in funktioneller und ästhetischer Hinsicht die besseren Resultate als die Versorgung mit Fernlappenplastiken. Die Nahlappen werden in ein zumeist relativ keimarmes Gebiet verlagert, wodurch in der Regel eine primäre Wundheilung erzielt wird. Außerdem ist die Verwendung der Defektumgebung der Fernlappenplastik insofern vorzuziehen, da dieses Ersatzmaterial bezüglich der Hautfarbe und der Konsistenz am ehesten dem fehlenden Gewebe gleicht. Die Fernlappenplastik ist bei ausgedehnteren Defekten nötig, da durch die Materialbeschaffung bei einer Nahlappenplastik zusätzlich entstellende Narben gesetzt werden können oder weil das erforderliche Material in der direkten Umgebung mitunter nicht in ausreichendem Umfang zur Verfügung steht (Schuchardt, 1967). Bei dieser sekundären Rekonstruktion von Wangendefekten werden bevorzugt Fernlappen von der Brust in Form des Brustlappens nach Bakamijan et al. (1969), Rundstiellappen vom Rücken, vom Bauch in Form des abdomino-brachialen Lappens und vom Oberarm nach der alten italienischen Methode (Joseph, 1932; Denecke u. Meyer, 1964; Meyer, 1973) angewandt. Die beste Innenauskleidung bietet dabei in der Regel stets das umgeschlagene distale Lappenende, das jedoch als Innenauskleidung der Mundhöhle haarlos sein soll. Spalthauttransplantate neigen zu sehr zur Schrumpfung.

Lippe

Maligne Tumoren der Lippe — zu über 90% im Bereich der Unterlippe lokalisiert — werden hinsichtlich ihrer Malignität häufig unterschätzt. Diese Fehleinschätzung verleitet gerne zu einer operativen Therapie, die mitunter die an und für sich hier angebrachte Radikalität vermissen läßt. Mit einer 5-Jahresheilung von ca. 75% liegt diese Tumorart in einer Karzinomgesamtstatistik zwar relativ günstig, die Mortalitätsrate könnte aber durch entsprechende operative Erstbehandlung noch weiterhin gesenkt werden. Häufig erliegt der

Patient gar nicht seinem Primärtumor, sondern den Komplikationen seiner lymphogenen Metastasierung in den Halsbereich mit deren letalen Konsequenzen.

Es gibt zahlreiche Operationsmethoden zur Rekonstruktion von Lippendefekten. Nach der letzten Zusammenstellung von Meyer sind es über 80. Gerade diese hohe Zahl spricht dafür, daß es nur wenige gute und keine optimalen Verfahren gibt. Letztlich basieren die allermeisten der angegebenen Verfahren und Modifikationen auf den Grundmethoden von Dieffenbach (1845), Bernard (1853) und Estlander (1872), um nur einige zu nennen. Das gemeinsame Ziel der neueren Modifikationen ist die Erhaltung der Funktion des Musculus orbicularis oris, die Beachtung der Einstrahlung des Nervus facialis und die Schaffung einer weiten Mundspalte. Diese Faktoren sind wichtig für eine gute Motilität der Lippen und für die Pflege der Mundhöhle. Aus der großen Zahl der Verfahren sei hier nur kurz auf eines verwiesen, das diesen Forderungen weitgehend entgegenkommt.

Es ist dies die von Fries (1973) angegebene Modifikation zur Deckung eines Unterlippendefektes, wobei hier die beiden Verschiebelappen eine rotatorische Komponente erhalten und die Burowschen Exzisionen in die submentale Region verlegt werden. Dadurch erhält die Lippe die erforderliche Höhe und Fülligkeit und die Narbenbildung wird zum Teil unter das Kinn verlagert. Bei zu starker Verknappung des Ersatzmaterials im unteren Lippenbereich kann zusätzlich aus dem Filtrum der Oberlippe ein Abbe-Lappen in die mediale Defektlücke der Unterlippe geschwenkt werden. Maligne Hauttumoren der Oberlippe sind relativ selten, in der Regel gelingt die primäre Versorgung des Operationsdefektes durch Verschiebelappen oder Transpositionslappen aus dem Wangenbereich.

Ohrmuschel – Gehörgang

Maligne Hauttumoren der Ohrmuschel stellen uns in der Regel vor keine größeren chirurgischen Probleme, solange sie nicht in den Gehörgang eingewachsen sind. Sind diese Tumoren auf den Helixrand beschränkt, so können diese Defekte entweder durch die Rotation der mobilisierten Helixstümpfe oder durch eine sternförmige Exzision mit einer daraus resultierenden Verkleinerung der Ohrmuschel geschlossen werden. Ebenso kann die Rekonstruktion des oberen Ohrmuschelanteiles durch die freie Transplantation eines entsprechend großen dreischichtigen Ohrmuscheltransplantates von der Gegenseite rekonstruiert werden. Nach der Verkleinerung des Defektes um gut ein Drittel durch eine dreiecksförmige Exzision in Richtung Concha kann von der gesunden Seite ein Transplantat entnommen werden, das jedoch nicht größer als ca. 2,5 cm im Durchmesser sein soll. Die Entnahmestelle am Spenderohr kann leicht verschlossen werden, die Muschel wird dadurch nur geringgradig verkleinert. Ebenso kann die Wiederherstellung von Ohrmuschelranddefekten durch die Verwendung von gestielten haarlosen Hautlappen vom Planum mastoideum erfolgen.

Zweischichtige Defekte in der Concha können ebenso wie dreischichtige mit einem retroaurikulär gestieltem Insellappen gedeckt werden (Tolsdorff u. Walter, 1974). Der Lappen ist hinreichend vaskularisiert und hat die erforderliche Dicke für den Defektausgleich. Er kann so groß gewählt werden, daß auch der Gehörgang zum Teil mitrekonstruiert werden kann. Die Entnahmestelle ist problemlos durch Mobilisation der umliegenden Haut primär zu verschließen, wobei lediglich der retroaurikuläre Spalt des Ohres etwas schmäler wird.

Kritisch wird die Behandlung von malignen Hauttumoren im Ohrmuschelbereich nach der Invasion des knorpeligen Gehörgangs, da von hier aus das Mastoid, der knöcherne Gehörgang, die Ohrspeicheldrüse und das Mittelohr infiltriert werden können. Es braucht hier nicht in extenso dargelegt zu werden, daß ein solches Tumorwachstum mit der Gefahr der Infiltration des Endokraniums eine absolut existenzielle Gefährdung für einen Patienten darstellt. Maligne Prozesse des Gehörgangs zählen zu den heimtückischsten Erkrankungen unseres Fachgebietes, da hier ein präformierter Ausbreitungsweg in Richtung auf das Schädelinnere benützt wird, in dem sich relativ latent maligne Prozesse anbahnen und ausbreiten können, bis sie inkurabel sind.

Die pneumatisierten Räume des Schädels, die Nasenhöhle mit ihrer direkten Beziehung zur Schädelbasis, die Orbita mit ihrer Begrenzung zur vorderen und mittleren Schädelgrube und der Gehörgang als Zugang zum Mittelohr und zum Felsenbein stellen ideale Ausbreitungswege für ein unkontrollierbares Tumorwachstum dar, das nach der Invasion dieser Regionen oft nicht mehr beherrschbar ist. Anfangs umschrieben und heilbar erscheinende Tumoren der Lippen und der Wange führen nach einer ungenügenden radikalen Erstversorgung oder vergeblicher Strahlentherapie gar nicht so selten zu einem schwer einzudämmenden Tumorwachstum in die Umgebung und zur lymphogenen Metastasierung. Ähnliches gilt für ohrnahe Hauttumoren nach der Infiltration der Parotis und des retromaxillären Raumes. Die Frage der Kurabilität maligner Hautgeschwülste im Halsbereich stellt sich stets bei der Abgrenzung des Tumors zur Schädelbasis, zur Gefäßscheide und zur Halswirbelsäule.

Literatur

Bakamjian, V. Y., Culf, N. K., Bales, H. W.: Versatility of the deltopectoral flap in reconstructions following head and neck cancer surgery. Excerpta med. (Amst.) Intern. Congr. Ser. **174**, 808 (1969)

Bernard, C.: Cancer de la lèvre inférieure opéré par un procédé nouveau. Bull. Soc. Chir. Paris **3**, 357 (1853)

Converse, J. M.: New forehead flap for reconstruction of nose. J. Laryng. **57**, 508 (1942)

Converse, J. M.: Reconstruction of the nose by the scalping flap technique. Surg. Clin. N. Amer. **39**, 335 (1959)

Denecke, H. J., Meyer, R.: Plastische Operationen an Kopf und Hals. I. Band, Nasenplastik. Springer Verl. Berlin/Göttingen/Heidelberg/New York: 1964

Dieffenbach, J. F.: Die operative Chirurgie. Leipzig: F. A. Brockhaus 1845

Esser, J. F. S.: Die Rotation der Wange und allgemeine Bemerkungen bei chirurgischer Gesichtsplastik. Leipzig: V. Vogel 1918

Estlander, J. A.: Eine Methode, aus der einen Lippe Substanzverluste der anderen zu ersetzen. Langenbecks Arch. klin. Chir. **14**, 622 (1872)

Fries, R.: Advantages of a Basic Concept in Lip Reconstruction after Tumour Resection. J. max.-fac. **1**, 13 (1973)

Joseph, J.: Nasenplastik und sonstige Gesichtsplastik. Leipzig: Curt Kabitzsch 1932

Kazanjian, V. H.: Repair of nasal defects with median forehead flaps. Surg. Gynec. Obstet. **83**, 37 (1946)

Meyer, R.: A Technique for the Immediate Reconstruction of the lower Lip after Ablation of Tumour. Chir. plast. reconstruct. (Berl.) **2**, 1 (1973)

Monks, G. H.: Restoration of the lower eyelids by a new method. Boston. med. surg. J. **139**, 385 (1898)

Schmid, E.: Über neue Wege in der plastischen Chirurgie der Nase. Bruns' Beitr. klin. Chir. **184**, 385 (1952)

Schuchardt, K.: Grundsätzliches zur primären und sekundären Defektdeckung nach der Operation von gutartigen und bösartigen Gesichtstumoren. Chir. plast. reconstruct. (Berl.) **3**, 180 (1967)

Tolsdorff, P., Walter, C.: Technik und Anwendungsbereich des retroaurikulären Insellappens. Z. Laryng. Rhinol. **53**, 887 (1974)

Möglichkeiten der Dermatochirurgie bei Neoplasien im Nasenbereich*

MANFRED HAGEDORN, MARTIN HARTMANN UND JOHANNES PETRES

Summary

Optimal results have been achieved by surgical removal of epidermal neoplasias in the nasal region with methods of plastic surgery (transposition and rotation grafts) in the curative as well as the aesthetic regard. In designing an exact pre-operative plan, not only radical tumor removal but also the post-operative aesthetic results should be taken into consideration.

Zusammenfassung

Bei der chirurgischen Entfernung epidermaler Neoplasien im Nasenbereich bieten die Methoden der Nahplastik (Schwenkklappen-, Verschiebe- bzw. Rotationsplastik) die Möglichkeit sowohl in kurativer als auch in aesthetischer Hinsicht optimale Ergebnisse zu erzielen. Voraussetzung dafür ist eine exakte präoperative Planung, die neben der radikalen Tumorentfernung auch das postoperative aesthetische Endresultat mitberücksichtigen muß.

I. Einleitung

Die Nase nimmt in der Behandlung epidermaler Neoplasien eine lokalisatorische Sonderstellung ein. Zum einen ist sie im Gesicht eine Prädilektionsstelle dieser Prozesse (Freilinger und Santler, 1970), zum anderen muß ihre Bedeutung für den individuellen Gesichtsausdruck bei jedem therapeutischen Vorgehen berücksichtigt werden. Dazu gehört besonders bei der chirurgischen Behandlung von Basaliomen und Stachelzellkarzinomen die exakte präoperative Planung sowie die Beherrschung von Operationstechniken, die die Gewähr für ein optimales kuratives und aesthetisches Ergebnis bieten.

II. Methodik

An der Universitäts-Hautklinik Freiburg i. Br. werden in der Tumor-Chirurgie im Nasenbereich nach Möglichkeit die Methoden der Nahplastik, jenen der Fernplastik und der freien autologen Hauttransplantation vorgezogen. Sehr gute Erfahrungen haben wir mit der technisch relativ einfachen Schwenkklappen- bzw. Verschiebe- und Rotationsplastik gemacht (vgl. Petres und Hundeiker. 1975; Petres und Hagedorn, 1977).

---

* Frau L. Goerke und Herrn F. Kaut, wissenschaftliche Photographen der Universitäts-Hautklinik Freiburg i. Br., danken wir für die Anfertigung der photographischen Aufnahmen.

a) Schwenklappenplastik

Dabei wird nach Exzision des Krankheitsherdes im Gesunden der Operationsdefekt durch Transposition eines nasolabialen Lappens in den Operationsdefekt bei primärer Wundnaht der Lappenentnahmestelle gedeckt (vgl. Abb. 1a–d). Eventuell vorhandene Nasenschleimhautdefekte, die mit einer primären Wundnaht nicht zu schließen sind, werden mittels Insellappen versorgt.

Bei Entfernung der gesamten ala nasi oder großer Teile derselben einschließlich nasaler Schleimhaut besteht die Möglichkeit, einen entsprechend groß geschnittenen Nasolabial-Lappen in die Exzisionsstelle zu verlagern. Die entfettete distale Lappenhälfte wird nach innen geschlagen und bildet so die Innenauskleidung der Nase.

Die Technik des gedoppelten Schwenklappens findet bei uns Anwendung bei Nasenspitzenläsionen. Dabei wird ein entsprechend groß geschnittener Schwenklappen in den primären Nasenspitzendefekt verlagert. Der Nasenflügeldefekt wiederum wird durch einen Nasolabial-Lappen bei primärer Wundnaht der Lappenentnahmestelle versorgt (Abb. 2a–f).

b) Rotationsplastik

Bei Nasenspitzenläsionen kommt neben der Technik des gedoppelten Schwenklappens auch die Rotationsplastik von der Stirn in Frage. Nach keilförmiger Exzision des Krankheitsherdes wird der Schnitt im Bereich der kurzen Seite des Dreiecks über die kontralaterale ala nasi bogenförmig bis zur glabella geführt. Der umschriebene Lappen wird subcutan freipräpariert und spannungsfrei in den Operationsdefekt verlagert. Der sekundär im Bereich der Nasenwurzel entstehende Defekt kann im Sinne einer V-Y-Plastik geschlossen werden (Abb. 3a–d).

c) Verschiebeplastik

Als Alternative zum nasolabialen Schwenklappen kann auch eine Verschiebeplastik von lateral, d. h. von der Wange her zur Defektdeckung im Nasenflügelbereich herangezogen werden (vgl. Abb. 4a–c).

Bei großflächigen Operationsdefekten müssen die angegebenen Techniken kombiniert Anwendung finden (vgl. Petres u. Hundeiker, 1975; Abb. 5a–d).

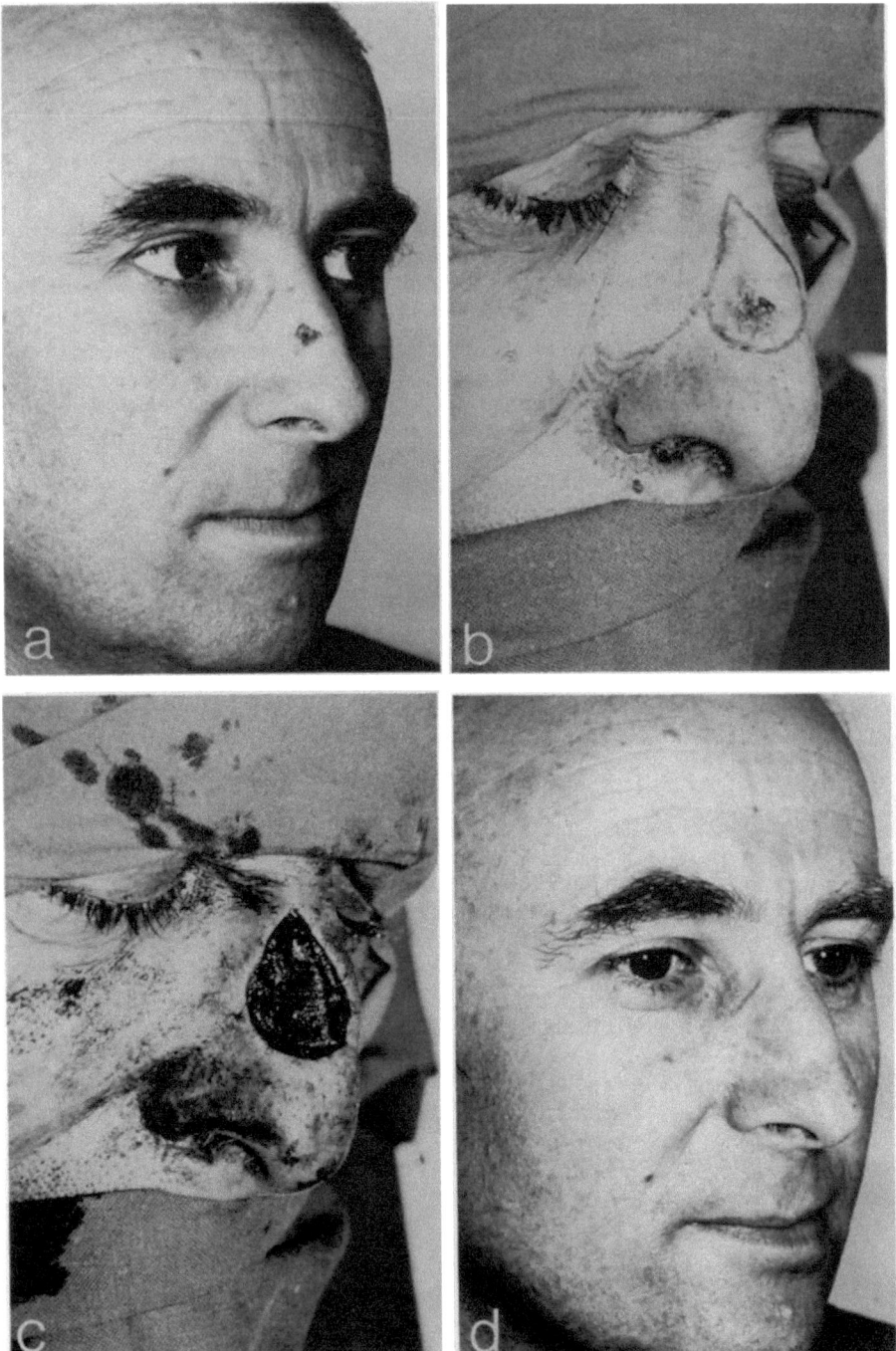

Abb. 1 a–d. 43jähriger Mann. Vernarbendes Basaliom im Bereich des mittleren Nasendrittels. Operationsskizze, Operationsdefekt und Zustand nach Deckung desselben mittels eines Schwenklappens aus der Nasolabialregion

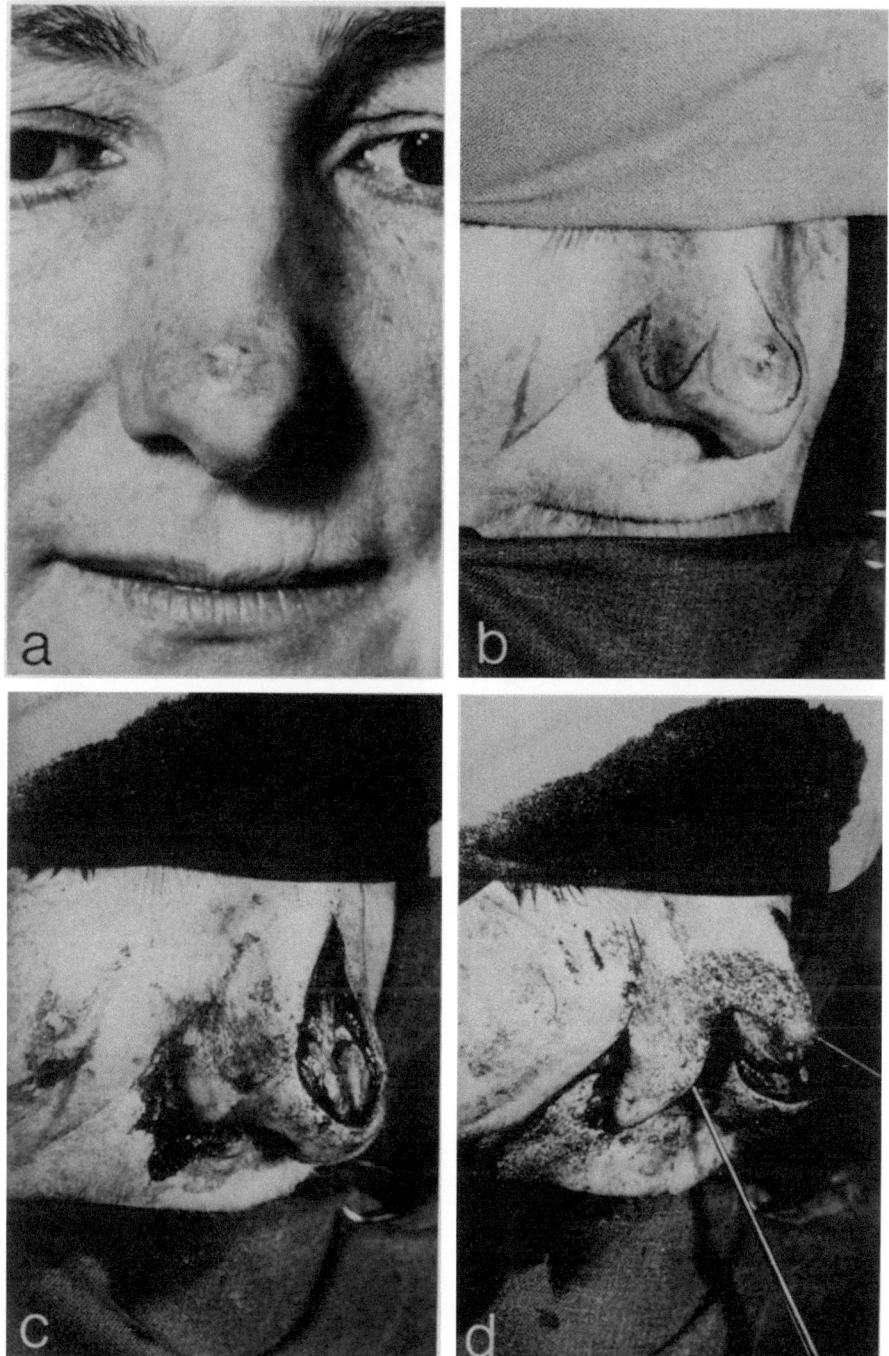

Abb. 2 a–f. 48jährige Frau. Basaliom im Bereich der Nasenspitze. Deckung des Defektes mittels eines gedoppelten Schwenklappens vom Nasenflügel und aus der Nasolabialregion. Endzustand 2 Jahre post operationem

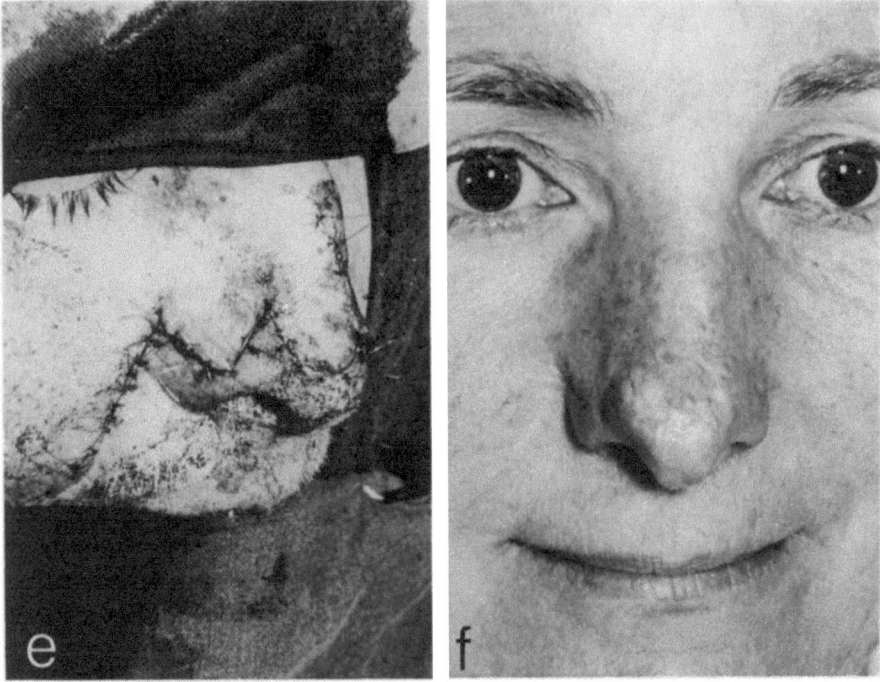

Abb. 2 e und f

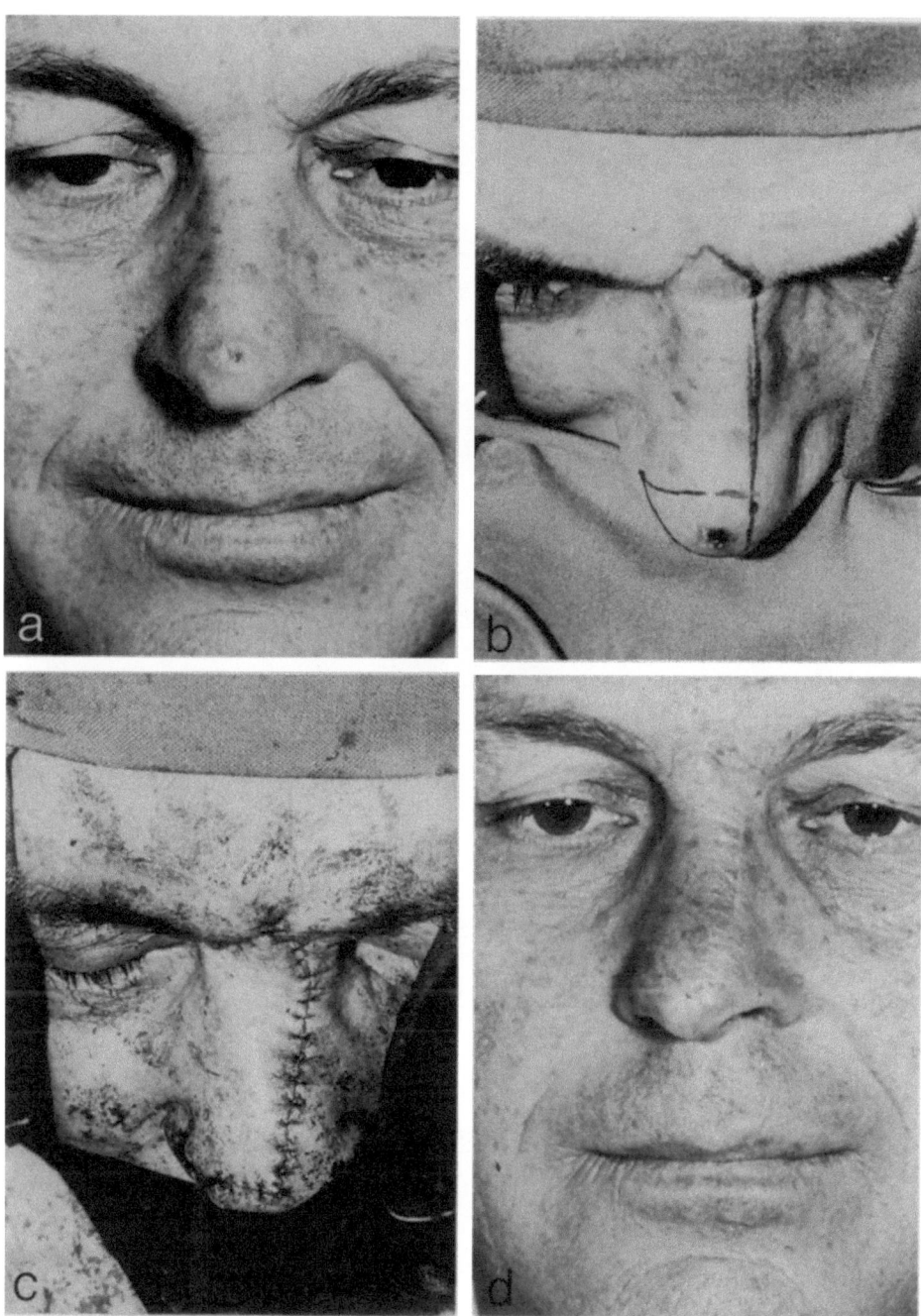

Abb. 3 a–d. Basaliom der Nasenspitze eines 57jährigen Mannes. Versorgung des Operationsdefektes mittels einer Rotationsplastik von der glabella her. Zustand 1 Jahr post operationem

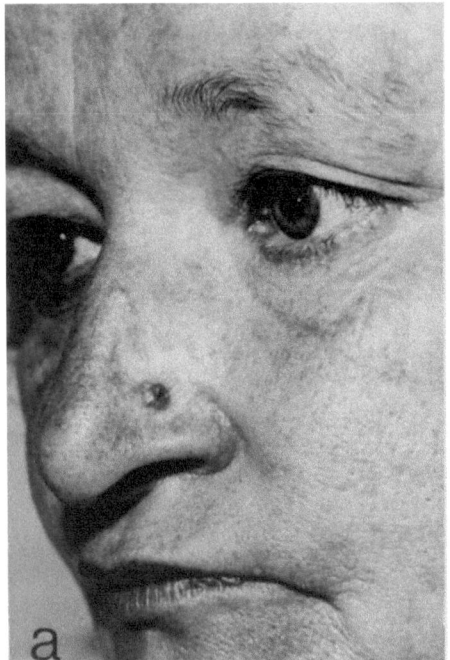
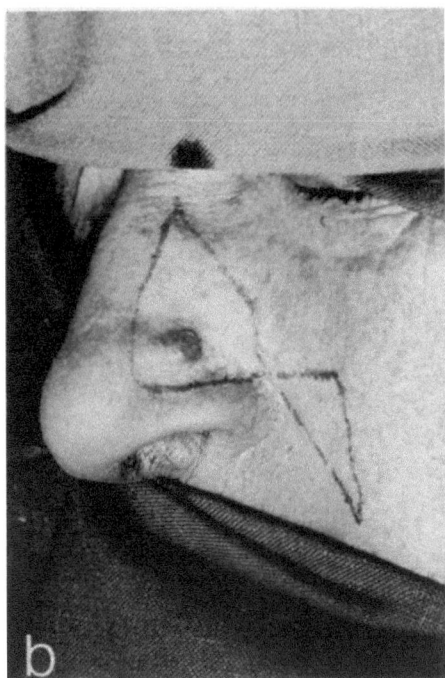
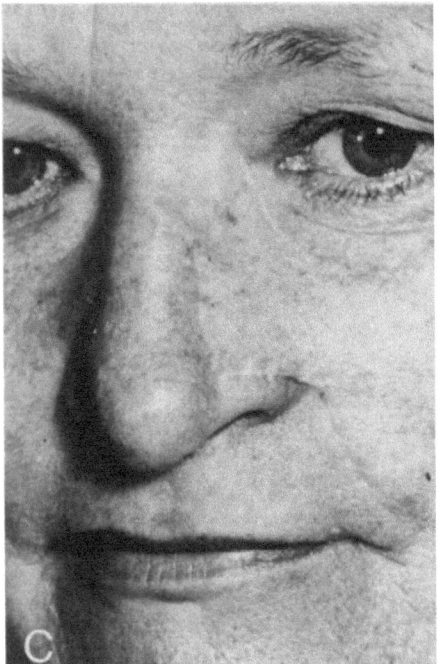

Abb. 4 a–c. 50jährige Frau mit einem Basaliom-Rezidiv nach Röntgentherapie im Bereich des Nasenflügels. Tumorexzision einschließlich Strahlenfeld und Deckung des Defektes mittels Verschiebeplastik von lateral nach Anlegen eines Burow'schen Dreiecks im Bereich der Nasolabialregion. Endzustand 2 Jahre post operationem

Dermatochirurgie bei Neoplasien im Nasenbereich

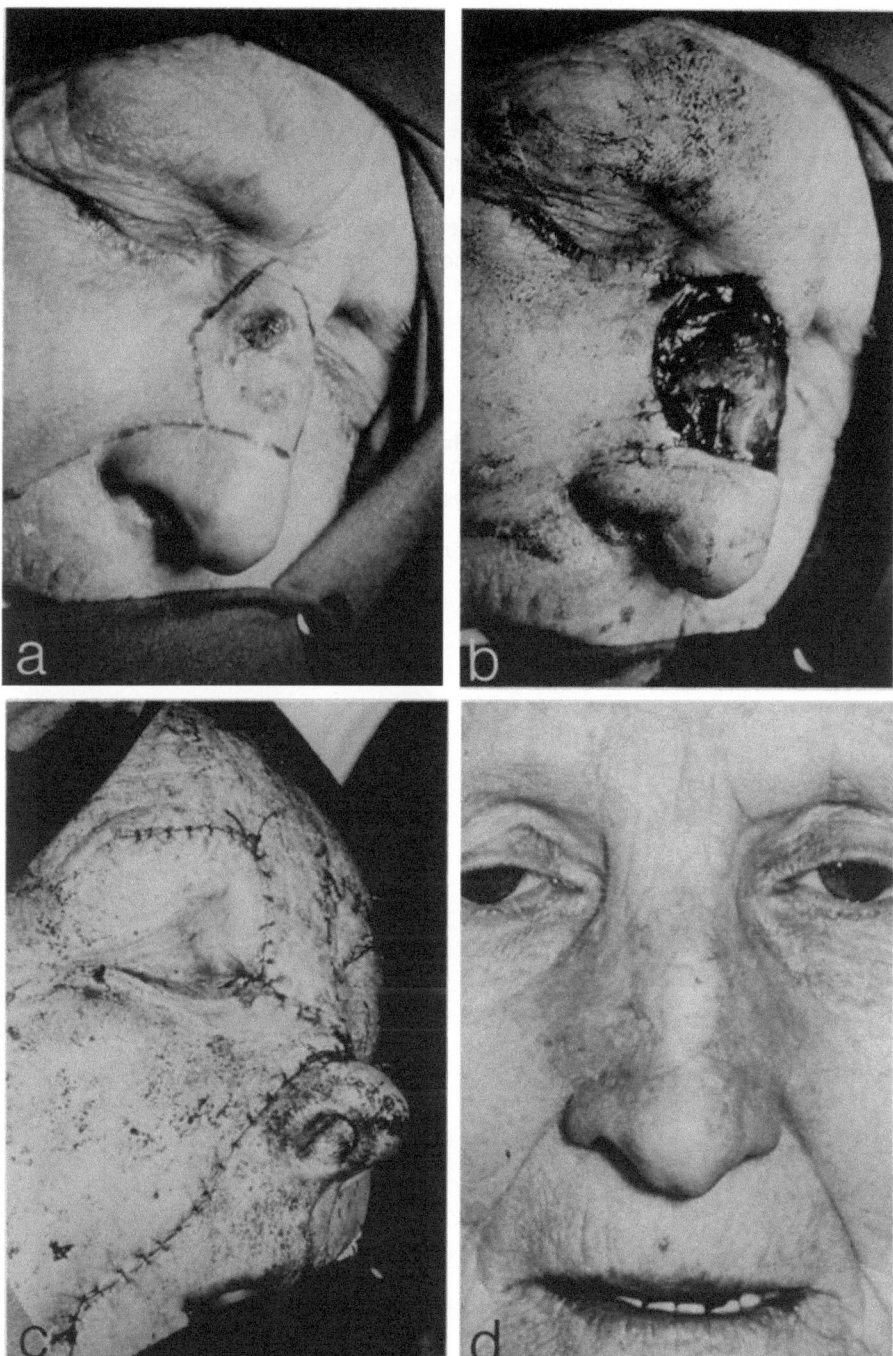

Abb. 5 a–d. 75jährige Frau mit einem ausgedehnten vernarbenden Basaliom im Nasenbereich. Der ausgedehnte Operationsdefekt wurde durch eine kombinierte Verschiebeplastik von caudal und von der Stirn her gedeckt. Endzustand 14 Monate post operationem

III. Diskussion

Rezidive nach chirurgischer Tumorentfernung im Nasenbereich resultieren nicht selten aus der Nichteinhaltung eines genügend großen Sicherheitsabstandes vom Tumorrand. Ursache dafür ist, daß der Operateur aus kosmetischen und funktionellen Gründen bzw. infolge mangelhafter Operationserfahrung eine primäre Wundnaht auf Kosten der Radikalität erzwingt. Die von uns angegebenen plastischen, einzeitigen Operationsmethoden erlauben neben der sicheren Tumorentfernung auch aesthetisch günstige Ergebnisse.

Literatur

Freilinger, G., Santler, R.: Zur chirurgischen Behandlung maligner Hauttumoren im Nasenbereich. Z. Haut- u. Geschl. Kr. **45**, 29–33 (1970)

Petres, J., Hundeiker, M.: Korrektive Dermatologie. Operationen an der Haut. Berlin/Heidelberg/New York: Springer 1975

Petres, J., Hagedorn, M.: The nasolabial flap for reconstruction of ala nasi. J. Derm. Surg. (in press) 1977

Zur Defektdeckung nach Tumorexzision im Bereich der Nase mittels freier Hauttransplantation

JOST METZ

Summary

Primary closure of skin lesions after extensive excision of tumors located at the perinasal area is often impossible. To cover the skin defects other surgical techniques are required. Full and split thickness skin grafts may be recommended as a practicable method which can be performed in the hospital or in the office.

The advantages of this technique are:
1) the coverage of the skin lesion can be achieved without tension;
2) there is no disturbance of nasal function;
3) the procedure can be done under local anaesthesia;
4) often it can be done on an out-patient basis.

Partial necrosis or a persistent alteration of the color of the graft are sometimes seen. The cosmetic results are discussed in a number of cases.

Zusammenfassung

Bei der operativen Tumorbehandlung im Bereich der Nase ist je nach Größe der exzidierten Läsion eine primäre Wundnaht häufig nicht möglich, so daß andere Verfahren zur Defektdeckung erforderlich werden. Als geeignete Methode, die gleichermaßen in Klinik und dermatologischer Praxis geübt werden kann, ist die Defektdeckung mittels Voll- und Spalthauttransplantaten anzusehen. Die Vorteile dieses Verfahrens gegenüber anderen Methoden sind folgende: 1. spannungsfreie Deckung des Hautdefektes, 2. keine Beeinträchtigung der Nasen-(Atmungs-)Funktion, 3. Lokalanaesthesie, 4. unter Umständen ambulant durchzuführender Eingriff.

Gelegentlich kommt es allerdings zur partiellen Nekrose des Transplantates oder zu persistierender Farbänderung gegenüber der angrenzenden Haut.

Das kosmetische Ergebnis wird an Beispielen erläutert.

Im Bereich der Nase sind auch kleinere nach Tumorentfernung auftretende Hautdefekte durch eine primäre Wundnaht oft nicht zu versorgen. Als Alternative bietet sich u. a. auch die freie Transplantation von Voll- und Spalthautlappen an, eine Methode, die gleichermaßen in Klinik und dermatologischer Praxis geübt werden kann.

Die Vorteile dieses Verfahrens gegenüber anderen Methoden sind folgende: Spannungsfreie Deckung des Hautdefektes. Die Größe sowie die Lokalisation des zu versorgenden Hautareals spielt dabei keine Rolle. Die frei übertragene Haut heilt sowohl auf Knorpel als auch Knochengewebe mit erhaltenem Periost in der Regel komplikationslos ein. Dabei ist jedoch zu berücksichtigen, daß eine vollständige Einheilung von Vollhauttransplantaten – im Gegensatz zu den Spalthautlappen – bei größeren Defekten nicht immer zu erzielen ist (Andina, 1970; Schmidt, 1965, Winkler, 1959).

Die bei Verwendung von Spalthautlappen postoperativ so gut wie immer zu beobachtende Schrumpfung des Transplantates ist nicht zu vermeiden, führt andererseits aber nicht zu einer Beeinträchtigung der Nasenfunktion.

Bei der Wahl der Transplantatentnahmestelle sollte aus kosmetischen und funktionellen Gründen die von González-Ulloa (1957) unterteilten „regionalen ästhetischen Einheiten" des Gesichtes beachtet werden, wie sie auf Abb. 1 dargestellt sind. Als geeignete Entnahmestelle für die Nasenregion kommen Oberschenkel, Brustkorb und Infrascapularregion in Frage.

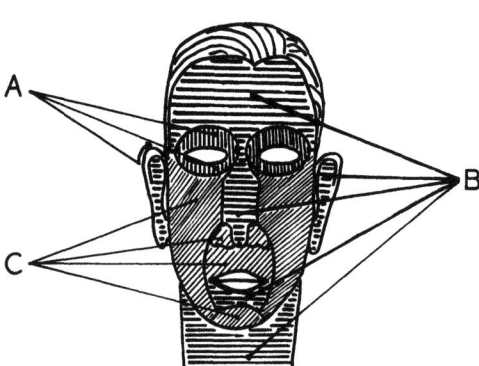

Abb. 1 A–C. Die regionalen „ästhetischen Einheiten" des Gesichtes und die dazu gehörigen Entnahmestellen. Nach González-Ulloa: Brit. J. Plast. Surg. **9**, 212 (1957). (A) *Dünne Haut:* Oberlid, Unterlid, Ohrmuschel-Hinterseite. (B) *Mitteldicke Haut:* Stirn, Nasenrücken, Ohrmuschel-Vorderseite, Unterlippe, Hals. (C) *Dicke Haut:* Wange, Nasenflügel, Oberlippe, Kinn. *Zugehörige Entnahmestellen:* (A) Ohrmuschel-Hinterseite, Arm-Innenseite, Supraclavicularregion; (B) Oberschenkel, Brustkorb, Infrascapularregion; (C) Rücken, Oberschenkel-Innenseite, Lendenregion

Der Eingriff kann häufig in Lokal- bzw. Leitungsanaesthesie durchgeführt werden, was gerade bei älteren Patienten mit erhöhtem Narkoserisiko bei der Operationsplanung berücksichtigt werden sollte. Schließlich ist darauf hinzuweisen, daß der Eingriff bei zuverlässigen Patienten durchaus ambulant und somit auch in der dermatologischen Praxis vorgenommen werden kann. Selbstverständlich ist in diesen Fällen die postoperative Betreuung sehr sorgfältig durchzuführen. Das kosmetische Ergebnis dieser Art der Defektdeckung hängt im wesentlichen von der Dicke des Transplantates ab. Je dicker das Transplantat, desto besser wird der kosmetische Effekt sein, desto anspruchsvoller sind aber auch die Einheilungsbedingungen (Andina, 1970; Schmid, 1965, Winkler, 1959). Gelegentlich kommt es zu oberflächlichen, kleinen Nekrosen des Transplantates oder zu persistierenden Farbänderungen. In Abb. 2a findet sich ein Basaliom an der Grenze von Nasenwurzel und rechtem medialen Augenwinkel. 3 Wochen nach Exzision des Tumors in Lokalanaesthesie und Deckung des Defektes mit freiem Vollhauttransplantat aus der rechten Halsseite (Abb. 2b) zeigt bis auf die zentrale, oberflächliche, stecknadelknopfgroße Nekrose ein kosmetisch gutes Ergebnis bezüglich Farbe und Struktur.

Abb. 3a zeigt ein Spinaliom auf dem Nasenrücken und seitlich davon ein Basaliom. 3 Wochen nach Exzision beider Tumoren und Deckung mit dickem Spalthautlappen vom Oberschenkel (Abb. 3b). Die kosmetisch störende Farbdifferenz zwischen Transplantat und angrenzender Haut ist durch ein entsprechendes Make-up einfach auszugleichen.

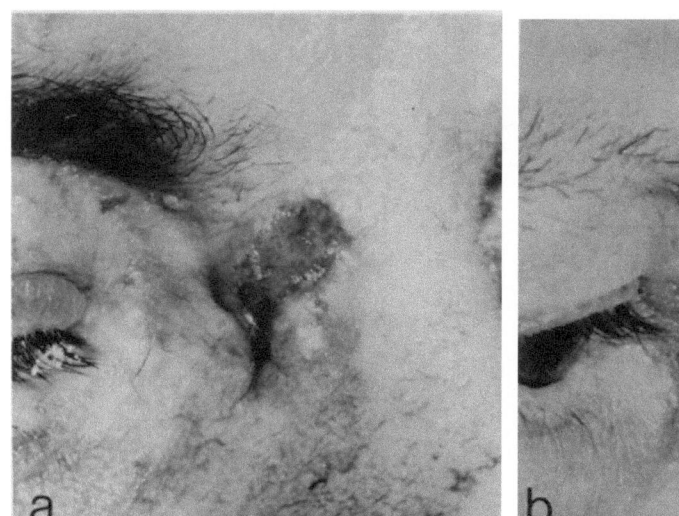
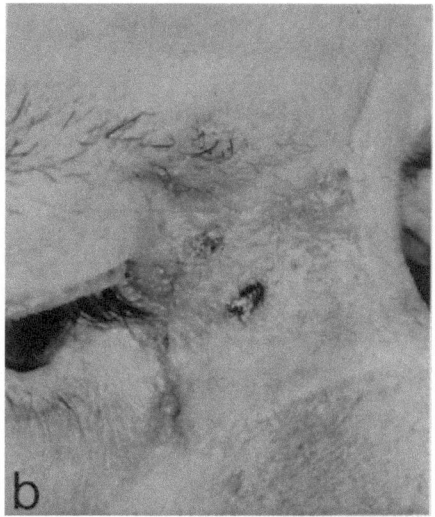

Abb. 2. (a) Ulceriertes Basaliom an der Grenze von Nasenwurzel und rechtem medialen Augenwinkel. (b) Zustand nach Exzision und Deckung des Defektes mit Vollhauttransplantat

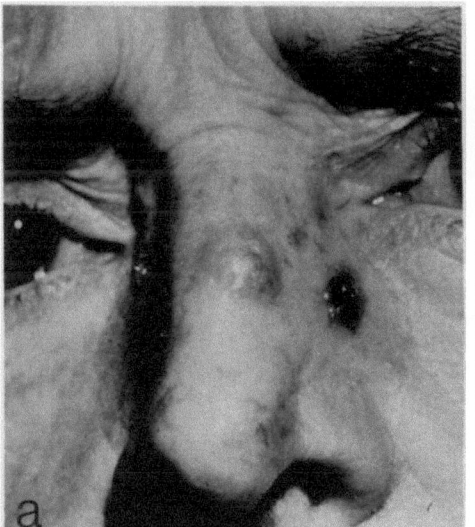
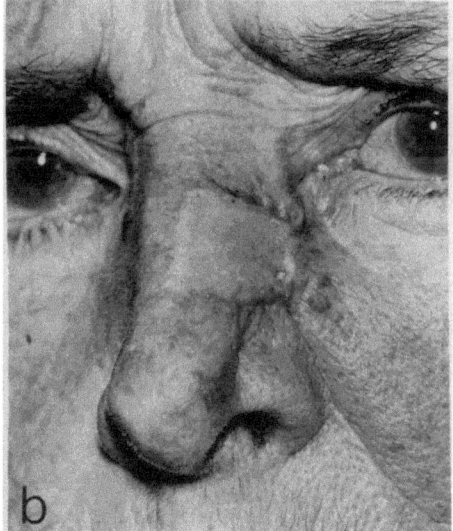

Abb. 3. (a) Spinaliom auf Nasenrücken, seitlich davon Basaliom. (b) Zustand nach Exzision und Deckung des Defektes mit freiem Spalthautlappen. Kosmetisch störende Farbdifferenz zwischen Transplantat und angrenzender Haut

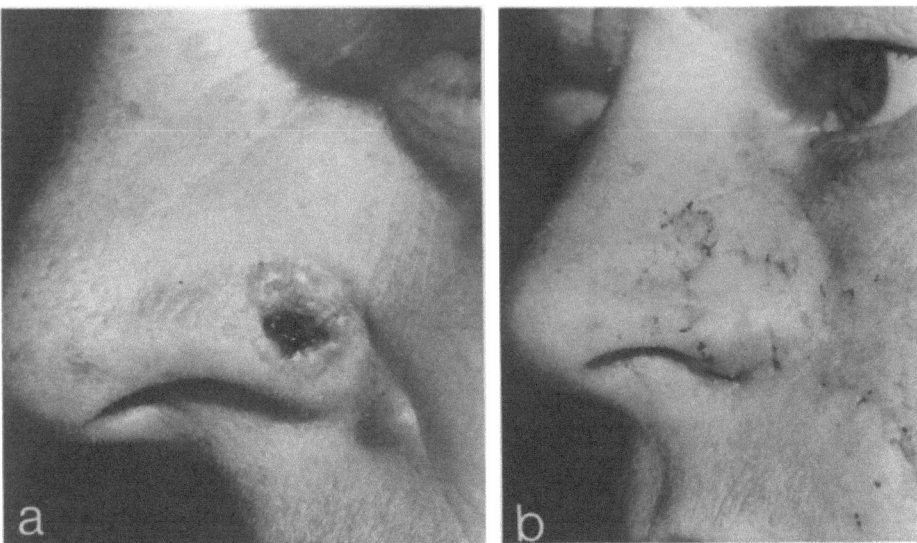

Abb. 4. (a) Basaliom am linken Nasenflügel. (b) Zustand nach Exzision des Tumors und Deckung des Defektes mit Vollhauttransplantat

Unter Berücksichtigung der häufig nicht vermeidbaren De- und Hyperpigmentierung ist die freie Hauttransplantation zur Defektdeckung im Nasenbereich bei entsprechender Indikation ein sicheres und einfaches Verfahren.

Literatur

Andina, F.: Die freien Hauttransplantationen. Berlin/Heidelberg/New York: Springer-Verlag 1970
González-Ulloa, M.: Restauration of the face covering by means of selected skin in regional aesthetic units. Brit. J. plast. Surg. **9**, 212–218 (1957)
Petres, G., Hundeiker, M.: Korrektive Dermatologie. Berlin/Heidelberg/New York: Springer-Verlag 1975
Schmidt, M. A.: Die freie Verpflanzung flächenförmiger Hautlappen. In: Vorträge aus der praktischen Chirurgie, 73. Heft. Stuttgart: F. Enke-Verlag 1965
Winkler, E.: Hautersatz durch gestielte Lappenplastik und freie Hauttransplantation. Wien/Bonn/Bern: Verlag W. Maudrich 1959

Operative Tumorbehandlung aus der Sicht des Plastischen Chirurgen

HEINZ BOHMERT UND RÜDIGER G. BAUMEISTER

Summary

Operations of tumors in the head and neck region and of the rest of the body surface are increasingly improved by plastic surgical methods. Even the fine differences in tissue structure may be satisfactorily reconstructed, and large defects may be covered. Since modern procedures can, as a rule, be performed directly following tumor resection, the anatomical, functional, aesthetic, and social impacts on the patient can be made more bearable. Of course, the malignancy of the tumor must also kept in mind when considering the coverage of the operative wound. Today possibilities permit the use of a more radical procedure, allowing a larger safety margin in order to avoid recurrences. The choice of the various plastic surgical methods in tumors at different sites is shown, using examples from the authors' own experience. Advantages and disadvantages of the operative technique are demonstrated.

Zusammenfassung

Die Leistungen der operativen Behandlung von Tumoren des Kopf- und Halsbereichs sowie der übrigen Körperoberfläche haben sich zunehmend durch verbesserte plastisch-chirurgische Methoden ausgezeichnet, so daß selbst differenzierte Gewebsstrukturen zufriedenstellend rekonstruiert und größte Defekte gedeckt werden können. Da die modernen Verfahren in der Regel in unmittelbarem Anschluß an die Tumorresektion durchgeführt werden können — es kommt natürlich in der Deckungsfrage der Operationsdefekte auch auf die Malignität des Tumors an — läßt sich das Trauma der anatomischen, funktionellen, ästhetischen und sozialen Auswirkungen für den Patienten erträglicher gestalten. Die heutigen Möglichkeiten gestatten vor allem ein radikaleres Vorgehen bei der Resektion und damit Gewährung größerer Sicherheitszonen, um Rezidive zu vermeiden. An Beispielen aus dem eigenen Krankengut wird die Wahl der verschiedenen Methoden der plastischen Chirurgie bei Tumoren unterschiedlicher Lokalisation gezeigt. Es werden die Vor- und Nachteile der Operationstechnik und die erzielten Resultate demonstriert.

Die Leistungen der operativen Behandlung von Tumoren der Kopf- und Halsregion und übrigen Körperoberfläche haben sich in den letzten Jahren zunehmend durch radikalere Eingriffe und somit Gewährung größerer Sicherheitszonen zur Vermeidung von Rezidiven, gleichzeitig aber auch durch wesentlich verbesserte plastisch-chirurgische Methoden zur Rekonstruktion der hierbei entstandenen Defekte ausgezeichnet. Selbst differenzierte Gewebsstrukturen im Gesichtsbereich lassen sich unter Ausschöpfung der heutigen Möglichkeiten zufriedenstellend rekonstruieren und auch größte Hautweichteildefekte an jeder Körperregion mit einem zufriedenstellenden funktionellen und ästhetischen Resultat decken. Einer operativen Therapie sollte deshalb gegenüber radiologischen Maßnahmen bei operablen Hauttumoren in der Regel der Vorzug gegeben werden. Für eine primär chirurgische Tumorbehandlung spricht weiterhin die Tatsache, daß eine Wiederherstellungsoperation in einem vorbestrahlten Gebiet weitaus größere Schwierigkeiten bereitet, umfangreichere operative Maßnahmen erfordert und das Gelingen des Eingriffs einem bedeutend höheren Risikofaktor unterworfen ist. Das vorrangige, wenn auch nicht das schwierigste Problem stellt bei der operativen Tumorbehandlung die vollständige Entfernung des malignen Gewebes mit einem entsprechenden Sicherheitsabstand dar. Durch intraoperative Schnellschnittuntersuchungen, die in den letzten Jahren vervollkommnet wurden, läßt sich dieses Problem lösen. Da die Radikalität der Tumorresektion somit objektivierbar ist, hat die früher geltende Regel ihre absolute Geltung verloren. Danach wurde die Exzisionsstelle zunächst für 1 – 2 Jahre provisorisch versorgt, d. h. meist mit Spalthaut gedeckt oder die Haut-Schleimhauträder adaptiert und erst nach diesem Zeitraum bei Rezidivfreiheit eine sekundäre Wiederherstellung durchgeführt. Das früher befürchtete Auftreten von Lokalrezidiven bei primärer Rekonstruktion infolge einer zu sparsamen Exzision ist bei der heutigen Technik fast völlig verschwunden. Eine primäre Defektdeckung ist unter den heute gegebenen Möglichkeiten vor allem in funktioneller und ästhetischer Hinsicht der vorläufigen Defektversorgung vorzuziehen. Die sozialen Auswirkungen des Eingriffs werden dadurch entscheidend gemindert.

Im folgenden sollen die wichtigsten Techniken der Defektdeckung, ihre Indikationen und ihre Problematik kurz umrissen und an Beispielen demonstriert werden.

Bei älteren Patienten bietet sich bei oberflächlichen Hautdefekten nach Tumorresektion die Deckung mit Hilfe einer freien Hauttransplantation an. Einerseits sollte der Eingriff nach Möglichkeit nicht zu ausgedehnt gestaltet werden, andererseits sind ästhetische Gesichtspunkte im Vergleich zu Jugendlichen nicht so entscheidend. Die Hautfarbe und Struktur paßt sich bei entsprechender Wahl des Spenderbezirks gut der Umgebung an. Als Entnahmestelle für größere Areale kommt entsprechend der farblichen Eignung die Supraclavicularregion und als Spenderbezirk der zweiten Wahl die Brustwand in Frage. Entscheidend für den Erfolg sind neben der Farbe und Dicke des Transplantates auch die Technik der Einnähung. Das Transplantat soll in seiner Dicke wie auch in Form und Größe dem zu ersetzenden Hautbezirk entsprechen. Es soll in gleicher Spannung wie an der Entnahmestelle in den Defekt eingesetzt werden, damit die Gefäße frühzeitig Anschluß an das Gefäßsystem des Defektbodens finden. Das Beispiel (Abb. 1a und b) zeigt eine 74jährige Patientin mit einem malignen Melanom vom lentigo-maligna-Typ an der Wange. Der Hautdefekt wurde durch ein freies Vollhauttransplantat aus der Supraclavicularregion verschlossen. Nach 6 Monaten entspricht das Transplantat in seiner Farbe annähernd der umgebenden Gewebspartie.

Bei jüngeren Patienten kann mit einem Vollhauttransplantat in der Regel kein so günstiges Ergebnis erzielt werden. Die beste Möglichkeit zur Rekonstruktion bietet hier die Nahlappenplastik, wie das Beispiel eines Rotationslappens nach Resektion eines malignen Melanoms vom superficial-spreading-Typ bei einem 21jährigen Mädchen zeigt. Wie es in der Chirurgischen Universitätsklinik München seit Jahren üblich ist, wurde auch diese Patientin präoperativ den erfahrenen Dermatologen zur Diagnostik vorgestellt. Intraoperativ erfolgte nach einer Exzision des Tumors mit einem vorläufigen Sicherheitsabstand von 1 cm die Gefrierschnittdiagnose. Nachdem dadurch die Verdachtsdiagnose bestätigt wurde, wurde der Sicherheitsabstand auf gut 2 cm erweitert, wie dies im Gesichtsbereich erforderlich ist.

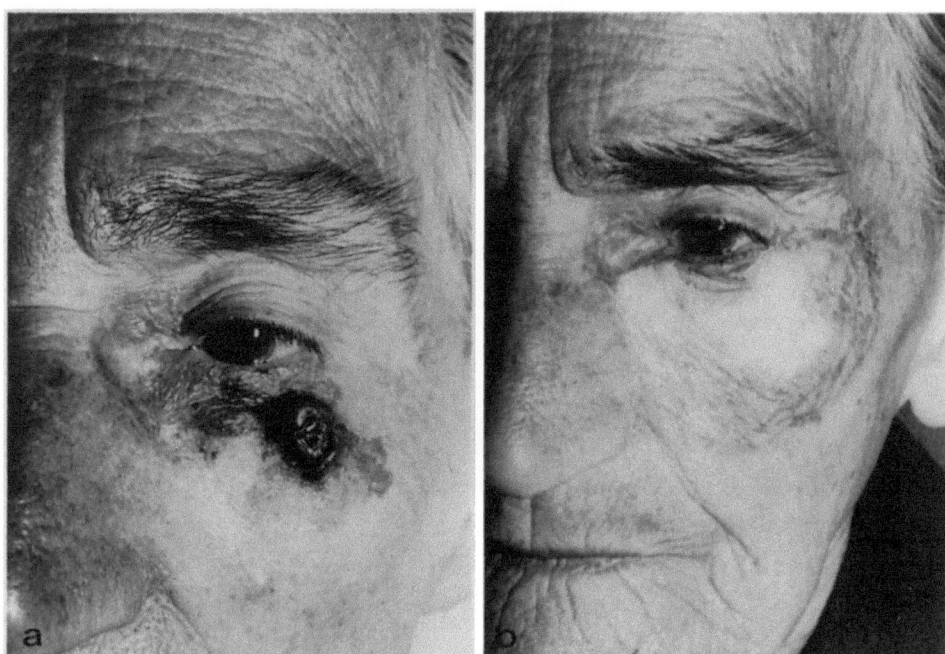

Abb. 1. (a) 74jährige Patientin mit lentigo-maligna-Melanom; (b) Zustand 6 Monate nach Exzision und Deckung des Defektes mit Vollhaut aus der Supraclaviculargrube

Die Defektdeckung wurde mit einem Wangenrotationslappen durchgeführt (Abb. 2a und b). Eine Vorbedingung für das komplikationslose Einheilen einer Lappenplastik ist das spannungsfreie Einnähen des Lappens. Dies erfordert eine entsprechend großflächige Mobilisierung des Gewebes. Im Falle einer Rotationslappenplastik gilt als Mindestforderung, daß die Schnittlänge des Lappens das Vierfache des Defektdurchmessers betragen muß.

Zur Defektdeckung nach Tumorresektionen im Wangenbereich haben sich in neuerer Zeit subkutan gestielte Lappenplastiken durchgesetzt. Voraussetzung ist das Vorliegen eines schlaffen Haut-Subkutanmantels, wie es bei älteren Patienten häufig der Fall ist. Es gelingt dann, einen Lappen zu transponieren, indem sein Fett-Gefäßstiel gestreckt wird, ohne daß es zu einer Abtrennung des Lappens von seiner Unterlage kommt. Diese Technik wurde an unserem Beispiel bei einem 65jährigen Patienten durchgeführt (Abb. 3a und b). Es handelte sich um ein Basaliom, das in einem auswärtigen Krankenhaus nicht vollständig reseziert war, weshalb hier mit einem entsprechenden Sicherheitsabstand die Nachresektion erfolgte und die Defektdeckung in der oben angegebenen Weise durchgeführt wurde.

Sind im Bereich der Schädelkalotte neben Weichteil- auch Knochendefekte gesetzt worden, so bietet sich die Osteoperiostplastik zur Defektdeckung an. Dabei wird ein Bezirk der Tabula externa der Schädelkalotte mit dem dazugehörigen Periost auf den Defekt frei transplantiert. Die Weichteildefektdeckung erfolgt anschließend in derselben Sitzung mit einer Lappenplastik. Als Beispiel für ein derartiges Vorgehen sind die Abbildungen von

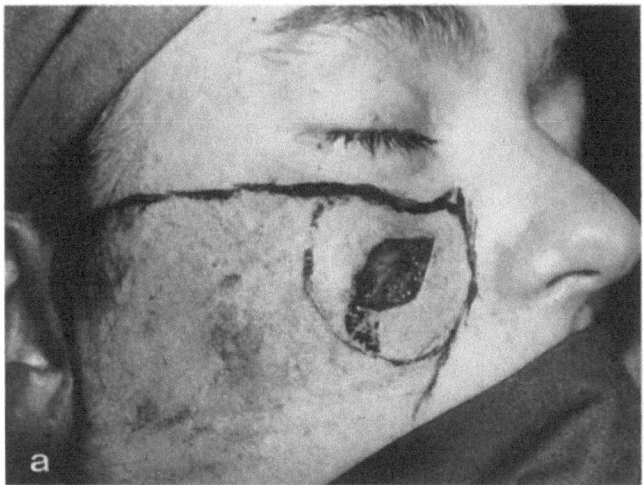
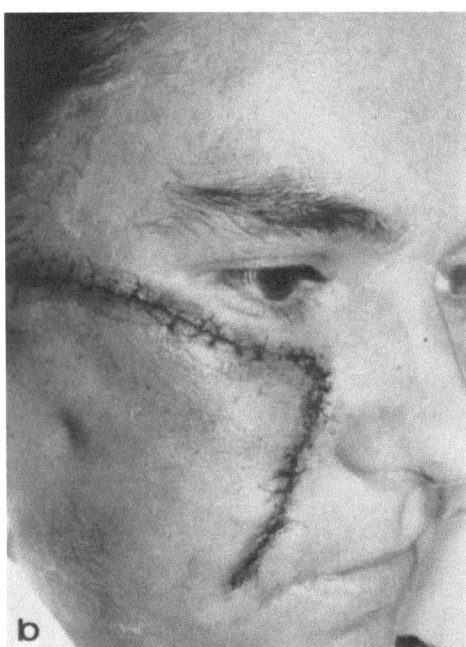

Abb. 2. (a) 21jährige Patientin, oberflächlich spreitendes Melanom mit vorläufigem Abstand von 1 cm exzidiert; endgültiger Sicherheitsabstand nach Bestätigung der Diagnose durch Gefrierschnittuntersuchung bereits markiert; (b) Deckung des Defektes durch Wangenrotationslappen

einem 46jährigen Patienten, der ein Plattenepithelkarzinom auf dem Boden einer Verbrennungsnarbe entwickelte, demonstriert. Hier bestand ein Defekt der Schädelkalotte als Folge einer vor 17 Jahren erlittenen Starkstromverbrennung. Bei diesem Patienten wurde nach ausgedehnter Resektion ein Transpositionslappen verwendet und der Kalottendefekt durch eine Osteoperiostplastik gedeckt (Abb. 4 a–d).

Operative Tumorbehandlung des Plastischen Chirurgen 131

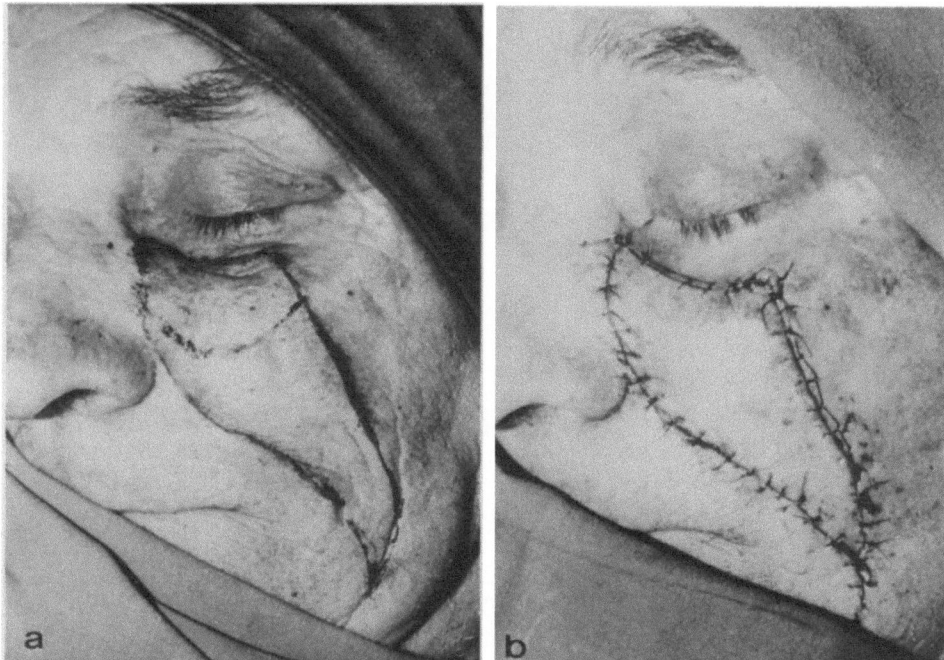

Abb. 3. (a) 65jähriger Patient, Zustand nach unvollständiger Exzision eines Basalioms, Nachresektions- und Lappengrenzen markiert; (b) Defekt der Nachresektion durch subkutan gestielte Lappenplastik verschlossen

Augenlider und Orbita-Region sind relativ häufig von Basaliomen befallen. Nach einer Statistik von Macomber (1960) sind allein die Augenlider in 9% der Fälle betroffen. Ein bewährtes Operationsverfahren zum Ersatz des Unterlides wurde von Mustarde (1966) entwickelt. Ein Schleimhaut-Knorpeltransplantat aus dem Nasenseptum ersetzt die Tarsoconjunktivalplatte, ein Wangenrotationslappen dient zum Hautersatz für das Unterlid. Präoperativ erfolgt bei diesen Patienten grundsätzlich eine Untersuchung durch den Ophtalmologen. Wenn nicht nur äußere Gewebsstrukturen vom Tumor ergriffen sind, wird die Operation grundsätzlich in Zusammenarbeit mit einem Ophtalmologen durchgeführt. Besondere Schwierigkeiten ergeben sich dann, wenn auch der mediale Lidwinkel und ein Teil des Oberlides vom Tumor ergriffen sind. Für diese Fälle haben wir ein Einstufenverfahren entwickelt, das auf der Technik von Mustarde beruht. Zum Ersatz des Oberlides eignet sich am besten das Unterlid, weil es in Form und Struktur dem verlorengegangenen Gewebe des Oberlides sehr ähnlich ist. Der laterale Anteil des Unterlides wird an einem Wangenrotationslappen gestielt nach medial verlagert und um 180 Grad gedreht, dann in den Defekt eingenäht und somit zur Rekonstruktion des funktionell bedeutungsvolleren Oberlides verwendet. Die Funktion beim Öffnen und Schließen der Augenlider ist nach diesem Verfahren vollständig gewährleistet. Das Verfahren ist bei einer 76jährigen Patientin mit einem Basaliom im medialen Lidwinkel an Hand von Abbildungen gezeigt (Abb. 5a–d).

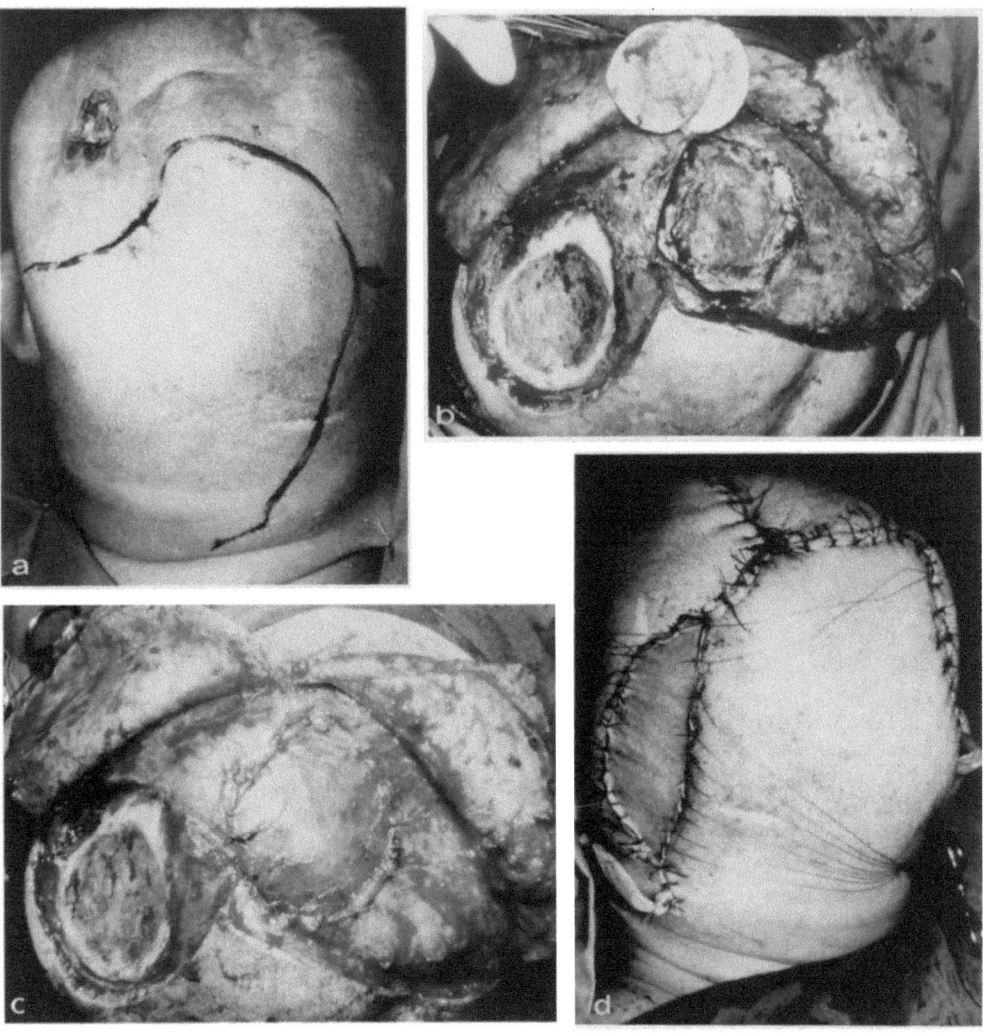

Abb. 4. (a) 46jähriger Patient, Plattenepithelkarzinom auf dem Boden einer 17 Jahre alten Verbrennungsnarbe nach Starkstromunfall; (b) Osteoperiost-Transplantat entnommen und abgehoben; (c) Osteoperiost-Transplantat in den Defekt eingehäht; (d) Hautdefekt mit Transpositionslappen gedeckt

Die Nase stellt eine besonders bevorzugte Lokalisation für Basaliome dar. Hier kommen verschiedenste Defektdeckungsmethoden zur Anwendung. Es sind dies zusammengesetzte Hautknorpeltransplantate, der einfache und der subkutan gestielte Nasolabiallappen und der Scalplappen, um nur die wichtigsten Methoden zu nennen. Besondere Schwierigkeiten bereitet die Rekonstruktion der Nasenspitze nach Tumorentfernung. Als Beispiel ist unser Vorgehen bei einem 54jährigen Patienten mit einem Basaliom an der Nasenspitze demonstriert (Abb. 6a–d).

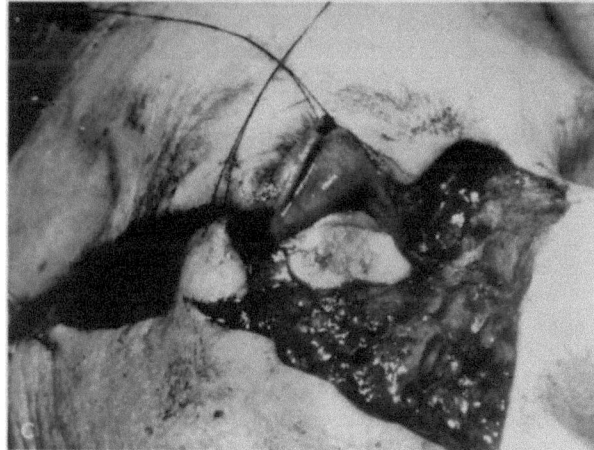

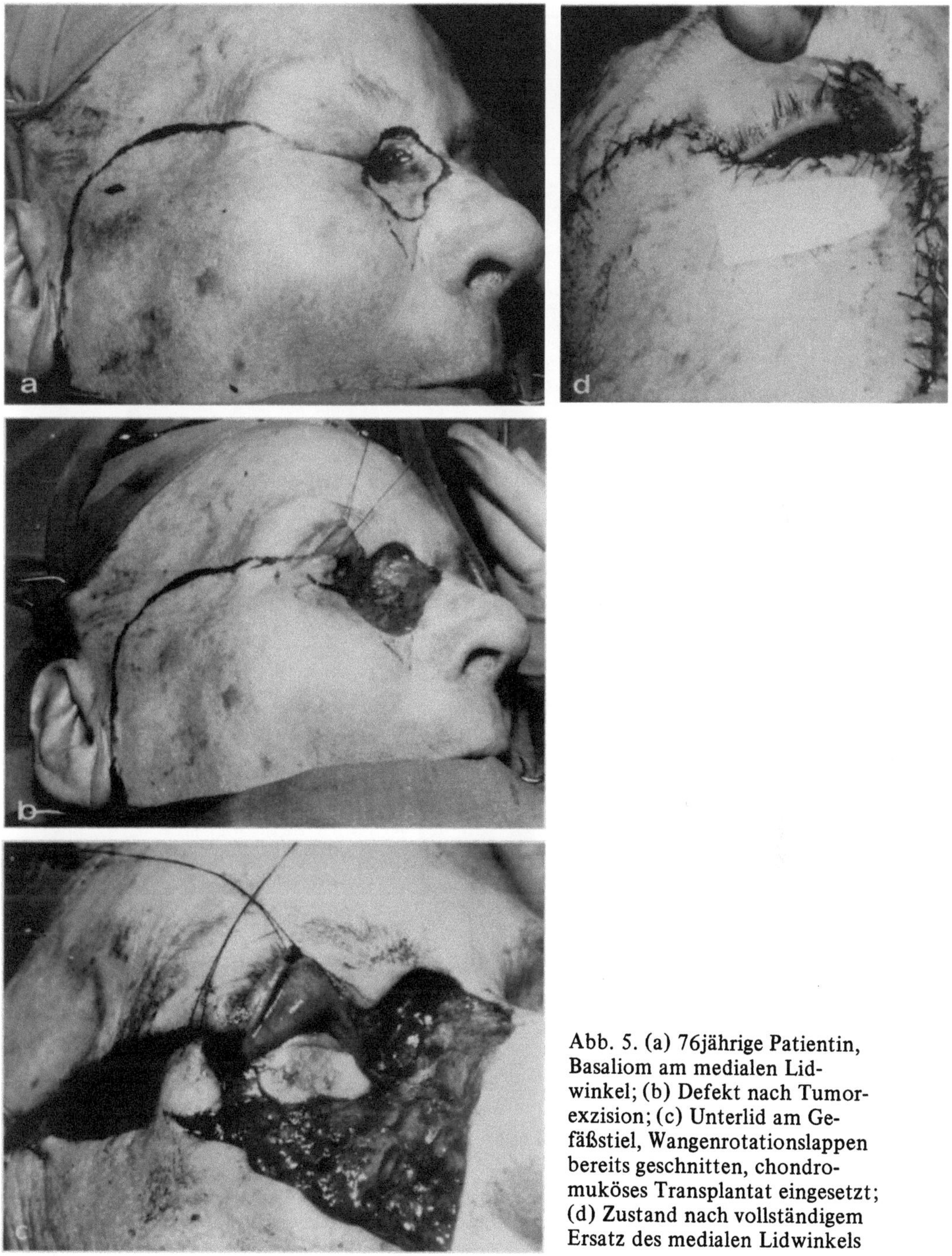

Abb. 5. (a) 76jährige Patientin, Basaliom am medialen Lidwinkel; (b) Defekt nach Tumorexzision; (c) Unterlid am Gefäßstiel, Wangenrotationslappen bereits geschnitten, chondromuköses Transplantat eingesetzt; (d) Zustand nach vollständigem Ersatz des medialen Lidwinkels

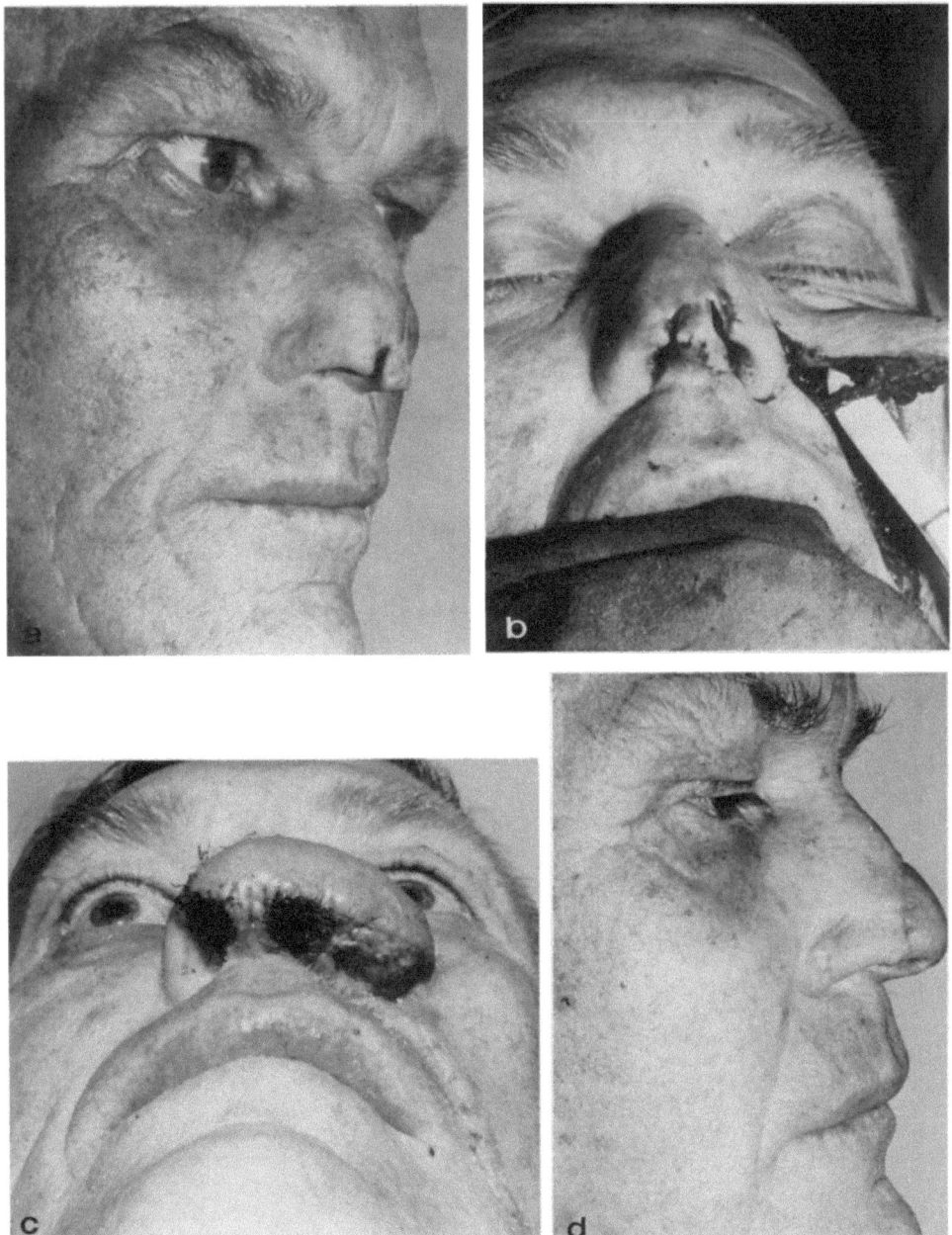

Abb. 6. (a) 54jähriger Patient, Zustand nach Resektion eines Basalioms an der Nasenspitze; (b) gestielter Nasolabiallappen präpariert; (c) Lappen eingenäht; (d) Endresultat

Operative Tumorbehandlung des Plastischen Chirurgen

Bei Lippentumoren hat sich die Technik nach Gillies und Millard (1957) mit der Verwendung von Fächerlappen gut bewährt, wie auch unser Beispiel (Abb. 7a–d) zeigt.

Zum Verschluß von Defekten am Rumpf kommen neben freien Transplantaten große Rotations- und Transpositionslappen zur Anwendung. Oft sind es große Gebiete, die durch Bestrahlung geschädigt sind. Hier muß die Exzision weit im Gesunden erfolgen, da meist schlecht durchblutete Randzonen vorliegen. Nur auf diese Weise kann mit einem komplikationslosen Heilverlauf gerechnet werden.

Verschiebelappen an den unteren Extremitäten können nur bis in Höhe des mittleren Drittels am Unterschenkel durchgeführt werden. Am Fuß und am distalen Unterschenkel kommen dagegen lokale Verschiebelappen kaum in Betracht, da nicht genügend Spendergewebe in unmittelbarer Nachbarschaft zur Verfügung steht. Ist der Wundboden noch ausreichend durchblutet, können freie Transplantate zur Einheilung gebracht werden. Müssen dagegen freiliegende Knochen, scheidenlose Sehnen oder Regionen, die einer starken mechanischen Beanspruchung ausgesetzt sind, gedeckt werden, muß Deckmaterial aus der Wade des gesunden Beines im Sinne einer sogenannten Cross-leg-Plastik verwendet werden.

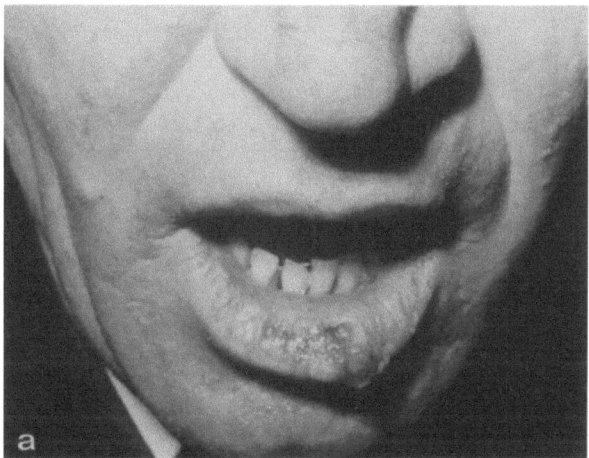

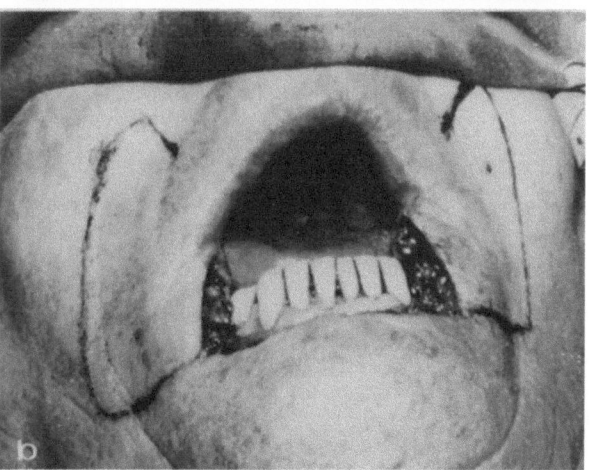

Abb. 7. (a) 40jähriger Patient, spinozelluläres Karzinom der Unterlippe; (b) Exzision der gesamten Unterlippe; (c) Bildung der neuen Unterlippe aus der Oberlippe; (d) Zustand 2 Monate postoperativ

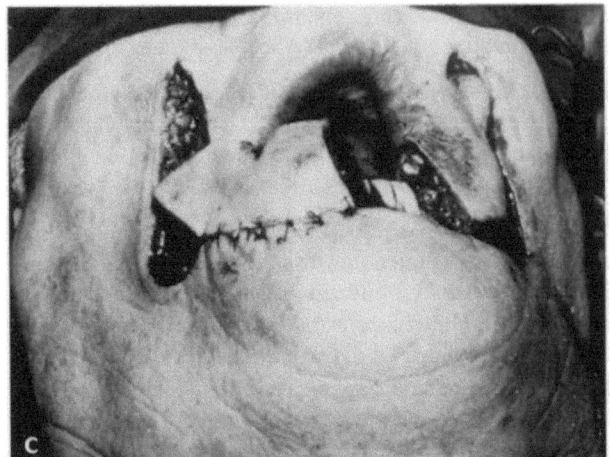

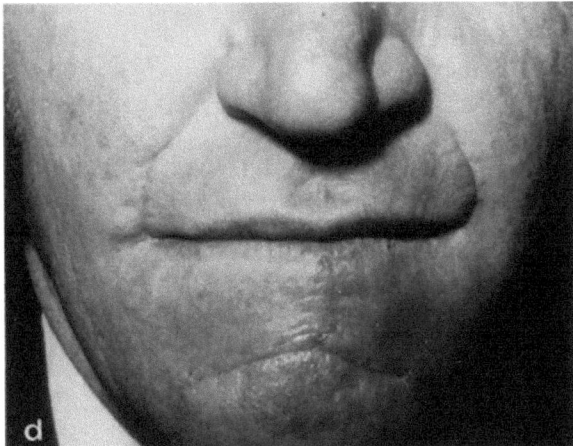

Abb. 7 c und d

Aus dieser kurzen Übersicht über die Möglichkeiten der plastischen Chirurgie bei der operativen Tumorbehandlung vor allem im Gesichtsbereich ist zu erkennen, daß für die verschiedenen Tumorlokalisationen und -ausdehnungen geeignete Methoden zur Verfügung stehen.

Literatur

Gillies, H. D., Millard, D. R., Jr.: Principles and Art of Plastic Surgery. Boston: Little, Brown & Co., 1957

Macomber, W. B.: Cancer of the eyelids with total reconstruction of the upper and the lower lids. In: Transactions of the second congress of the Intern. Society of Plastic Surgeons (ed. A. B. Wallace) Edinburgh and London: Livingstone 1960

Mustarde, J. C.: Repair and reconstruction in the orbital region. Edinburgh and London: Livingstone 1966

Unterlippen-Karzinome und deren operative Behandlung*

JOHANNES PETRES, MARTIN HARTMANN UND MANFRED HAGEDORN

Summary

In the case of pre-cancerous and malignant epidermal neoplasias, which are limited to the vermilion of the lower lip, therapeutic excision including the entire vermilion (according to Langenbeck and von Bruns) has been successful. Carcinomas extending beyond the vermilion border require more extensive surgical treatment. Good curative and aesthetic results have been obtained in these cases with the von Burow's transposition flaps, with the nasolabial flap, and to lesser degree, with Dieffenbach's wedge-shaped excision combined with the technique of Langenbeck and von Bruns. In the case of suspected metastases to the submandibular and cervical lymph drainage region the surgical technique of Spiessl is recommended with radical removal of the primary tumor and at the same time of the suspect lymph nodes.

Zusammenfassung

Bei Praekanzerosen und malignen epidermalen Neubildungen, die auf das Unterlippenrot begrenzt sind, bewährt sich die therapeutische Exzision des Krankheitsherdes einschließlich des gesamten Unterlippenrots (Technik nach Langenbeck-von Bruns). Das Lippenrot überschreitende Karzinome erfordern weitergehende Operationstechniken. Sowohl in kurativ-funktioneller als auch in aesthetischer Hinsicht erbringen in diesen Fällen die Verschiebeplastik nach von Burow, ferner die Schwenklappenplastik aus der Nasolabialregion und mit Einschränkung die Keilexzision nach Dieffenbach evtl. kombiniert mit der Technik nach Langenbeck-von Bruns günstige Ergebnisse. Bei begründetem Verdacht auf eine Metastasierung in das submandibuläre und cervicale Lymphabflußgebiet erlaubt die Spiesslsche Operationstechnik neben der radikalen Entfernung des Primärtumors die gleichzeitige Revision der suspekten Lymphknotenregionen.

Einleitung

Die langdauernde Einwirkung ultravioletter Strahlen spielt bei der Entstehung von Unterlippen-Karzinomen wie auch jedes anderen Karzinoma spinozellulare des Hautorgans eine entscheidende Rolle. Deshalb sind besonders Freiluftarbeiter, wie Seeleute, Landwirte, Straßenarbeiter etc. für die Entstehung lichtbedingter Praekanzerosen und Karzinome praedisponiert. Außer der durch das Sonnenlicht bedingten Unterlippen-Atrophie bzw. Leukoplakie kommen als weitere pathogenetische Faktoren beim Unterlippen-Karzinom unter anderem in Frage: chronische Zahn- und Zahnfleischentzündungen, chronische Cheilitiden, Morbus Bowen sowie wiederholte Traumen. In diese Gruppe dürfte auch der Pfeifenraucher-Krebs gehören (vgl. Schuermann, 1958; Maškillejson, 1969; Hillström u. Swanbeck, 1970).

---

* Frau L. Goerke und Herrn F. Kaut danken wir für die photographische Dokumentation.

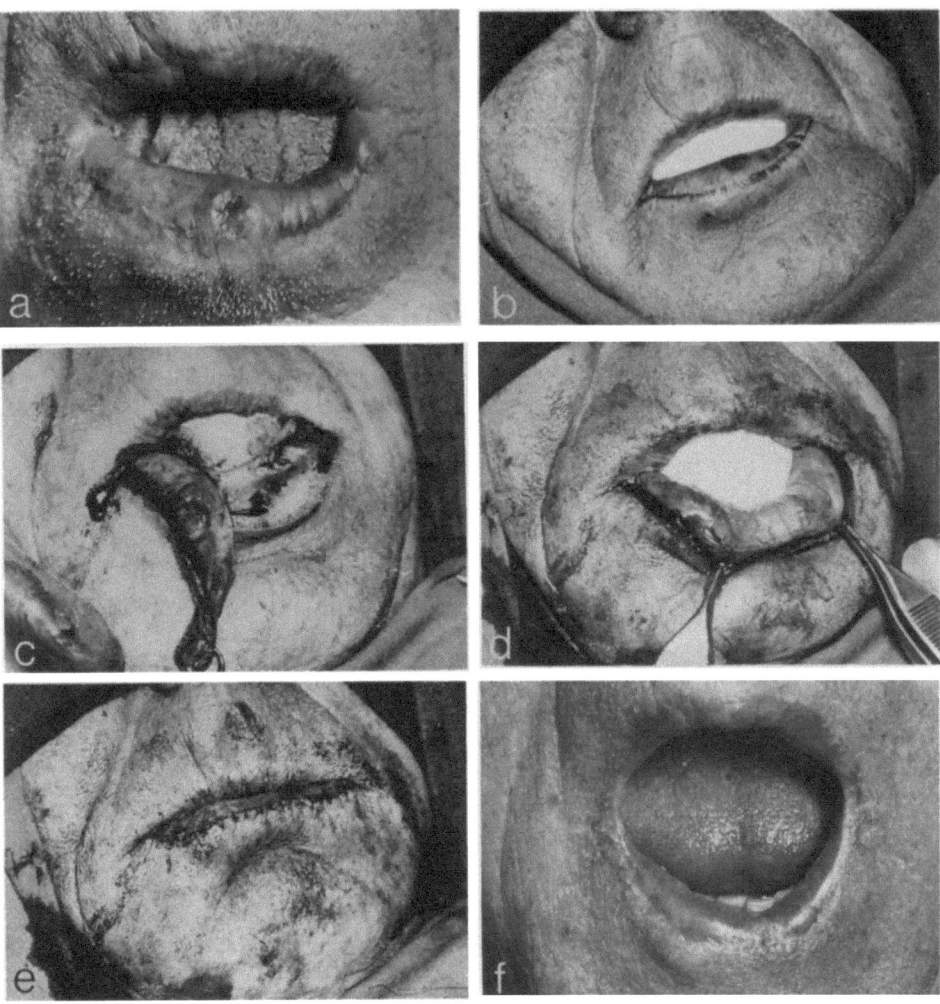

Abb. 1 a–f. Karzinoma spinozellulare der Unterlippe bei einem 69jährigen Mann. Operationsverlauf entsprechend der Unterlippenplastik nach Langenbeck-von Bruns. Endzustand 14 Monate post operationem

Das therapeutische Vorgehen sowohl bei Karzinomen als auch bei Praekanzerosen der Unterlippe ist wie bei jedem anderen malignen oder praemalignen Prozeß durch den Zwang zur radikalen Eliminierung der Neubildung bestimmt. Die chirurgische Therapie sollte aber darüberhinaus noch eine funktionell und aesthetisch befriedigende Rekonstruktion der Unterlippe erbringen (Petres u. Haasters, 1968, 1969; Petres, 1975).

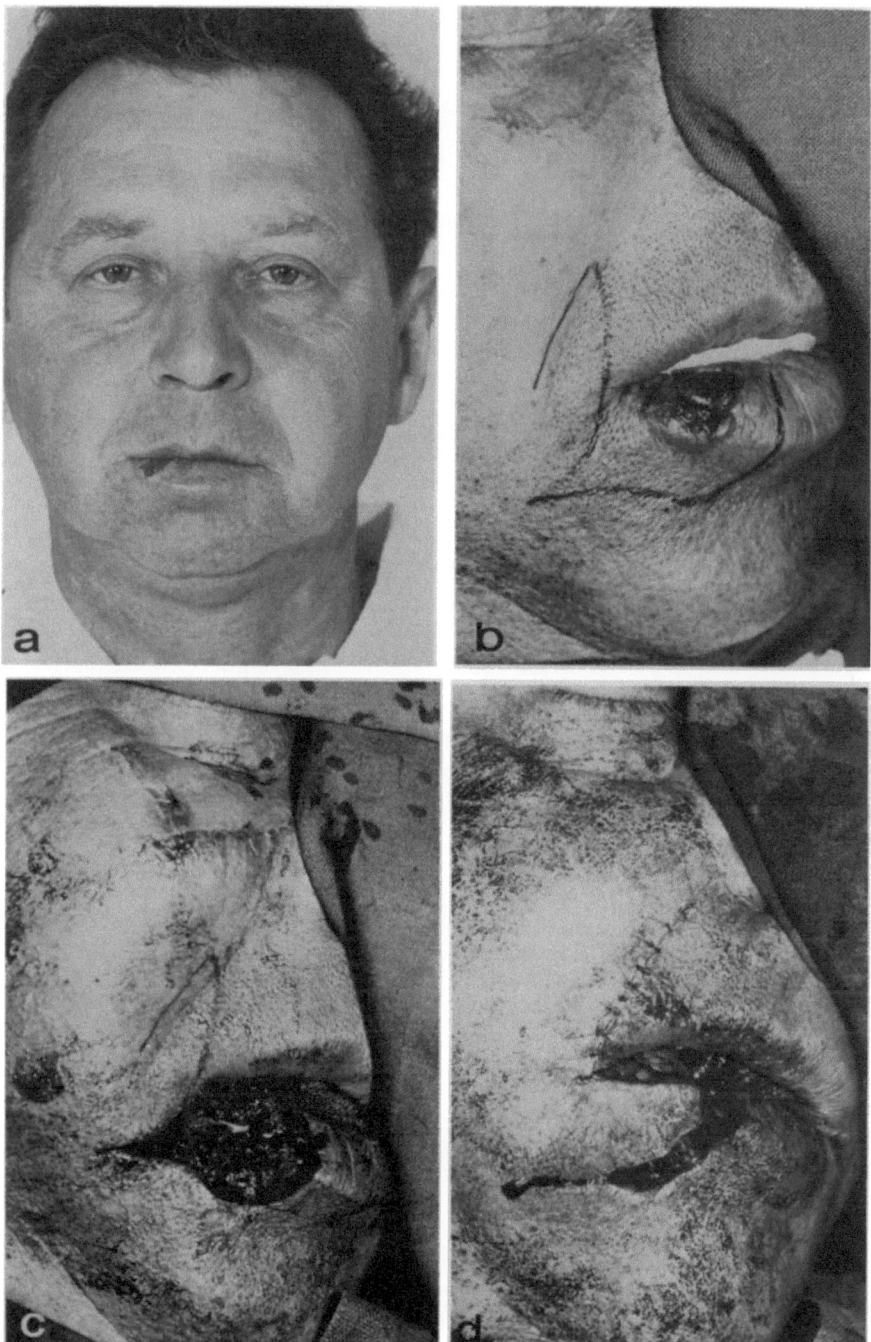

Abb. 2 a–f. Karzinoma spinozellulare der Unterlippe bei einem 60jährigen Mann. Exzision des Krankheitsherdes weit im Gesunden und Deckung des Defektes mittels eines Schwenklappens aus der Nasolabialregion. Neuaufbau des resezierten Unterlippenrots mittels Wangenschleimhaut. Endzustand 2 Jahre post operationem

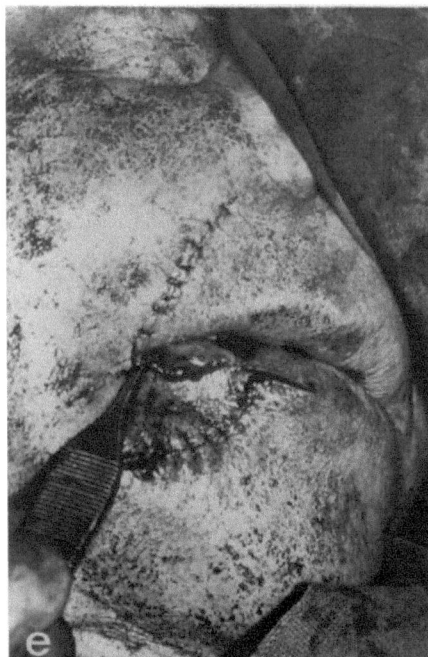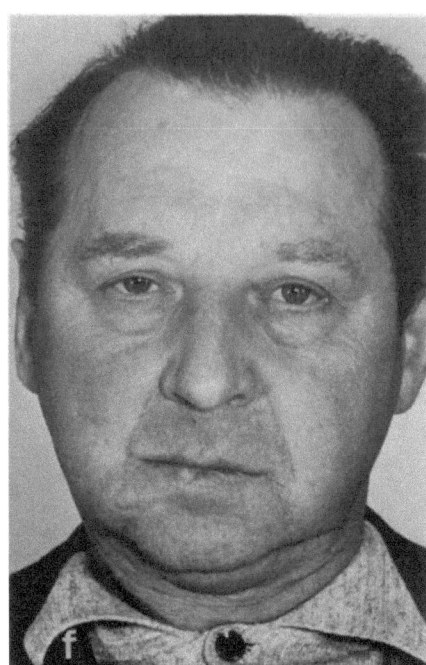

Abb. 2 e und f

Unterlippen-Karzinome und deren operative Behandlung

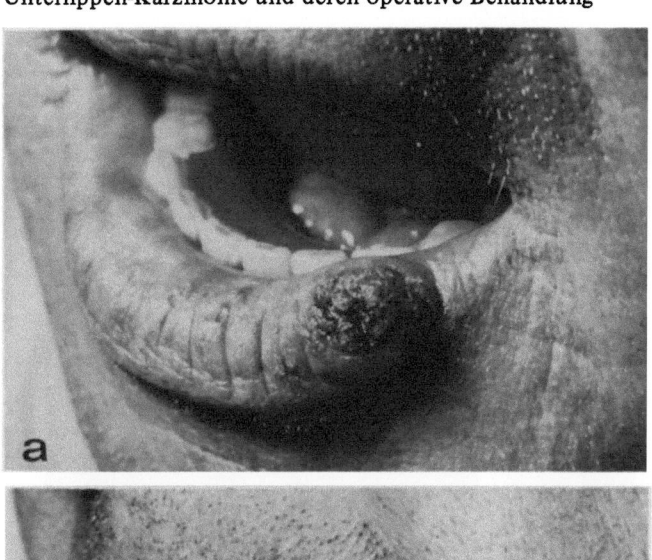
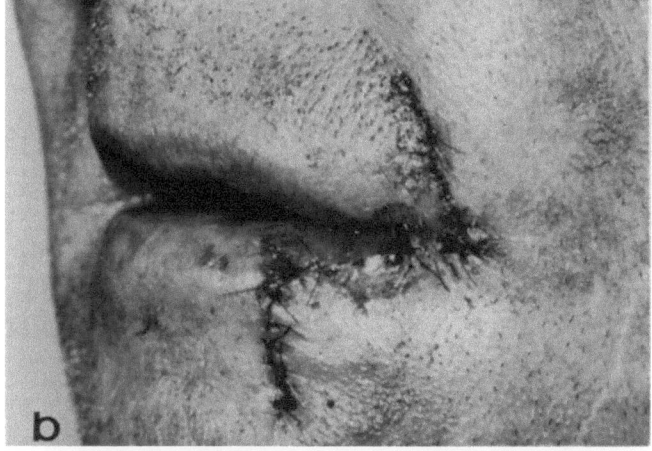
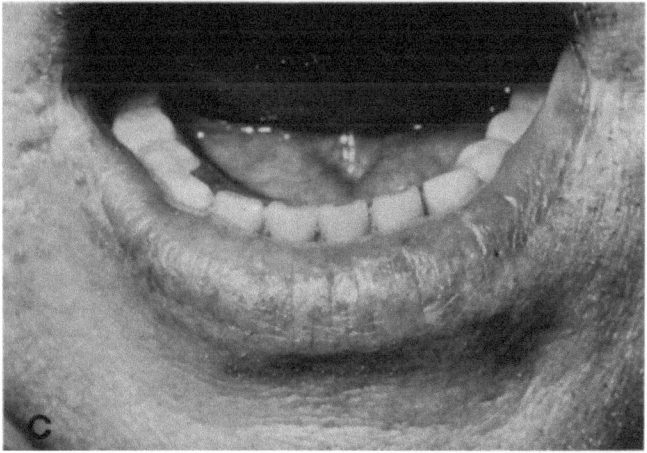

Abb. 3 a–c. 65jähriger Mann. Karzinoma spinozellulare der Unterlippe. Exzision des Krankheitsherdes und Deckung des Defekts mittels Verschiebeplastik von lateral nach Anlegen eines Burowschen Dreiecks in der Nasolabialregion. Endzustand 2 Jahre post operationem

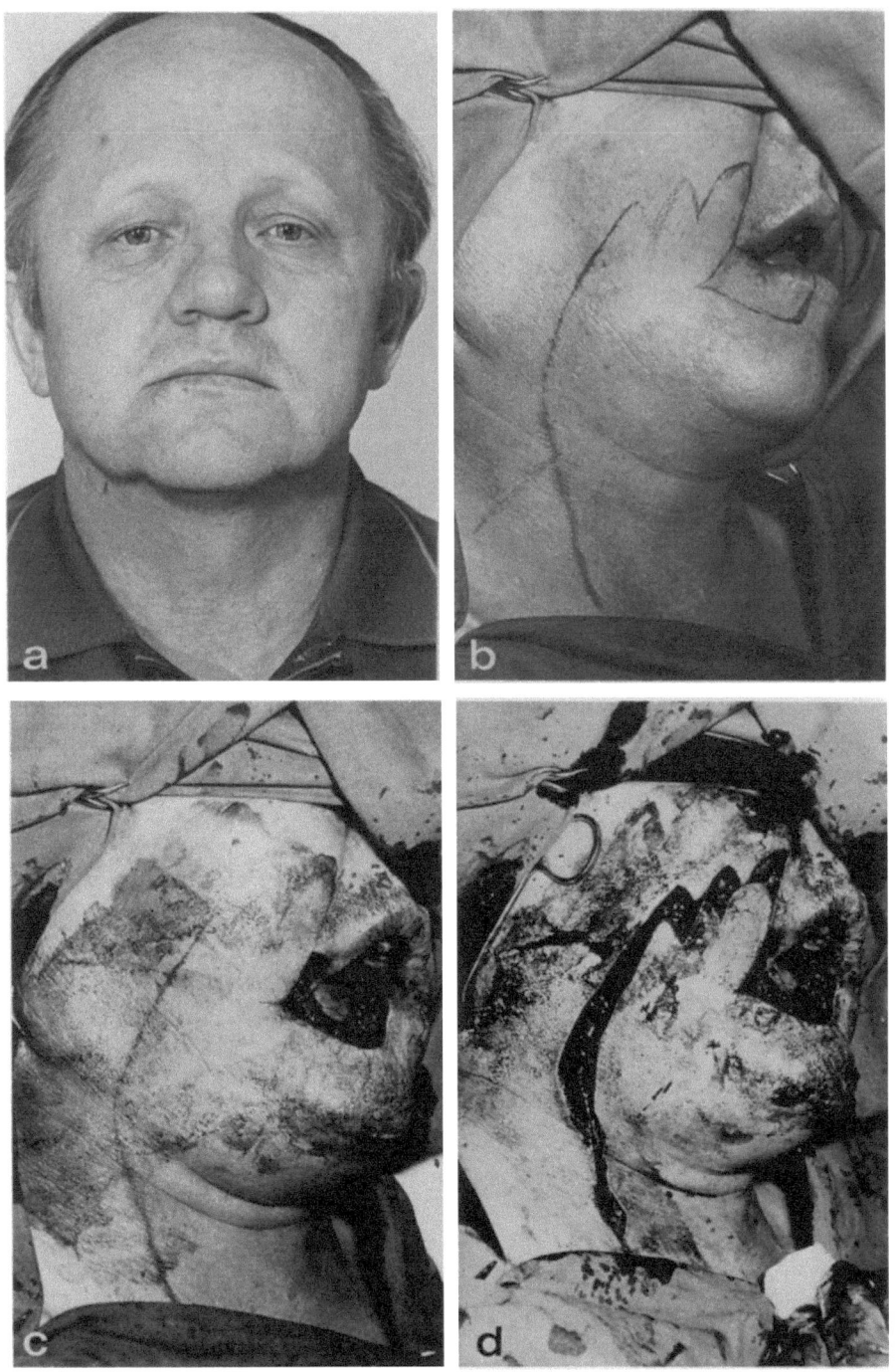

Abb. 4 a–d

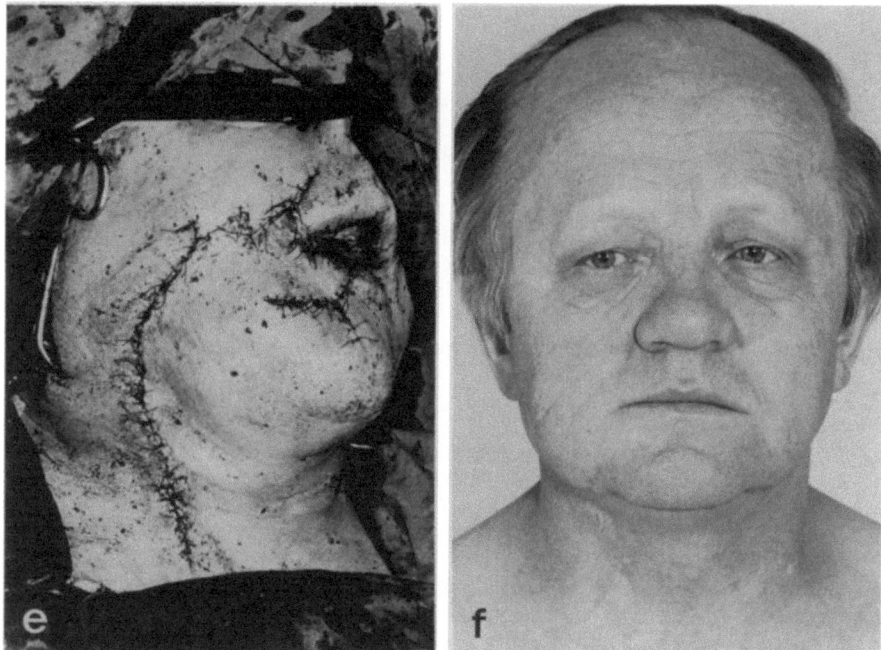

Abb. 4 a–f. 53jähriger Mann. Rezidiv eines Karzinoma spinozellulare der Unterlippe nach inadäquater Erstoperation. Verdacht auf submandibuläre Lymphknotenmetastasen. Exzision des Krankheitsherdes und Deckung des Defekts entsprechend der von Spiessl angegebenen Operationsmethode mit gleichzeitiger radikaler regionärer Lymphadenektomie. Endzustand 30 Monate post operationem

Besprechung der Operationstechniken

Das operative Vorgehen bei Neoplasien der Unterlippe richtet sich nach der Lokalisation und nach der Ausdehnung des Kranheitsherdes. Ist dieser auf das Unterlippenrot beschränkt, erbringt die Unterlippenplastik nach Langenbeck-von Bruns sowohl in therapeutischer, wie auch in aesthetischer Hinsicht optimale Ergebnisse (vgl. Abb. 1a–f). Hat der Tumor die Lippenrot-Grenze überschritten, müssen weitergehende Operationstechniken Anwendung finden. Funktionell und kosmetisch gute Ergebnisse haben wir dabei mit der Schwenklappenplastik aus der Nasolabialregion (Abb. 2a–f) sowie mit der Verschiebeplastik nach von Burow (Abb. 3a–c) erzielt. Die alleinige Keilexision wird von uns nur selten angewandt, da sie stets eine Verkleinerung der Mundöffnung zur Folge hat und eine Mundwinkelerweiterungsplastik erforderlich macht. Besteht der Verdacht auf eine Metastasierung in die regionären Lymphknoten, bevorzugen wir die Unterlippenplastik nach Spiessl, eine Modifikation der Schwenklappenplastik aus der Nasolabialregion, da ihre Schnittführung eine einzeitige Revision des submandibulären und cervicalen Lymphabflußgebietes erlaubt (Einzelheiten der Operationstechniken vgl. Petres und Hundeiker, 1975) (Abb. 4a–f).

Literatur

Bruns, V. von: Die chirurgische Pathologie und Therapie des Kau- und Geschmacksorgans. In: Handbuch der praktischen Chirurgie (Hrsg. V. von Bruns), Bd. I, Teil 1: Die äußeren Weichteile. Tübingen: Laupp 1859

Burow, A. von: Beschreibung einer neuen Transplantationsmethode (Methode der seitlichen Dreiecke) zum Wiederersatz verlorengegangener Teile des Gesichts. Berlin 1856 (zit. nach v. Bruns)

Dieffenbach, J. F.: Operative Chirurgie. Bd. I. Leipzig: F. A. Brockhaus 1845

Hillström, L., Swanbeck, G.: Analysis of etiological factors of squamous cell skin cancer of different locations. 2. The Trunk and the Head. Acta derm. venerol. (Stockholm) **50**, 129–133 (1970)

Langenbeck, B. von: Neues Verfahren zur Cheiloplastik durch Ablösung und Verziehung des Lippensaumes. Deutsche Klinik 7, 1–3 (1855)

Maškillejson, A. L.: Über die Vorkrebserkrankung der Lippen. Derm. Mschr. **155**, 103–113 (1969)

Petres, J.: Zur plastisch-operativen Wundversorgung nach Excision von Lippentumoren. In: Erg. 1. Weltkongreß der Internat. Ges. Kiefer-Gesichts-Chirurgie Bd. 1, pp 18–21. Leipzig: J. A. Barth 1975

Petres, J., Haasters, J.: Unterlippenkarzinome. Ein Beitrag zur Therapie. Fortschr. Med. **86**, 795–798 (1968)

Petres, J., Haasters, J.: Zur operativen Behandlung fortgeschrittener Carcinome und Präcancerosen oder Unterlippe. Hautarzt **20**, 219–222 (1969)

Petres, J., Hundeiker, M.: Korrektive Dermatologie. Operationen an der Haut. Berlin/Heidelberg/New York: Springer 1975

Schuermann, H.: Krankheiten der Mundschleimhaut und der Lippen. 2. Aufl. München/Berlin: Urban und Schwarzenberg 1958

Spiessl, B.: Möglichkeiten der Schnittführung zur en-block-Resektion der Mundhöhle und des Gesichts. Dtsch. Zahn-, Mund- u. Kieferheilk. **43**, 190–200 (1964)

Ohrerhaltende operative Tumortherapie

ECKART HANEKE

Summary

Tumors of the external ear can be removed by wide excision with or without the underlying cartilage without destroying the ear's size, outer form, and inner contour. The surgical defects are covered by split thickness autografts which heal excellently when placed on the outside or—after removal of cartilage—onto the inside of the perichondrium.

Zusammenfassung

Tumoren der Ohrmuschel können unter Erhaltung der Ohrgröße, äußeren Form und des inneren Reliefs im Gesunden exzidiert werden. Der Operationsdefekt wird durch freie Spalthautplastik gedeckt, wobei das Perichondrium sowohl mit seiner Außenseite als auch – nach Exzision eines Knorpelfensters – mit seiner Innenseite ein ausgezeichnetes Transplantatbett darstellt.

Nach einer Zusammenstellung aus der Erlanger Dermatologischen Klinik sind etwa 7–8% aller Karzinome der Kopfregion an der Ohrmuschel oder deren nächster Umgebung lokalisiert. Kosmetisch störende benigne Tumoren und Präkanzerosen finden sich auch bei Frauen und jüngeren Männern, Ohrmuschelkarzinome dagegen vorwiegend bei Männern über 60 Jahre (Werndörfer, 1967; von Westerhagen, 1963). Während früher kosmetische Rücksichten bei der operativen Therapie nur eine untergeordnete Rolle spielten (von Westerhagen, 1963), glauben wir, daß eine Teil- oder Totalresektion der Ohrmuschel (Jeppsson u. Lindström, 1973) auch für alte Menschen nur in unumgänglichen Fällen vertretbar ist. Meist reicht eine großzügige Exzision des Tumors im Gesunden aus, wie sie unter Berücksichtigung des Tumortyps, der Histologie und seines biologischen Verhaltens auch bei anderer Lokalisation durchgeführt würde.

Methodik

Die Ohrmuschel wird rautenförmig mit 1% Lidocain oder Mepivacain mit Noradrenalinzusatz umspritzt und der Tumor mit ausreichendem Sicherheitsabstand exzidiert. Kann ein Mitbefall des Perichondriums sicher ausgeschlossen werden, wird dieses belassen und der Defekt mit einem Thierschlappen gedeckt. Wenn der Tumor stärker infiziert oder ulceriert ist, das Perochondrium oder den Knorpel infiltriert hat oder eine Perichondritis besteht, wird der darunterliegende Knorpel unter Schonung des Perichondriums der Rückseite entfernt. Auf dieses wird ein Spalthautlappen gelegt und mit monofilen Fäden aufgenäht. Der Verband wird mit elastischer Watte eingeknüpft, anschließend folgt ein gut gepolsterter, fester Ohrmuschel-Kopfverband (Abb. 1).

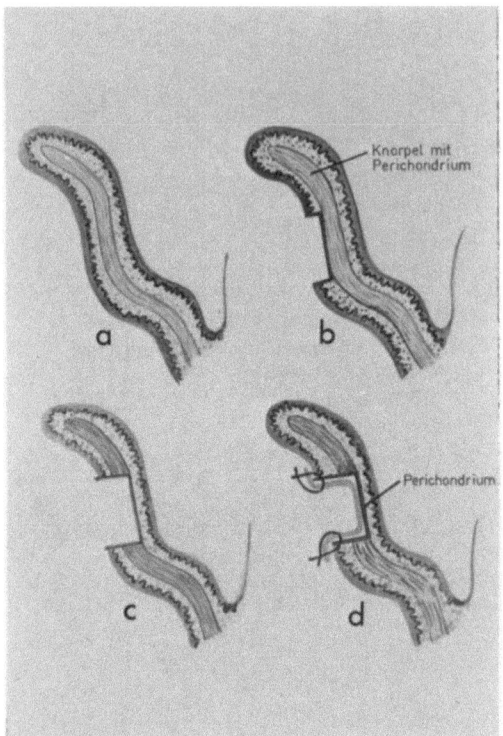

Abb. 1. (a) Schematischer Ohrmuschelquerschnitt; (b) Exzision eines Ohrmuschelareals bis zum Perichondrium; (c) Exzision von Ohrmuschelhaut plus Knorpel; (d) Zustand nach Aufnähen eines Spalthauttransplantates

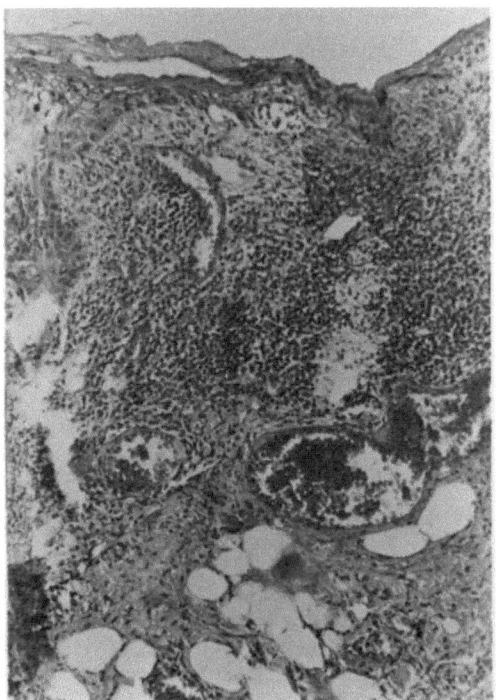

Abb. 2. M. Bowen der Ohrmuschel. Die Exzision unter Schonung des Perichondriums ist histologisch im Gesunden erfolgt

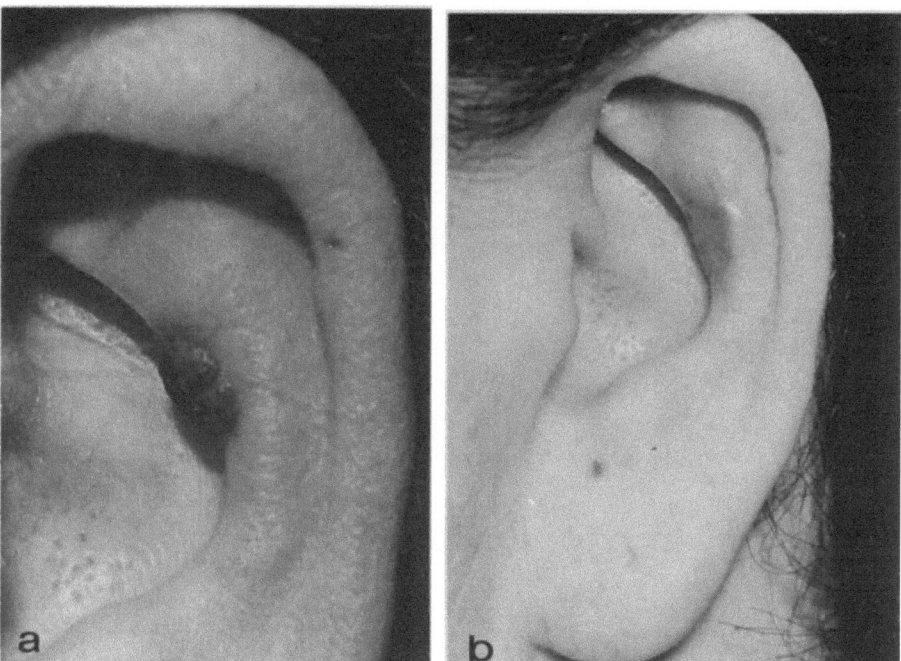

Abb. 3 a und b. Basalzellpapillom an der Scapha, Zustand vor (a) und nach Operation (b)

Ergebnisse und Besprechung

Seit 1968 wurden über 45 Tumoren der Ohrmuschel nach dieser Methode operiert. Die Langzeitergebnisse entsprechen denen mit verstümmelnder Operation der Ohrmuschel (Jeppsson u. Lindström, 1973; von Westerhagen, 1963). Otserome oder Othämatome wurden nicht beobachtet. Sämtliche freien Transplantate sind per primam eingeheilt. Das Perichondrium scheint sowohl mit seiner Außen- als auch mit seiner Innenseite ein ausgezeichnetes Transplantatbett zu sein. Schrumpfung der Transplantate wurde nicht beobachtet, was an der Elastizität des Ohrknorpels und der Tatsache, daß die Transplantate primär unter einer gewissen Spannung eingenäht wurden, liegen dürfte. Unabhängig von der Größe des Operationsdefektes wurde die für das Individuum so typische Ohrform, das Innenrelief und die Größe, erhalten. Das trifft insbesondere auch für die Fälle zu, bei denen ein größeres Knorpelfenster entfernt werden mußte. Möglicherweise spielt die chondrogene Potenz der Perichondrium-„Innenseite" (Skoog, 1974; Skoog et al., 1972) für die Erhaltung des Ohrmuschelreliefs auf die Dauer auch nach Exzision eines größeren Knorpelstückes eine entscheidende Rolle.

Selbstverständlich bleiben fortgeschrittene Tumoren mit weitgehender Zerstörung des Ohrknorpels und/oder Verdacht auf Metastasierung eine Indikation für einen radikalchirurgischen Eingriff und werden von uns einer solchen Therapie zugeführt.

Literatur

Jeppsson, P.-H., Lindström, J.: Carcinoma of the external ear. ORL **35**, 336–341, 1973
Skoog, T.: Plastic Surgery. Stuttgart: G. Thieme-Verlag 1974
Skoog, T., Ohlsen, L., Sohn, S. A.: Perichondrial potential for cartilagenous regeneration. Scand. J. plast. reconstr. Surg. **6**, 123–125 (1972)
Wernsdörfer, R.: Carcinome der Ohrmuschel. Bericht über 170 Fälle. Z. Haut- u. Geschl. Kr. **42**, 303–308 (1967)
Westerhagen, B. von: Zur Behandlung der Ohrmuschelcarcinome. Z. Haut- u. Geschl. Kr. **34**, 44–48 (1963)

Operative Tumorbehandlung im Extremitätenbereich

KLAUS WILHELM

Summary

Dermatosurgical procedures for tumors of the extremities are as responsible as any other surgical intervention. For benign lesions the aim of the operation is the total removal of the tumor without further damage or loss of function. In malignant tumors radical removal is essential. The examples presented in this report provide only an idea of the versatility of today's operative techniques. As the hand is man's most important tool and means of expression surgical intervention on this extremity are especially pointed out. The physician must be fully confined with the operative procedures and care of the patient, and adhere to the general principles of surgery in a professional manner. In dermatosurgery, too, the surgeon must be aware of his responsible position, and this cannot be better expressed than in the words of Moberg:

There is only one sort of ,,petit" surgery, namely that which is carried out by a ,,petit" surgeon.

Zusammenfassung

Das dermatochirurgische Vorgehen bei Tumoren an den Extremitäten ist ebenso verantwortungsvoll wie jede chirurgische Intervention. Ziel der Operation muß bei benignen Tumoren die Totalentfernung des Tumors ohne weitere Schädigung bzw. Funktionseinbußen sein. Bei malignen Tumoren ist immer der Radikalität der Vorzug zu geben. Die gezeigten Beispiele können nur einen Eindruck über die Vielfältigkeit der Technik vermitteln. Da die Hand das wichtigste Arbeitsinstrument und Ausdrucksmittel des Menschen ist, wird dieser Extremitätenabschnitt bewußt hervorgehoben. Indikation, operatives Vorgehen und Nachbehandlung müssen beherrscht werden sowie die grundsätzlich allgemeine Voraussetzung fachbezogen gewahrt sein. Auch bei dermatochirurgischen Eingriffen muß sich der Operateur seiner Verantwortung bewußt sein, wie dies in einem Ausspruch Mobergs nicht besser charakterisiert werden kann:

,,Es gibt nur eine kleine Chirurgie, nämlich die, die von einem kleinen Chirurgen ausgeführt wird."

Die operative Tumorbehandlung im Extremitätenbereich aus dermatochirurgischer Sicht befaßt sich ausschließlich mit Tumoren der Haut bzw. subcutan gelegenen Tumoren. Diese sind durch oberflächliche Hautveränderungen oder Vorwölbungen der Haut für Patient wie Arzt gleich sichtbar.

Differentialdiagnostisch sind vor allem in den proximalen Bereichen der Extremitäten diejenigen Tumoren abzugrenzen, die aus tieferen Schichten, wie Muskel, Fascien, Periost und Knochengewebe Veränderungen in der oberflächlichen Weichteilkontur verursachen. Die Behandlungskriterien entsprechen im allgemeinen denen am Stamm und werden von Größe und Art des Tumors bestimmt. Im Hand- und Fußbereich ergeben sich jedoch von den übrigen Extremitätenabschnitten erheblich abweichende, und besonders zu beachtende Behandlungsrichtlinien aufgrund der engen anatomischen Beziehungen wichtiger Funktionsgebilde und deren relativ oberflächliche Lage.

Um unnötige Wiederholungen zu vermeiden, werden die dermatochirurgischen Problemstellungen nach Möglichkeit auf den Handbereich bezogen, da dieser weitgehend identisch ist mit dem Fußbereich.

Die Tumoren der Hand sind relativ selten. Dies erklärt auch, warum nur wenige Chirurgen größere Erfahrungen in der Indikationsstellung und Therapie haben. Während jedoch mit geringen Ausnahmen alle bekannten Tumoren an der Hand vorkommen, beschränken wir uns aus dermatochirurgischer Sicht bewußt auf die vom Epithel und vom Bindegewebe abstammenden Geschwülste sowie die der Blut- und Lymphgefäße.

Die Diagnostik praeoperativ ist aufgrund der oberflächlichen Lage, der guten Palpabilität, Konsistenz und Abgrenzung der Tumoren meist einfach. Jede praeoperativ gestellte Diagnose muß aber endgültig durch entsprechende histologische Untersuchungen des bei der Operation entnommenen Gewebes gesichert werden.

Die Indikation zur Tumorentfernung richtet sich nach der Art der vorliegenden Geschwulstbildung. So ergibt sich eine relative Indikation bei benignen Geschwülsten aufgrund einer Funktionsbehinderung bzw. Irritation bei verschiedenen Greifakten und der Sorge, daß der Tumor entarten könne. Bei malignen Geschwülsten besteht ganz allgemein eine absolute Indikation. Hier steht die Radikalität im Vordergrund. Eine vertretbare Erhaltung von Greiffunktionen kann dabei durchaus berücksichtigt werden. Wird der Entschluß zur Operation gefaßt, so richtet sich das operative Vorgehen nach der Art des Tumors, der Lokalisation und der Ausdehnung. Das bedeutet, der Operationsplan sowie die angewandte Technik muß individuell der bestehenden Situation angepaßt werden. Um aber spezielle operative Techniken anwenden zu können, müssen die für eine erfolgreiche Therapie notwendigen Voraussetzungen erfüllt sein. Diese begründen sich einerseits auf zu beachtende technisch apparative wie technisch-chirurgische Bedingungen. Diese technischen Voraussetzungen sind allgemein von essentieller Bedeutung und sind ganz besonders in den distalen Extremitätenabschnitten und hier wiederum im Handbereich zu beachten.

Allgemeine Voraussetzung

Für das dermatochirurgische Vorgehen ist grundsätzlich und allgemein eine chirurgische Ausbildung und Erfahrung eine notwendige Voraussetzung. Das heißt keineswegs, daß derartige Operationen nur von Fachchirurgen durchgeführt werden sollen. Jeder, auch der Dermatologe, der entsprechend ausgebildet ist, und häufig operative Eingriffe durchführt, ist hierzu autorisiert, wenn er apparativ instrumentell wie auch personell, das heißt, mit ausgebildeten Hilfskräften, ausgestattet ist. Auch müssen die aseptischen Bedingungen garantiert sein. Sind diese Voraussetzungen nicht gegeben, verbieten sich derartige aktive chirurgische Maßnahmen von selbst (Tab. 1).

Operative Tumorbehandlung im Extremitätenbereich

Tabelle 1

Allgemeine operative Technik
allgemeine Voraussetzungen: – Ausbildung – apparative Ausrüstung – instrumentelle Ausrüstung – personelle Besetzung – aseptische Bedingungen

Spezielle Voraussetzung

Grundsätzlich speziell sind Tumorentfernungen an den Extremitäten ausnahmslos in Blutleere oder Blutsperre durchzuführen. Bei malignen Geschwülsten verzichtet man auf das Auswickeln mit der Esmarchschen Binde und legt nur eine Blutsperre an. Dadurch wird ein Einpressen von malignen Zellformationen in Blut- und Lymphbahnen vermieden. Blutleere oder Blutsperre sind notwendig, um die Gewebsschichten und Tumorgrenzen differenzieren zu können. Ohne Blutsperre kann man meines Erachtens an den Extremitäten keine glaubwürdige Tumorentfernung durchführen. Weiterhin ist atraumatisches Operieren und Hautschluß nach plastisch chirurgischen Prinzipien selbstverständlich. Nach Abschluß der Operation muß eine sachgerechte Wundabdeckung sowie je nach Größe des Eingriffs auch eine Immobilisation des entsprechenden Extremitätenabschnittes erfolgen. Der Verband muß rutschfest sitzen und darf die Blutzirkulation nicht stören. Nach plastisch-chirurgischen Eingriffen in Gelenknähe oder mit Einschluß von Gelenken ist meist eine kurzzeitige, jedoch intensive Nachbehandlung durch geschultes Personal erforderlich (Tab. 2).

Tabelle 2

Allgemeine operative Technik
spezielle Voraussetzungen: – Blutleere (Blutsperre) – atraumatisches Operieren – Hautschluß nach plastisch-   chirurgischen Prinzipien – Verbandstechnik – Nachbehandlung

Die spezielle operative Technik wie Exstirpation und Exzision richtet sich streng nach Größe und Lage der Tumoren. Die Technik des Hautschlusses ist ebenfalls abhängig davon, ob ein Hautdefekt besteht oder nicht. Bei cutan- oder subcutan gelegenen benignen Tumoren an Hand und Fuß ist auch wie bei malignen Tumoren darauf zu achten, daß der Tumor insgesamt und sicher entfernt wird.

Bei subcutanen Tumoren mit erhaltener vom Tumor nicht befallener Haut verläuft die Schnittführung über die Tumoren, insofern dieser lateral an den Fingerstrahlen bzw. an den

Handkanten liegt. Bei volarer oder dorsaler Lage führt man Schräginzisionen zwischen den Gelenkfalten nach Brunner oder Z-förmige bzw. hakenförmige Schnittführungen durch. Mediane Längsschnittführungen sind unbedingt zu unterlassen. Durch Kontraktur der Haut kommt es sonst postoperativ zu Beuge- oder Streckdefiziten, die vermeidbar sind. Derartige Kontrakturen gehen allein zu Lasten des Chirurgen. Am Handrücken sind den bogenbzw. s-förmigen Schnittführungen der Vorzug zu geben. In der Hohlhand bestimmen weitgehend die Handlinien den Schnittverlauf, ähnlich wie die Hautlinien an den proximalen Extremitätenabschnitten (Abb. 1). Aufgrund der engen Nachbarschaft der Funktions-

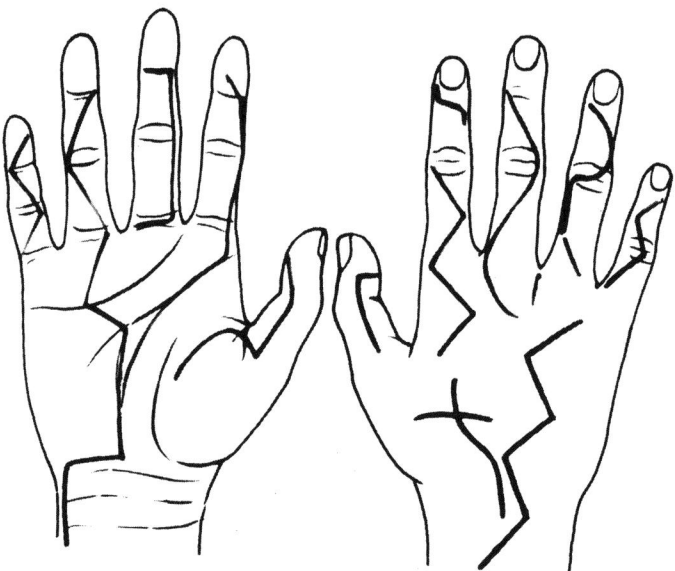

Abb. 1. Korrekte Schnittführungen in der Hohlhand bzw. am Handrücken

gebilde an den Phalangen ist in diesem Extremitätenabschnitt ganz besonders auf den Nerven- und Gefäßverlauf zu achten. Tumoren wie Riesenzellgeschwülste, Fibrome, Lipome, Sehnenscheiden-Ganglien entwickeln sich oft aus der Tiefe und verdrängen den Gefäßnervenstrang nach außen. Somit laufen diese wichtigen Funktionsgebilde über den Tumor hinweg. In diesen Fällen müssen Nerven und Gefäße zuerst freipräpariert und dann von der Assistenz zur Seite gezogen werden. Da meist kein Hautdefekt resultiert, kann hier ein direkter spannungsfreier Hautschluß angestrebt werden (Tab. 3). Als Beispiel dazu wird ein Fibrolipom, das lateral volar am Daumen lokalisiert ist sowie ein Riesenzelltumor am Endglied des rechten Mittelfingers volarseitig aufgeführt (Abb. 2, 3).

Spezielle operative Technik *ohne* Hautdefekt	Tabelle 3
– Einhalten der Gewebsgrenzen – Schonung von Gefäßen, Nerven, Sehnen usw. – Direkter Hautschluß	

Operative Tumorbehandlung im Extremitätenbereich 153

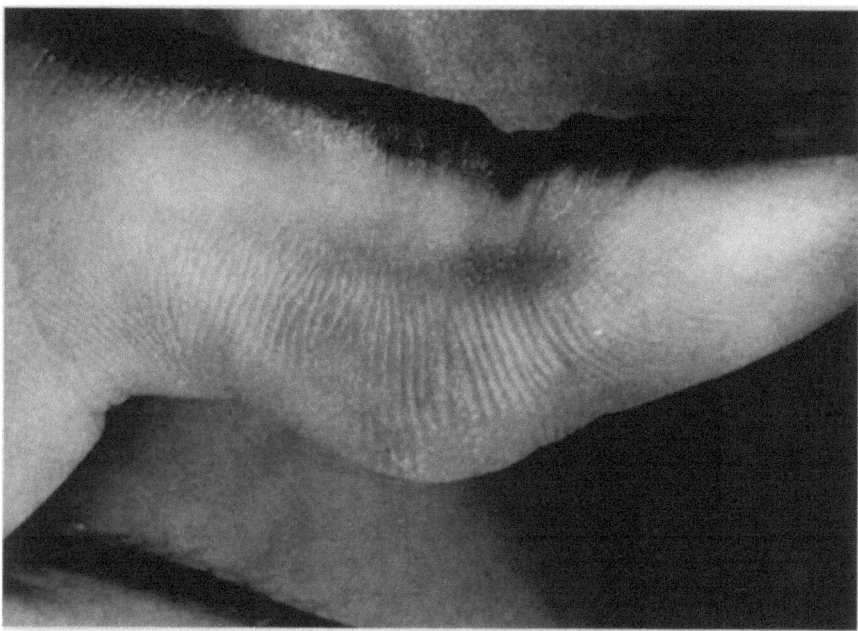

Abb. 2. Fibrolipom am Daumen; bei derartigen Tumoren ist auf den Gefäßnervenstrang zu achten

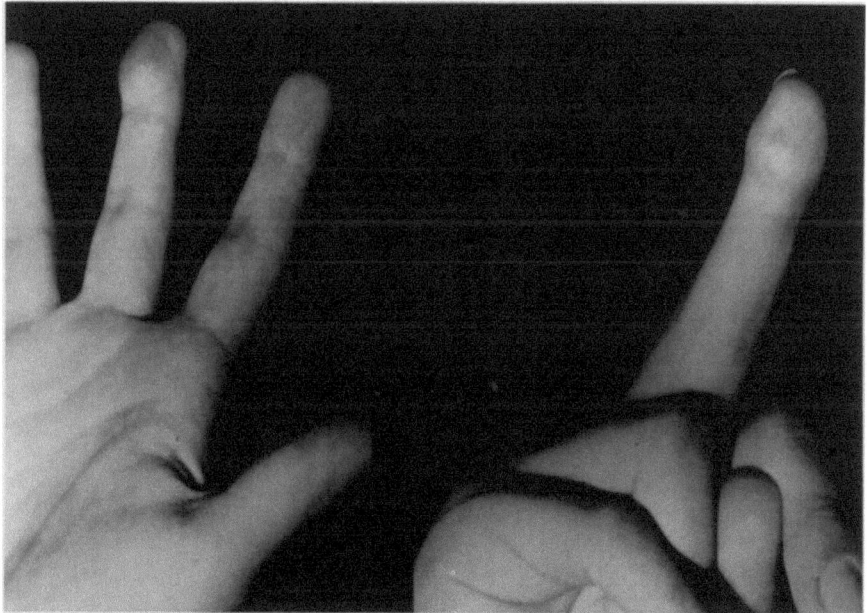

Abb. 3. Riesenzelltumor. Radikales Vorgehen notwendig. Beachtung der Digitalnerven notwendig

Bei Glomustumoren, die meist unter dem Fingernagel zu finden sind, wird zunächst der Nagel über dem Tumor gespalten und keilexzidiert. Der Tumor springt dann fast von selbst hervor und kann abgetragen werden. Das Tumorbett wird zusätzlich mit dem scharfen Löffel ausgekratzt. Die Wunde bleibt offen und wird mit Fettgaze abgedeckt (Abb. 4).

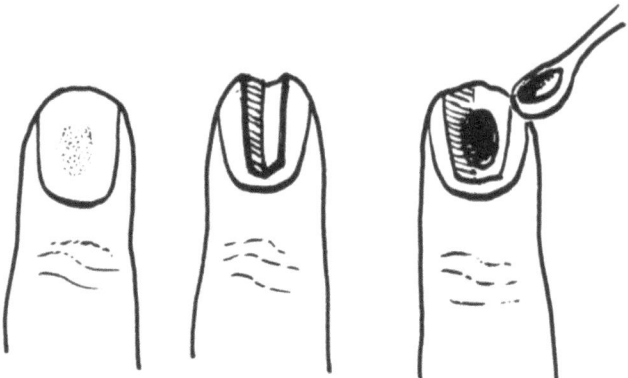

Abb. 4. Übliche Entfernung eines Glomustumors. Spaltung des Nagels und Entfernung des Tumors mit dem scharfen Löffel

Die pyogenen Granulome sind einfach zu behandeln. Neben der Verätzungsmethode bevorzugen wir die scharfe Abtrennung des Granuloms. Der verbleibende Weichteil- und Hautdefekt schließt sich unter Immobilisation und Applikation von Fettgaze schon nach wenigen Tagen (Abb. 5).

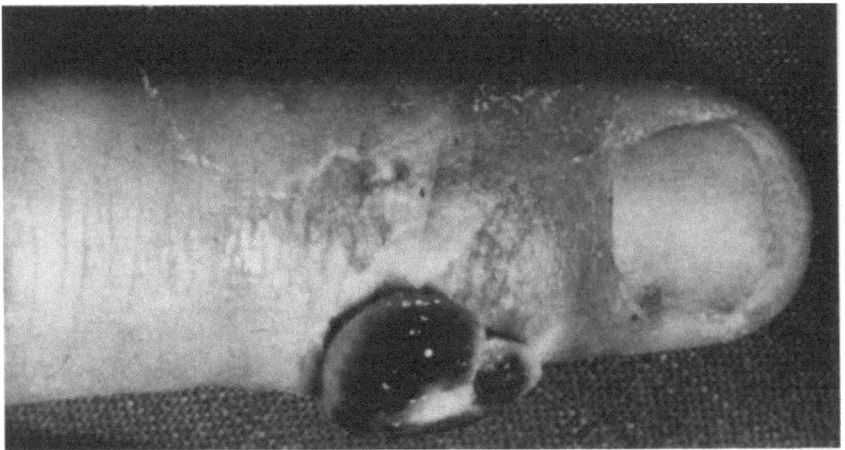

Abb. 5. Granuloma pyogenicum

Operative Tumorbehandlung im Extremitätenbereich 155

Bei ausgedehnten Tumoren, bei denen die Hautdecke durch Druck verdünnt, miteinbezogen oder zerstört ist, kann ein einfacher Hautschluß kaum durchgeführt werden. In diesen Fällen sind die verschiedenen, dem Ausmaß des Hautdefektes und dessen Lokalisation angepaßte, plastische Operationsverfahren anzuwenden (Tab. 4).

Spezielle operative Technik *mit* Hautdefekt	Tabelle 4
I. *Nahlappenplastik* − VY- bzw. Z-Plastik − Rotationslappen II. *Fernlappenplastik* − Crossfinger − Muffplastik III. *Hauttransplantation* − Vollhaut − Spalthaut	

Liegt etwa eine myxomatöse Zyste über dem Endgelenk und in enger Nachbarschaft zum Nagelbett vor, so steht als Folge der Exzision ein umschriebener Hautdefekt (Abb. 6). Diese kleinen Hautdefekte lassen sich problemlos durch eine V-Y-Plastik schließen (Abb. 7). Die Zyste wird insgesamt exzidiert, anschließend wird ein V-förmiger Schnitt nach proximal gelegt und die Haut des Subcutangewebes über den Defekt gezogen und vernäht. In

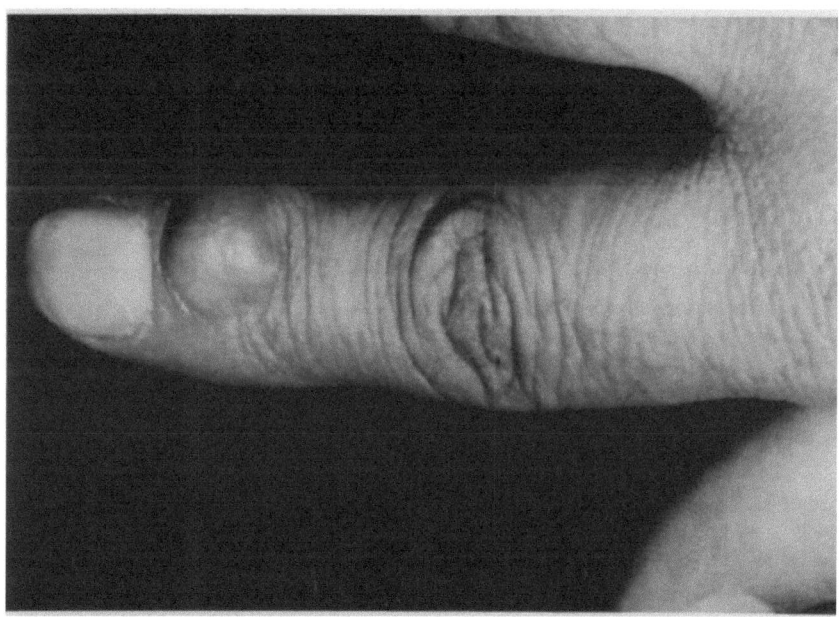

Abb. 6. Myxomatöse Zyste. Minderwertige Hautdecke. Hautdefekt. Plastische Deckung

ähnlicher Weise muß man bei Epitheloidzysten an den Fingerbeeren, die häufig nach kleinen Verletzungen auftreten, vorgehen. Die Haut über derartigen Zysten ist oft minderwertig und für einen direkten Hautschluß nicht mehr geeignet. Auch hier bietet sich die V-Y-Plastik bzw. Z-Plastik je nach Lage des Tumors an. Bei entsprechender Lokalisation kann der Defekt durch einen Rotationslappen und der sekundär entstandene Hautdefekt mit Spalthaut gedeckt werden (Abb. 8).

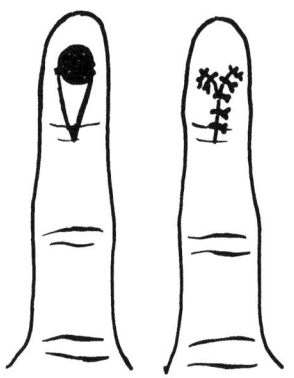

Abb. 7. V-Y-Plastik bei Defekten an den Endgliedern

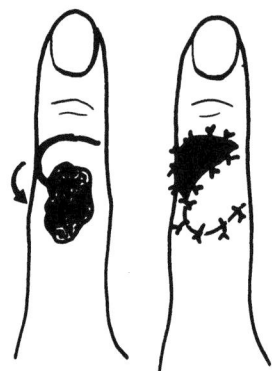

Abb. 8. Gestielter Rotationslappen zur Deckung eines Defektes. Deckung des Sekundärdefektes mit Spalthaut

Können Hautdefekte durch Z-Plastiken, V-Y-Plastiken oder Rotationslappen nicht gedeckt werden, so ist das Repertoire der speziellen operativen Technik noch keineswegs erschöpft. Hier können Nahlappen-Plastiken, Verschiebelappen-Plastiken in Sonderfällen auch Fernlappen-Plastiken z. B. gekreuzte Fingerlappen nach Tempest, auch Crossfinger genannt, oder freie Hauttransplantationen Anwendung finden. Grundsätzlich sind bei freien Hautplastiken dorsalseitig Spalthaut-Transplantate, volarseitig Vollhaut-Transplanate zu übertragen. Der funktionellen Bedeutung des zu deckenden Hautbezirkes kann dadurch Rechnung getragen werden. In der Folgezeit passen sich die Hauttransplantate der individuell geforderten Belastung an. Die Spalthauttransplantate gewinnen wir mit dem Elektrodermatom vorwiegend von der Innenseite der Oberschenkel, während Vollhauttransplantate bis zu 3 x 9 cm durchaus scharf mit dem Skalpell vom Unterarm entnommen werden können. Um eine primäre Naht an der Entnahmestelle am Unterarm zu garantieren, wird einer rautenförmigen Schnittführung der Vorzug gegeben (Abb. 9). Das entnommene

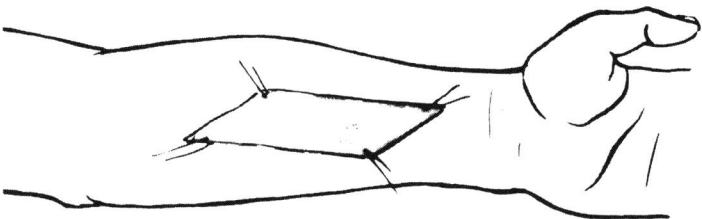

Abb. 9. Rautenförmige Entnahme von Vollhaut an der Innenseite des Unterarms

Vollhauttransplantat wird entfettet und kann aufgrund seiner Elastizität dem nach Tumorentfernung entstandenen Defekt angepaßt werden. Wichtig erscheint uns, darauf hinzuweisen, daß das Transplantat um etwa 15—20% größer gewählt werden muß, als die zu deckende Fläche. Spalthaut- oder Vollhauttransplantate werden ebenfalls mit Einzelknopfnähten unter Verwendung von atraumatischen Fadenmaterial von 4—5 x 0 Stärke unter leichter Spannung eingenäht. Die Fäden selbst werden nicht abgeschnitten, sondern langgelassen. Nach Beendigung der Naht wird Fettgaze sowie elastischer Schaumstoff aufgelegt, die langgelassenen Fäden über dem Schaumstoff geknüpft und dadurch ein Druck auf das Transplantat ausgeübt. Dieser Druck verhindert eine subcutane Serombildung und fördert in den ersten Tagen die Lymphzirkulation sowie die für die Ernährung des Transplantates notwendige Vaskularisation. Am 10. p. op. Tag wird das Transplantat soweit von der Unterlage ausgehend ernährt, daß der Druckverband abgenommen werden kann.

Freie Spalthauttransplantate können angewandt werden, wenn der Wundgrund ausreichend vaskularisiert bzw. ausreichendes Granulationsgewebe ausgebildet ist. Bestehen jedoch ungünstige Ernährungsbedingungen oder liegen wichtige Funktionsgebilde wie Nerv, Gefäß, Sehne und andere allein oder in Kombination frei, so ist eine Deckung mit gestielten Lappen unumgänglich. Hierzu bieten sich die gestielten Lappenplastiken bzw. an den Phalangen der Crossfinger an. In beiden Fällen muß die Entnahmestelle und der Lappenstiel mit Haut bis zum Implantationsbereich zusätzlich gedeckt werden (Abb. 10). Ein derartiges

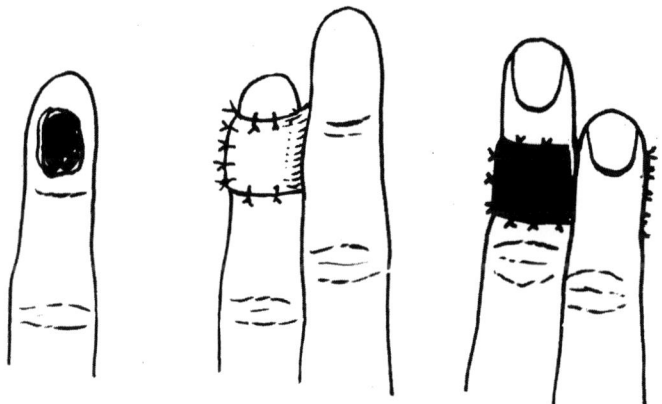

Abb. 10. Crossfinger, Fernlappen-Plastik vom benachbarten Finger zur Deckung eines Defektes mit durchblutetem Vollhautlappen. Deckung der Sekundärdefekte mit Spalthaut

Vorgehen ist etwa beim Morbus Bowen, Basaliom, oberflächlichen spinozellulären Karzinom anwendbar. Nach Exzision des tumorösen Hautbezirkes wird eine Fernlappenplastik angeschlossen. Nach etwa 3 Wochen wird der vaskularisierte Lappen soweit von seinem neuen Lager aus ernährt, daß er durchtrennt werden kann (Abb. 11, 12). Nach kurzer Nachbehandlung normalisiert sich die Gelenkbeweglichkeit völlig.

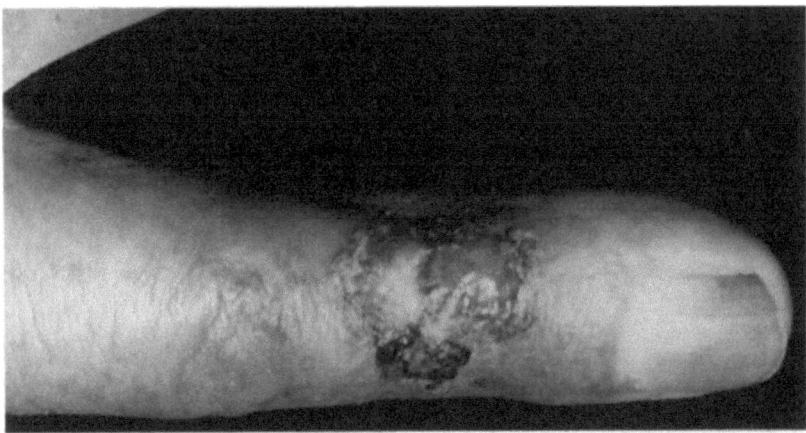

Abb. 11. Morbus Bowen

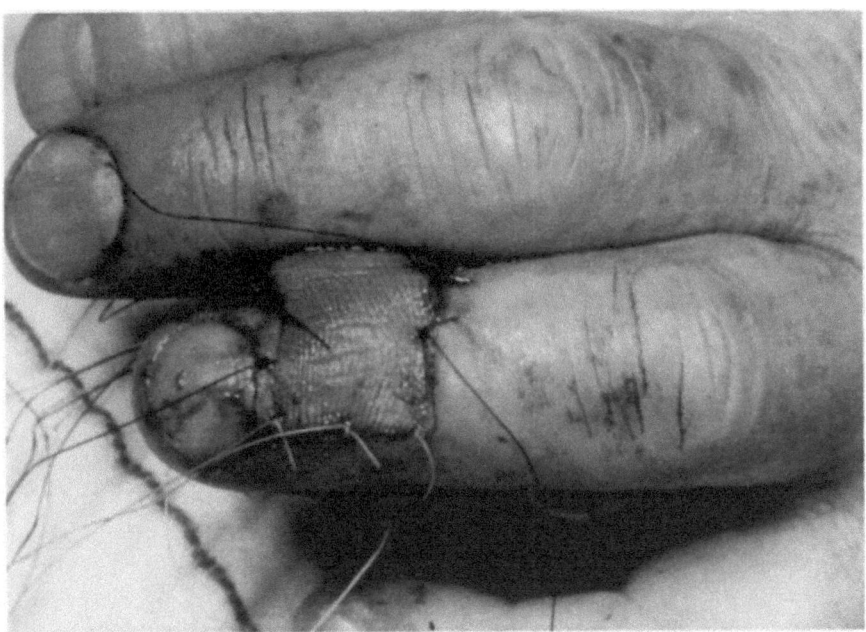

Abb. 12. Crossfinger-Plastik. Die Einzelknopf-Fäden werden langgelassen, später Knüpfung der Fäden über Schaumstoff

An Stellen mit besonderer Belastung muß eine gestielte Lappenplastik bzw. Verschiebeplastik angestrebt werden. Dies gilt besonders im Bereich der freien Länge der Achillessehne. Auch muß die Schnittführung so gewählt werden, daß belastungs- und funktionsfähige Gewebe über der Achillessehne zu liegen kommt. Zudem muß unter allen Umständen vermieden werden, daß eine Narbe über der Achillessehne verläuft, da sonst der Schuhrand durch Wetzen an der Narbe das Gewebe irritiert und Entzündungen entstehen können. Dies kann, wie an dem Beispiel multipler xanthomatöser Tumoren über der Achillessehne mit Einbeziehung der Haut gezeigt werden soll (Abb. 13–15), dadurch erreicht werden, daß nach Exzision des gesamten Tumorbezirkes mitsamt der Haut, eine Hautbrücke lateralseitig unter Gewinnung eines breiten proximal und distal gestielten Lappens über den Defekt gezogen und damit der Defekt geschlossen wird. Die durch Lappenplastik entstehenden Defekte werden dann mit Spalthaut sekundär geschlossen.

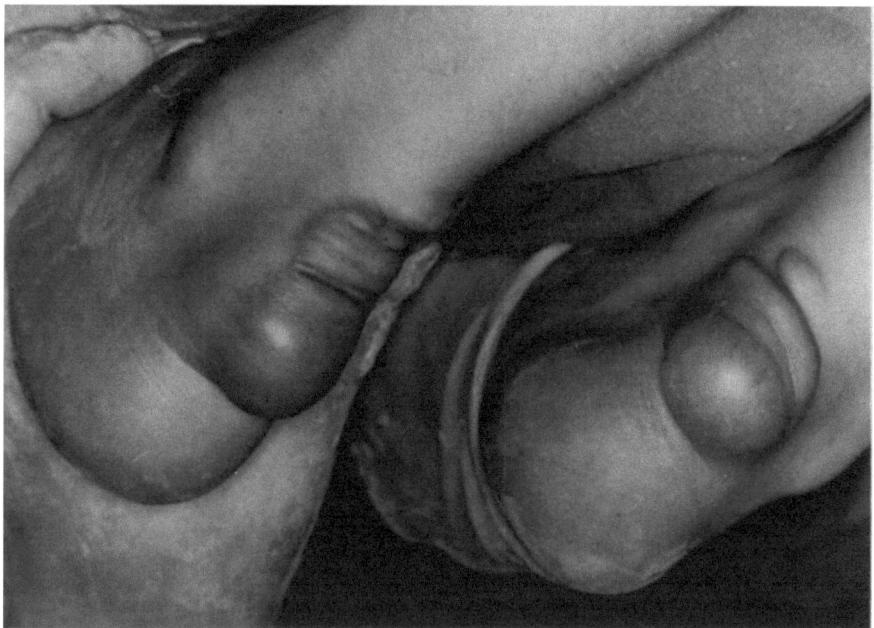

Abb. 13. Xanthomatöse Tumoren über beiden Achillessehnen. Unbrauchbare Hautdecke

Bei ausgedehnten Defekten aber guten Durchblutungsverhältnissen in diesem Bereich können Spalthauttransplantate durchaus gute Ergebnisse erzielen. Die Leistungsfähigkeit einer Spalthauttransplantation, die in Mesh-Graft-Technik angewandt wird, soll durch folgendes Beispiel unter Beweis gestellt werden. Es handelt sich in diesem Falle um ein 5jähriges Mädchen mit einem Tierfellnaevus der gesamten rechten Hand. Mit Ausnahme des Daumengrund- und Endgliedes sowie der Endglieder der Langfinger ist die Hand ab Handgelenk entsprechend tumorös verändert. Neben der erheblichen kosmetischen Störung stellten wir die Indikation zur Operation wegen Dickenzunahme der betroffenen Hautareale, Verstärkung der Pigmentierung, zunehmender Vulnerabilität mit Blutungsneigung und Infektionen bereits bei Bagatelltraumen sowie der bioptisch gesicherten Charakterisierung als Grenzschichtnaevus. Zudem war die Hand kaum mehr gebrauchsfähig. Es fehlte z. B. der Faustschluß. In 3 Sitzungen innerhalb eines Jahres haben wir den Naevus abgetragen und anschließend die Defekte mit Spalthaut in der Mesh-Graft-Technik gedeckt. 2 Jahre nach der Ope-

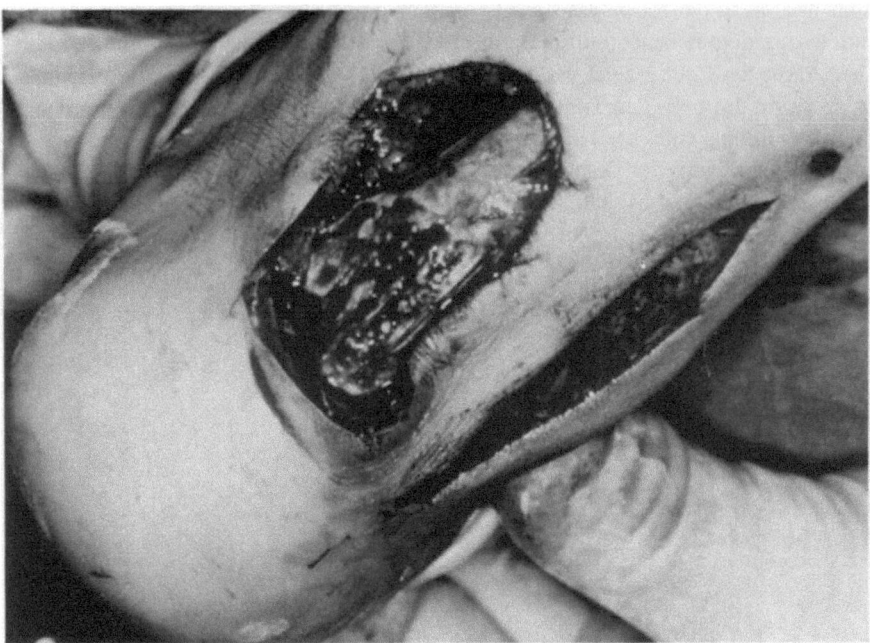

Abb. 14. Exzision des xanthomatösen Tumors mit Teilen der Achillessehne. Großer Defekt. Bildung eines proximal und distal gestielten Verschiebelappens

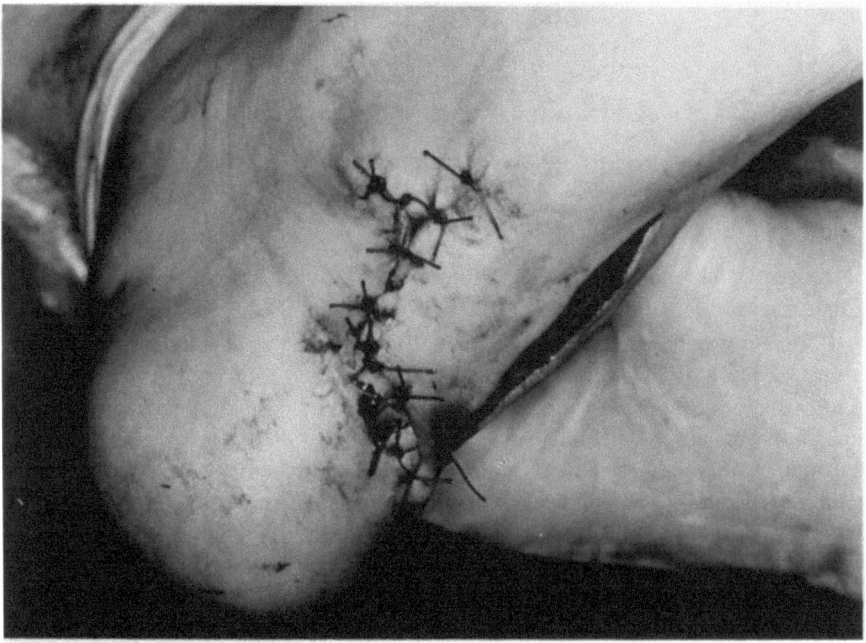

Abb. 15. Deckung des Defektes mit dem doppelgestielten Verschiebelappen

Operative Tumorbehandlung im Extremitätenbereich 161

ration besteht eine weitgehende Normalfunktion der Hand. Die Sensibilität ist normal. Die Hand kann wieder belastet werden. Auch das kosmetische Ergebnis rechtfertigt den operativen Aufwand (Abb. 16–20).

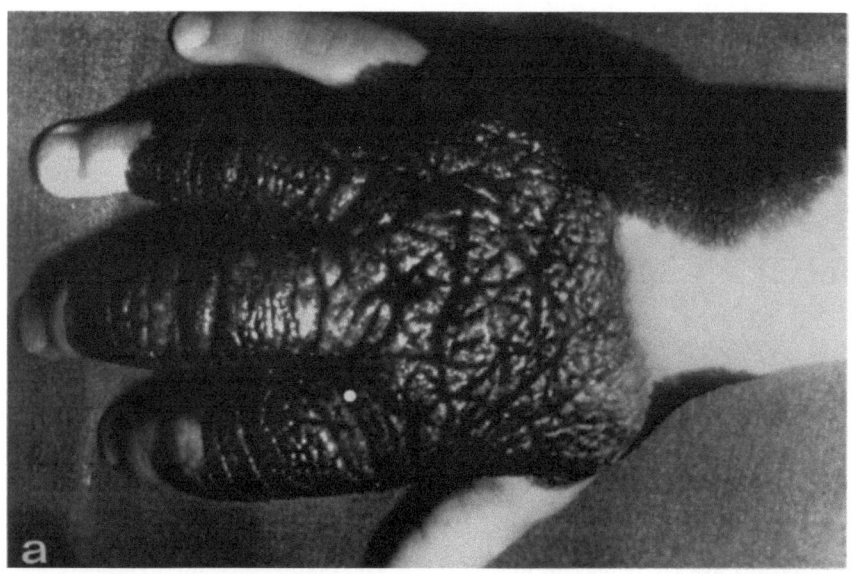

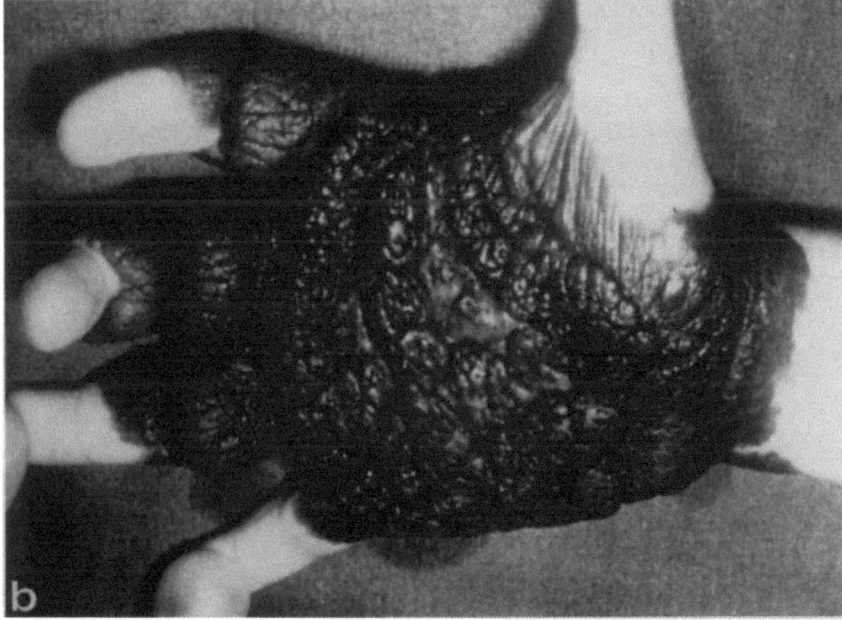

Abb. 16. Rechte Hand eines 5jährigen Mädchens mit Tierfellnaevus

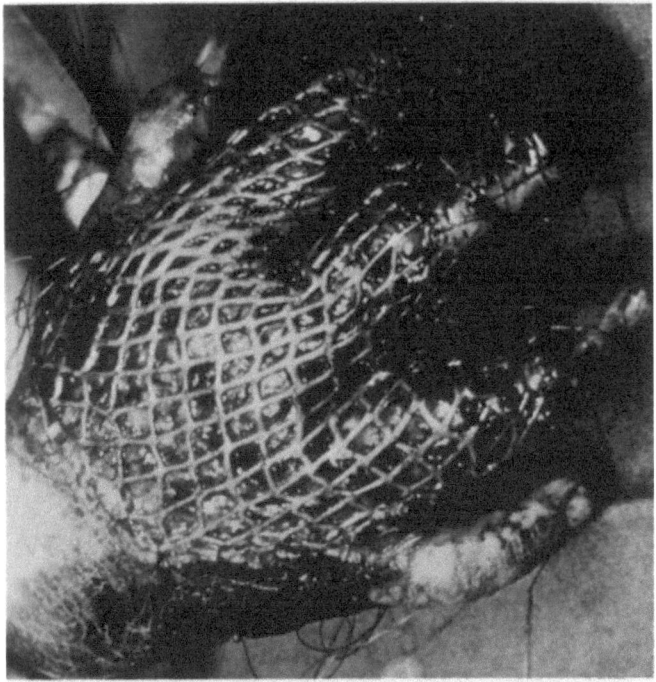

Abb. 17. Abtragung des Tierfellnaevus und Deckung des Hautdefektes mit Spalthaut nach Mesh-Graft-Technik

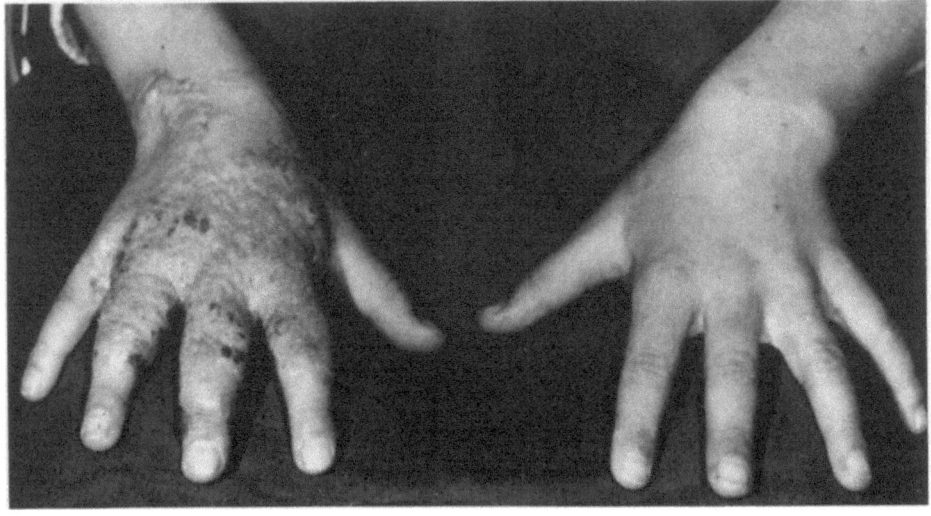

Abb. 18. 2 Jahre nach Operation gute Spreizfähigkeit aller Langfinger

Operative Tumorbehandlung im Extremitätenbereich

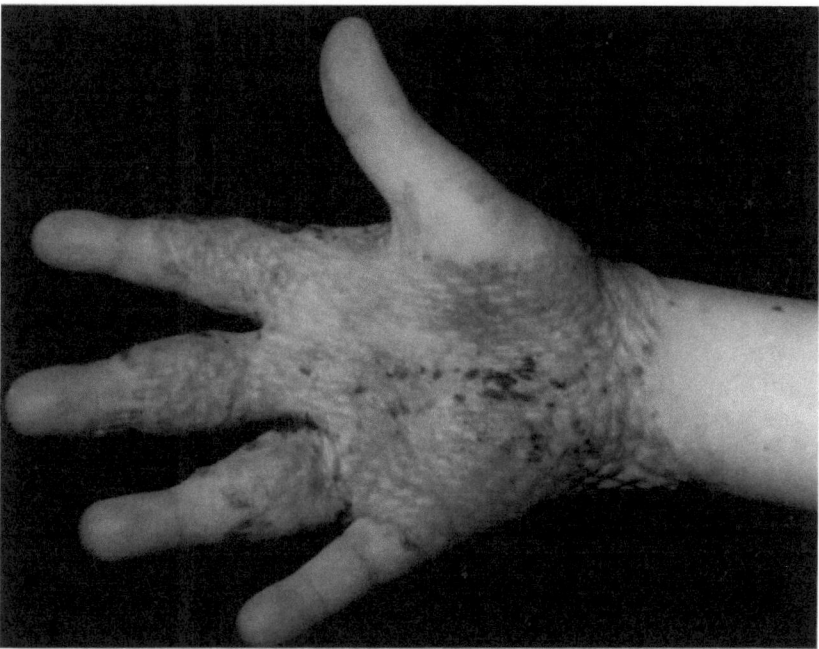

Abb. 19. 2 Jahre nach Operation. Übersicht über die Innenseite der Hand. Vereinzelte Pigmentierungen. Sonst stabile Hautverhältnisse

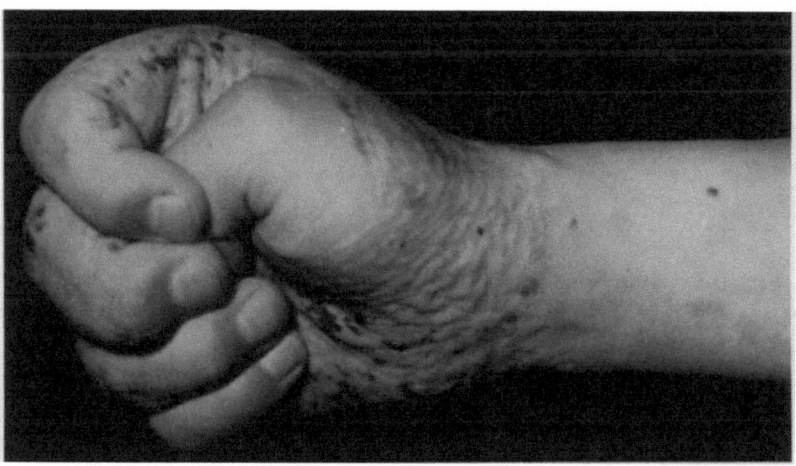

Abb. 20. Voller Faustschluß

Maligne Tumoren

Liegen echte Malignome der Hand vor, so ist wie schon eingangs erwähnt, in jedem Fall der Radikalität der Vorzug zu geben. Während allerdings tiefreichende und ausgedehnte Malignome an den einzelnen Extremitätenabschnitten entweder lokal exzidiert bzw. die Gliedmaße amputiert werden, versucht man bei der Hand, neben der radikalen Tumorentfernung zumindest eine Teilfunktion zu erhalten ohne die Radikalität soweit einzuschränken, daß für den Patienten quoad vitam erhöhte Risiken entstehen. Welche Möglichkeit für eine funktionserhaltende jedoch radikale Operationstechnik besteht, soll an folgendem Beispiel gezeigt werden. Bei einem 35jährigen Patienten liegt ein Plattenepithelkarzinom auf dem Boden einer mit aggressiven Substanzen behandelten Psoriasis in Höhe des Grundgelenkes D 4 volarseitig vor. In Blutsperre wird zunächst der Tumor ausreichend weit im Gesunden exzidiert (dies wurde histologisch bestätigt) und der 4. Finger ausgehülst. Zudem wurde eine Handverschmälerung nach Adelmann durch Exstirpation des Metacarpale 4 angeschlossen. Mit dem verbliebenen dorsalen Weichteilmantel des Fingers wurde anschließend der Defekt in der Hohlhand spannungsfrei gedeckt. Diese Operation ist radikal und gleichzeitig funktionsgerecht. Seit 5 Jahren besteht ein rezidivfreier Verlauf bei freier Gelenkfunktion. Die grobe Kraft ist allerdings eingeschränkt (Abb. 21–23).

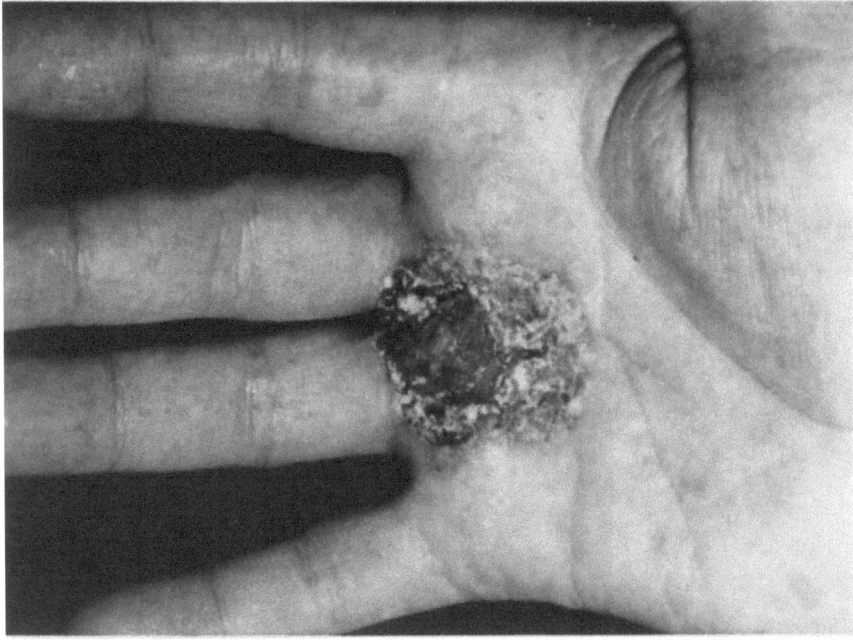

Abb. 21. 35jähriger Mann. Plattenepithelkarzinom in der rechten Hohlhand über dem Grundgelenk D 4 bei Psoriasis

Operative Tumorbehandlung im Extremitätenbereich

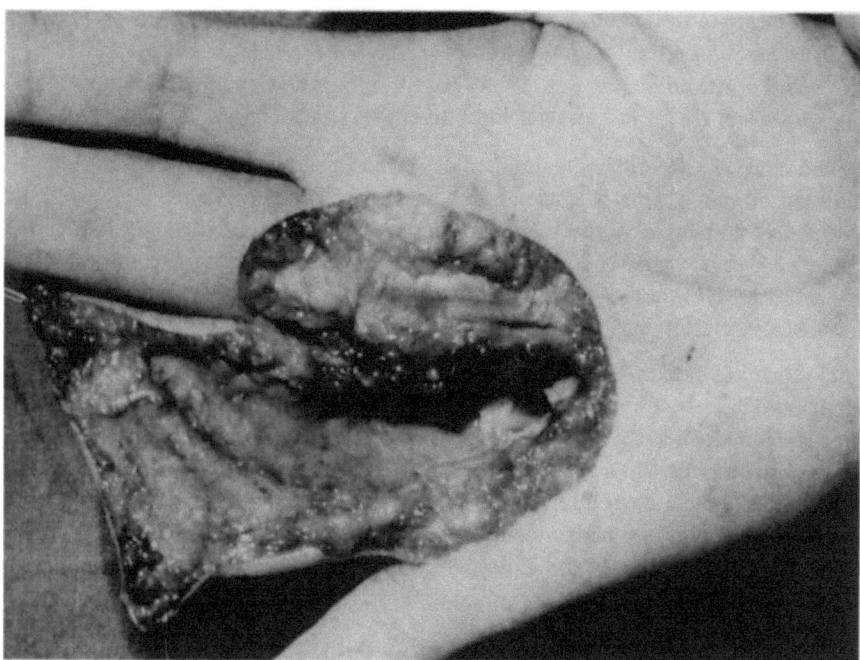

Abb. 22. Exzision weit im Gesunden, Aushülsung des 4. Fingerstrahls und Erhaltung der dorsalen Hautbrücke. Entfernung des Metacarpale 4. Handverschmälerung

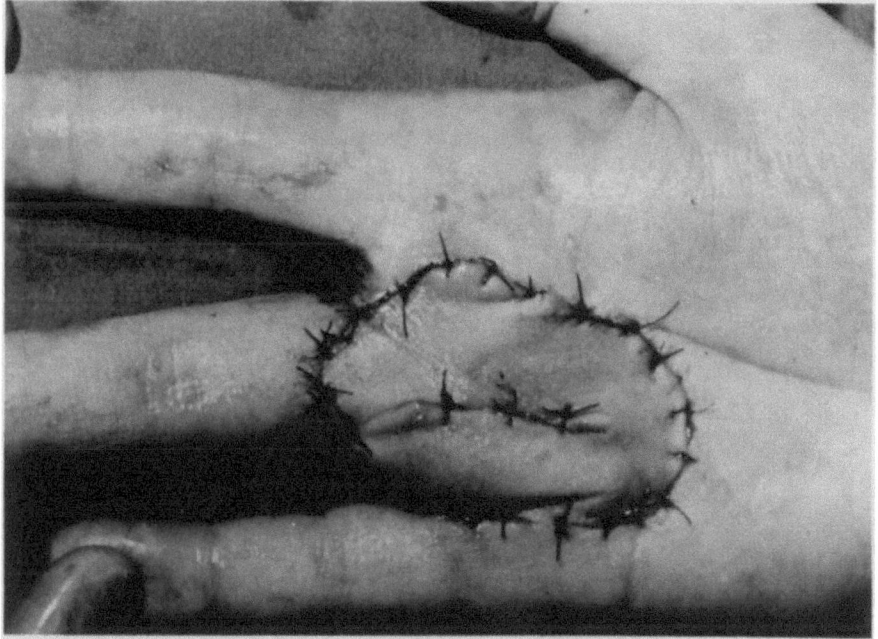

Abb. 23. Spannungsloses Einnähen des neurovaskulären Lappens

In einem Fall eines spinozellulären Karzinoms des Zeigefingers, das den gesamten Finger umfaßt, wurde der Fingerstrahl amputiert, etwa $^2/_3$ des Metacarpale 2 reseziert und mit dem gewonnenen Weichteilmantel der Defekt geschlossen. Neben einer guten Greiffunktion konnte auch hier ein gutes kosmetisches Bild erzielt werden (Abb. 24–25).

Bei Sarkomen oder ausgedehnten Karzinomen der Hand ist nur eine hohe Amputation indiziert. Funktion und Kosmetik spielen hier keinerlei Rolle mehr. Wie bei diesem Fibrosarkom des Daumens verhindert auch eine hohe Amputation meist nicht mehr den schicksalshaften Verlauf (Abb. 26). Ist die Funktion einer Hand z. B. infolge einer multilokulären Chondromatose aufgehoben, so ist auch hier bei Auftreten eines spinozellulären Karzinoms die Amputation indiziert (Abb. 27).

Selbstverständlich können die chirurgischen Maßnahmen bei Malignomen an den Extremitäten durch eine Tumorbestrahlung flankiert werden. Eine Röntgentherapie von Handtumoren erscheint jedoch äußerst problematisch. Infolge der dünnen Weichteilschicht kommt es nach unserer Erfahrung häufig zu einer Fibrosierung im Bestrahlungsgebiet bzw. in Nachbargebieten, da die Bestrahlung nicht ausreichend zentriert werden kann, mit nachfolgendem Röntgenoderm und bleibenden Funktionsschäden, die weitere operative Maßnahmen bzw. Amputationen notwendig machen.

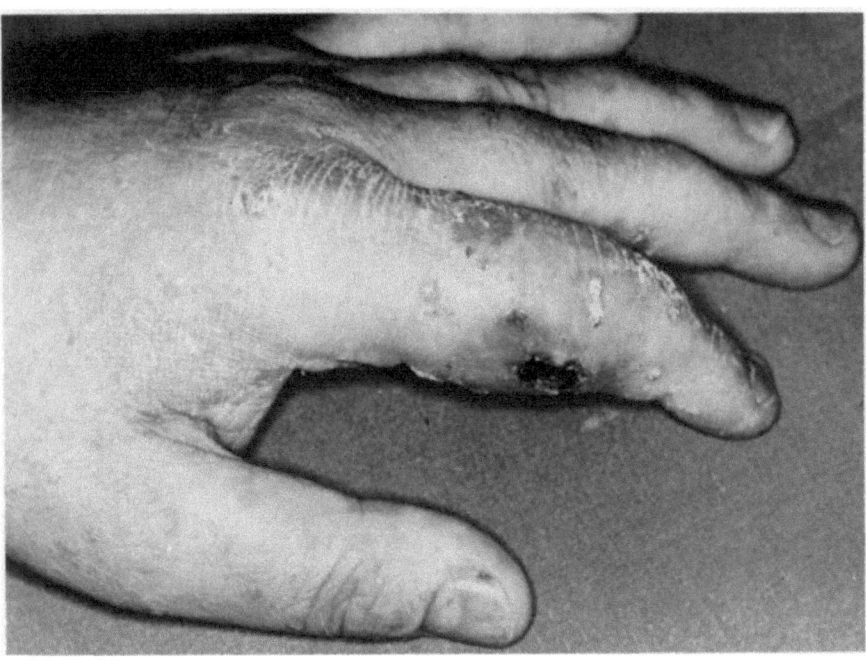

Abb. 24. Spinozelluläres Karzinom des linken Zeigefingers

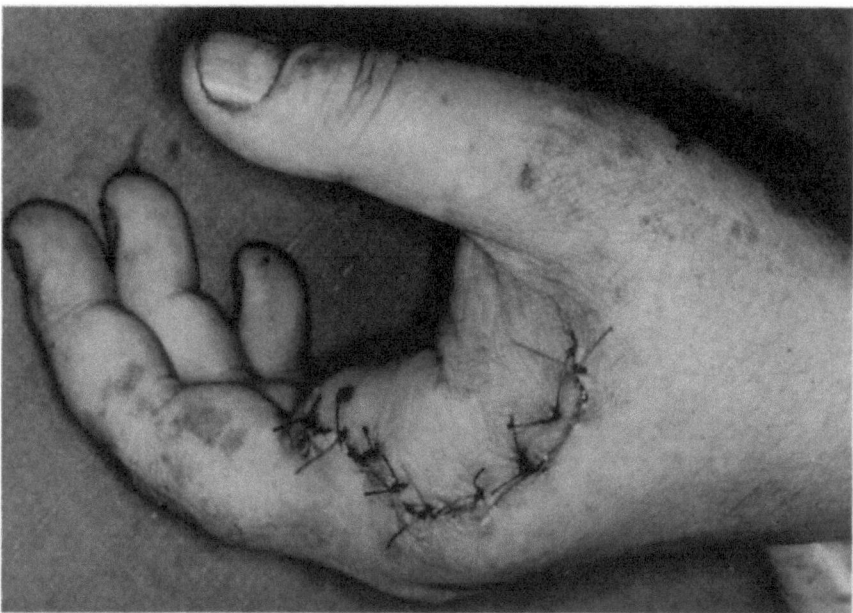

Abb. 25. Zustand nach Amputation des Zeigefingers sowie $^2/_3$ von Metacarpale 2. Schließung des Defektes durch gewonnene Weichteilbrücke. Gutes kosmetisches Ergebnis

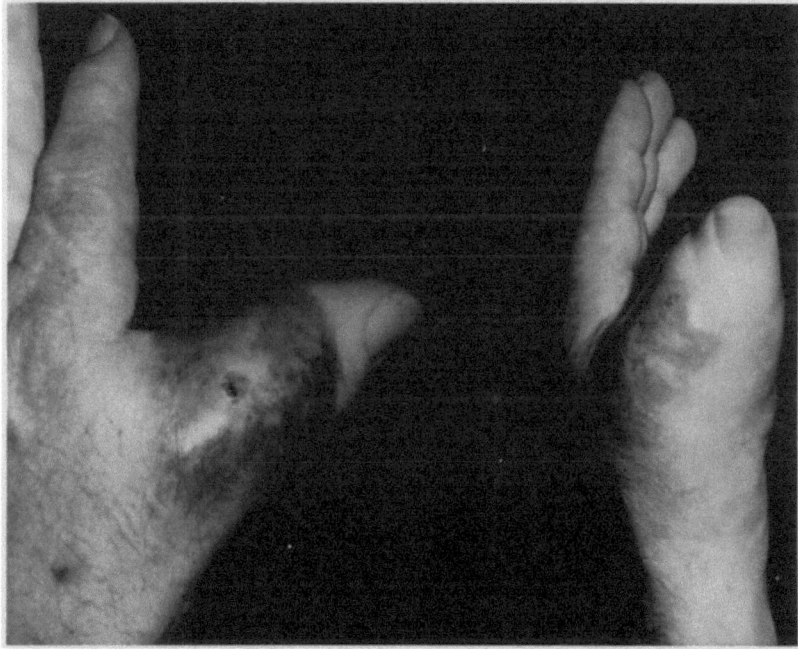

Abb. 26. Fibrosarkom des linken Daumens

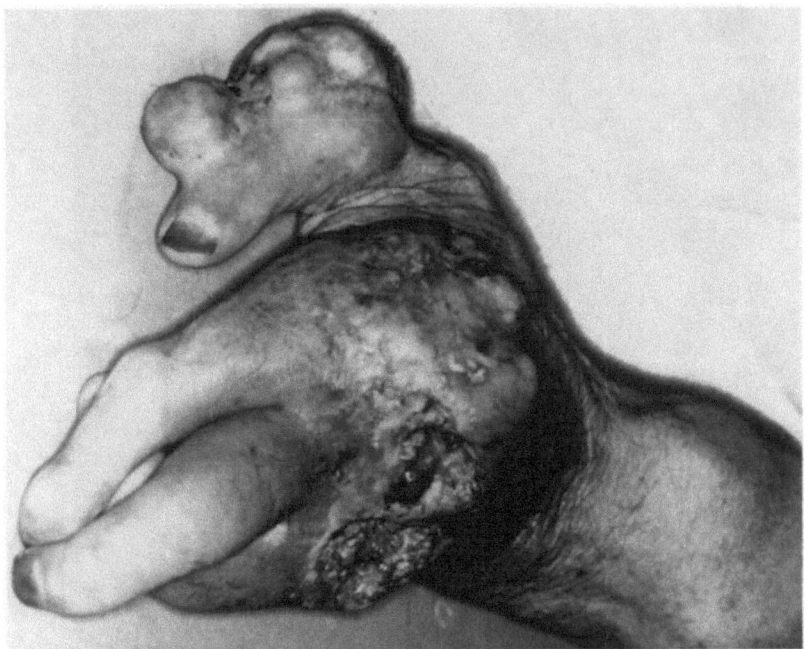

Abb. 27. Spinozelluläres Karzinom am Handrücken bei Chondromatose der Hand. Schon vor Entstehung des Karzinoms keine Gebrauchsfähigkeit der Hand

Literatur

Boyes, J. N.: Bunnell's surgery of the hand. Philadelphia: Lippincoll 1970
Convey, H.: Surgery of tumors of the hand. Springfield III: Thomas 1966
Flynn, J. E.: Hand Surgery. Baltimore: Williams & Wilkons 1966
Hart, D.: Surgery of the hand. In: Wolters, W., Ellis, jr. F. H., p. 215. New York/London: Harper & Row 1969
Howard, L. D.: Tumoren der Hand. In: Bunnell, St., J. Böhler, Bd. 2, S. 1212. Wien/Bonn/Bern: Maudrich 1959
Randolph, H., Guthrie, J. R., Smith, J. M.: Tumors in the hand. In: Plastic surgery. Boston: Little Brown 1973
Stack, H. G.: Tumors of the hand. Brit. med. J. 1, 919 (1960)
Wilhelm, K., Hauer, G.: Tumoren der Hand. In: Indikation zur Operation. (Hrsg. G. Heberer, G. Hegemann) S. 473. Springer: Berlin/Heidelberg/New York 1974

Spezielle Dermatochirurgie

Hyperhidrosis axillaris und Hidradenitis suppurativa

KURT SALFELD

Summary

Axillary hyperhidrosis and hidradenitis suppurativa both respond promptly to surgical treatment. Since the publication of Skoog and Thyresson several techniques of surgical treatment have been tried which concern especially the direction of the incision. Best results are achieved by resection of an elliptical segment of skin in the longitudinal axis. In some cases additional incisions (Y-plasty, Salfeld) or modified Z-plasty procedures (Gonzalez, Bretteville-Jensen) are necessary. Healing, scar formation, and functional conditions depend on operative technique and postoperative care. Our statistical material (136 follow-ups of 165 operated patients) shows that the surgical treatment for axillary hyperhidrosis is the treatment of choice.

The specific surgical procedure used in treatment of suppurative hidradenitis depends upon the tissue involved. An attempt should be made to leave islands of healthy tissue, even if they are small, for better healing. Also one should try simple elliptical excisions, even in repeated operations. Only if absolutely necessary should modified Z-plasty procedures be undertaken.

Zusammenfassung

Beide Krankheitsbilder, sowohl das der Hyperhidrosis axillaris als auch das der Hidradenitis suppurativa, lassen sich durch operative Entfernung der befallenen Hautareale sehr gut beeinflussen. Dabei sind seit Skoog u. Thyresson verschiedene Operationstechniken, insbesondere was die Schnittrichtung betrifft, erprobt worden. Am besten bewährt hat sich der ovaläre Schnitt in Längsrichtung der Armachse, wobei zusätzliche Schnitte, z. B. quer hierzu (Y-Schnitt, Salfeld) oder durch Z-Plastik und Modifikation (Gonzalez u. Bretteville-Jensen) gelegentlich notwendig sind. Heilverlauf, Narbenbildung und späterer Funktionszustand sind abhängig von Operationstechnik und Nachversorgung. Die statistische Auswertung des eigenen Patientengutes (136 von 165 operierten Fällen) läßt keine Zweifel daran, daß die operative Behandlung der Hyperhidrosis axillaris derzeit die Methode der Wahl darstellt.

Bei der Hidradenitis suppurativa richtet sich der operative Eingriff nach dem Ausmaß des befallenen Gebietes, wobei gesunde Bezirke, auch wenn sie nur inselartig oder fingerförmig innerhalb des erkrankten Bereiches liegen, soweit es irgend geht, erhalten bleiben sollten. Übrigens sollte man auch hier versuchen, mit einfacher Schnitt-Technik auszukommen, eventuell Mehrfachexzisionen anzuwenden und nur in den unbedingt nötigen Fällen auf modifizierte Z- oder Rotationsplastiken zurückzugreifen.

Anläßlich der VII. Fortbildungswoche für praktische Dermatologie und Venerologie in München 1973 berichteten wir erstmals über unsere Erfahrungen mit der operativen Behandlung der Hyperhidrosis axillaris. Vieles, was seinerzeit auf Grund einer Auswertung von 22 operierten Patienten gesagt wurde, hat auch heute noch Gültigkeit. Manches hat sich jedoch auf Grund der gesammelten Erfahrungen an bisher 165 Patienten geändert: Wir behandeln nicht mehr ambulant, die seinerzeit angegebene „Rucksack"-Verbandstechnik haben wir wegen aufgetretener Druckstellen verlassen, und auch die Nachbehandlung hat einige Korrekturen erfahren. Wir sind heute der Meinung, daß der Aussagewert unserer Nachuntersuchungen und Befragungen (136 von 165 operierten Patienten) groß genug ist, um gewisse Richtlinien für die Operation aufzustellen.

Tabelle 1. Operative Behandlung der Hyperhidrosis axillaris, Literaturübersicht

Erscheinungsjahr: Autor	Anzahl der Fälle	Operationstechnik
1962: Skoog und Thyresson	15	4-Zipfel-Schnitt
1963: Hurley und Shelley	4 + 5	ovaläre Exzision, quer zur Armachse
1967: Préaux	3	
1966: Hurley und Shelley	12 + 6	ovaläre Exzision quer,
Holzegel	22	später längs
1968: Tipton	10	
1970: Lochovsky et al.	6	
Gillespie und Kane	24	
Weaver		
1971: Weaver und Copeman		
1972: Midholm und Taarnhoj		
1973: Salfeld	22	
1970: Gonzalez et al.		Z-Plastik
1973: Bretteville-Jensen	61	ovaläre Exzision längs der Armachse
Munro et al.	13	modifizierte Z-Plastik
1975: Salfeld	165	ovaläre Exzision längs der Armachse im Bedarfsfall Dehnungsplastik oder Y-Schnitt

Bereits 1962 erschien im schwedischen Schrifttum die erste Publikation zur Frage der operativen Beseitigung der Hyperhidrosis axillaris (vgl. Literaturübersicht Tab. 1). Skoog u. Thyresson (1962) berichteten seinerzeit über 15 von ihnen operierte Patienten, bei denen sie nach einer besonderen Schnitt-Technik die Schweißdrüsen von der Hautunterseite her entfernten. Diese Methode wurde unseres Wissens nach ihnen von niemand mehr praktiziert. Hurley u. Shelley publizierten als nächste in zwei Arbeiten (1963 und 1966) ihre Methode, wobei sie jeweils die Operationsergebnisse bei 4 bzw. 12 Hyperhidrosis axillaris-Patienten und 5 bzw. 6 gesunden Probanden ausgewertet haben.

Sie entfernten — offenbar ohne Kenntnis der Arbeit von Skoog und Thyresson — ein ovaläres Hautstück aus der Achselhöhle, quer zur Armachse. Nur bei ein oder zwei Patienten wurde die Schnittebene längs zur Armachse gelegt. In ähnlicher Weise gingen später Holzegel (1966); Préaux (1967); Tipton (1968); Lochovsky et al. (1970); Gillespie u. Kane (1970); Weaver (1970); Weaver u. Copeman (1971); Midholm u. Taarnhoj (1972) vor. Sie legten die Schnittebene meist quer zur Armachse entsprechend den „Spaltlinien" der Haut. Auch wir hatten anfänglich diese Schnittrichtung gewählt. Wegen der hierbei im unteren und oberen Achselhöhlenbereich verbleibenden hyperhidrotischen Zipfel aber entschlossen wir uns bald, die Schnittrichtung längs der Armachse zu legen. Die hierdurch zu erzielenden Ergebnisse waren denen bei der quer zur Armachse gelegten Schnitten weit überlegen. Narbenbildung, aber auch Heilverlauf gestalteten sich dagegen nicht immer problemlos. Bei Beachtung der folgenden Verhaltensregeln sind vergleichbar gute Heilverläufe und Narbenbildung zu erzielen:

1. Nicht zu ausgedehntes Unterminieren der Wundränder im mittleren Teil der Wunde (mangelnde Blutversorgung)
2. Subtile Blutstillung und exakte subcutane Naht zur spannungsfreien Adaptation der Wundränder
3. Schließen der Wunde durch Knopfnaht ohne Dehiszenz, dabei Hautränder etwas hochstehend halten
4. Druckfreier Klebeverband — bald Mullkompressen, durch Netzhemd fixiert
5. Entfernen der Fäden spät — mindestens 6—8 Tage p. o., Restfäden 14 Tage p. o.
6. Entlasten der Narbe durch Pflasterverband, Meiden von narbenbelastenden Körperstellungen (bestimmte sportliche Betätigung)

In den letzten Jahren sind einige Operationsverfahren zur spannungsfreien Adaption der Haut wie die modifizierte Z-Plastik nach Gonzalez (1970) bzw. Bretteville-Jensen (1973) angegeben worden. Es handelt sich um Hilfstechniken, die aber nur in Ausnahmefällen, nämlich bei ausgedehnt-breiten, schwitzenden Achselhöhlenfeldern, zur Anwendung kommen sollten, zumal hierbei Narben entstehen, die auch bei angelegtem Arm zu sehen sind. Wir selbst haben bei unserem doch recht großen Patientengut nur selten solche Hilfsschnitte legen müssen. In diesen Fällen handelte es sich nahezu ausschließlich um Nachoperationen. Wir halten es für besser, zweimalig im Zeitabstand von 3 Monaten mit ovalären Schnitten zu operieren oder aber nicht schwitzende Hautareale in einem größeren schwitzenden Bereich zu belassen und die Operationstechnik danach auszurichten. In

Tabelle 2. Hyperhidrosis axillaris. Vorgeschichte und Lokalisation (Angaben in %)

Beginn der Erkrankung		z. Z. der Pubertät	nach der Pubertät	keine Angaben	
	männl.	48,8	42,8	8,4	
	weibl.	70,6	27,1	2,3	
Auslösung vermehrter Schweißsekretion		psych. Faktoren	physik. Faktoren	ohne Angaben	
	männl.	58,1	39,5	2,4	
	weibl.	61,8	29,4	8,8	
Lokalisation		Ausschließl. Achselhöhlen	Achselhöhlen Hände und Füße	Achselhöhlen Gesicht und Hände	keine Angaben
	männl.	72,0	16,1	9,2	2,7
	weibl.	78,2	17,3	—	4,5

Tabelle 3. Hyperhidrosis axillaris. Operation und postoperative Phase (Angaben in %)

operativer Eingriff		sehr schmerzhaft	mäßig bis kaum schmerzhaft		
	männl.	–	100		
	weibl.	10,8	98,2		
jetziger Zustand der Achselschweißbildung		noch störend	kaum oder nicht störend		
	männl.	23,2	76,8		
	weibl.	19,5	80,5		
Frage: Würden Sie sich wieder einem derartigen Eingriff unterziehen		ja	nein	fraglich	keine Angaben
	männl.	86,0	6,9	2,3	4,8
	weibl.	88,0	10,8	1,6	0,2

letzter Zeit haben sich uns bei atypischer Lokalisation der Schwitzareale Längsschnitte mit nach ventral oder dorsal kombinierten Schnitten in Querrichtung bewährt. Die verbleibende, nicht auffallende Narbe erscheint dann nach Art eines „Y". Näheres zum Operationsverfahren selbst, zur Vorbereitung des Operationsfeldes etc. sind in „Fortschritte der praktischen Dermatologie und Venerologie, Band VII" publiziert.

Es gelang uns bisher, von den 165 Patienten 136 zu befragen oder nachzuuntersuchen, das sind 82% (siehe Tab. 2 u. 3).

Rund 49% männliche und 71% weibliche Patienten gaben an, die Hyperhidrosis axillaris während, 42% männliche und 27% weibliche nach der Pubertät bekommen zu haben. Nahezu $^2/_3$ der Patienten – sowohl männlichen als weiblichen Geschlechts – geben psychische Faktoren als Auslösungsmomente, $^1/_3$ physikalische Faktoren an.

Die Hyperhidrosis axillaris findet sich in über 70% der Fälle als isolierte Erscheinung. Seltener ist sie mit einer übermäßigen Schwitzneigung in anderen Hautarealen vergesellschaftet.

Der Eingriff unter Lokalanaesthesie wurde von den Männern zu 100% als mäßig bis kaum schmerzhaft, von den Frauen mit rund 11% als sehr schmerzhaft angegeben. Noch störendes Schwitzen gaben 23% männliche und 20% weibliche Patienten an. (Dieses Untersuchungsergebnis stimmt mit den Ergebnissen, die wir in der letzten Zeit gewonnen haben, nicht überein. Die radikalere Operationsweise führte offenbar zu besseren Ergebnissen. Immerhin geben nunmehr lediglich 10% der befragten Probanden noch gelegentlich auftretendes, geringgradiges Schwitzen an). Bei der Befragung: „Würden Sie sich wieder einem derartigen Eingriff unterziehen?" antworteten immerhin 86% bzw. 88% mit „Ja", rund 7% bzw. 11% allerdings mit einem klaren „Nein".

Die Hidradenitis suppurativa tritt bevorzugt im Achselhöhlenbereich auf, kann sich aber auch an anderen Körperstellen finden, in denen apokrine Schweißdrüsen vorkommen, z. B. perigenital, perianal. Eine völlige Abheilung auf konservativem Wege ist nur selten oder überhaupt nicht zu erreichen. Selbst Steroidmedikation führt nicht immer zum Erfolg. Wir bevorzugen deshalb nach vorausgehender konservativer Anbehandlung die totale Exzision des befallenen Gebietes. Nicht in allen Fällen müssen komplizierte plastisch-chirurgische Verfahren angewendet werden. Dort, wo auch durch ovaläre Mehrfachexzision eine radikale Entfernung des befallenen Gebietes möglich ist, sollte man diese Methode anwenden. Die Narbe bleibt dann im vorgeschädigten Hautgebiet. Bei Rotationsplastiken können gelegentlich Infekte im Schnittbereich auftreten, die die Narbe recht unschön werden lassen.

Nur zur Vervollständigung der Operationstechnik bei Hidradenitis suppurativa seien nachfolgend die notwendigen Schnittführungen — je nach Körperlokalisation — schematisch dargestellt (Abb. 1—4).

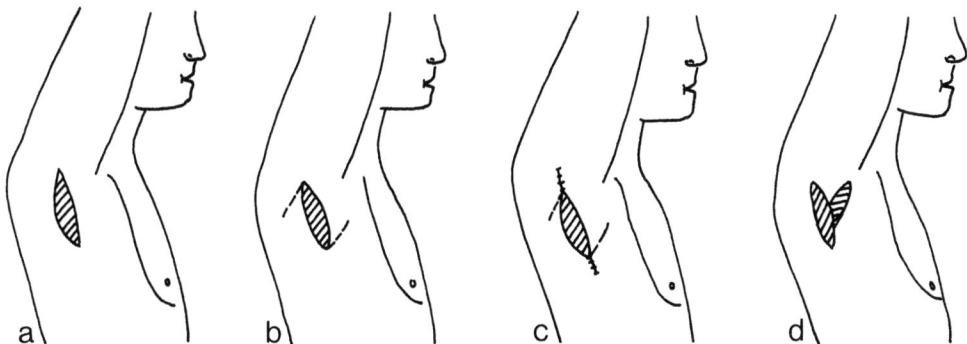

Abb. 1 a—d. Schnitt-Techniken bei Operationen in der Achselhöhle. (a) ovaläre Exzision längs zur Armachse (Standardmethode); (b) Z-Plastik (Gonzalez); (c) modifizierte Z-Plastik (Bretteville-Jensen); (d) Y-Plastik (Salfeld)

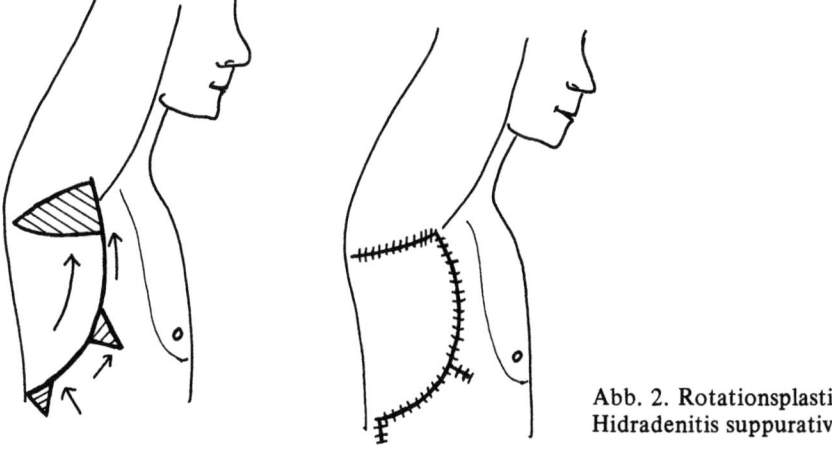

Abb. 2. Rotationsplastik bei Hidradenitis suppurative (Achsel)

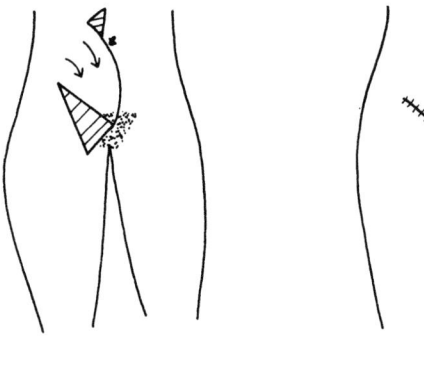

Abb. 3. Rotationsplastik bei Hidradenitis suppurativa (Inguinalgegend)

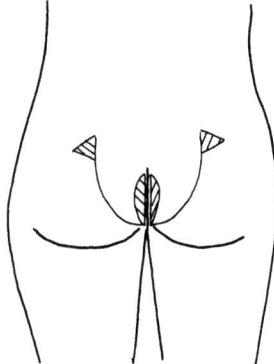
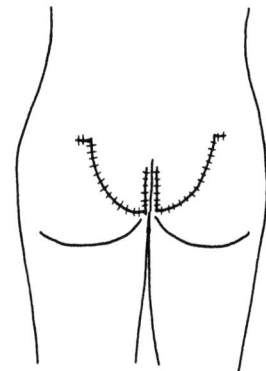

Abb. 4. Rotationsplastik bei Hidradenitis suppurativa (Gesäß)

Literatur

Bretteville-Jensen, G.: Radical sweat gland ablation for axillary hyperhidrosis. Brit. J. plast. Surg. **26**, 158–162 (1973)

Gillespie, J. A., Kane, S. P.: Evaluation of a simple surgical treatment of axillary hyperhidrosis. Brit. J. Derm. **83**, 684–689 (1970)

Gonzalez, F. R.: Aportacion al tratamiento quirurgica de la hiperhidrosis axilar. Act. dermo-sifiliogr. (Madr.) **61**, 99–106 (1970)

Holzegel, K.: Die Hyperhidrosis axillaris und ihre operative Behandlung. Dtsch. Gesundh.; Wes. **21**, 1231 (1966)

Hurley, H. J., Shelley, W. B.: A simple surgical approach to the management of axillary hyperhidrosis. J. Amer. med. Ass. **186**, 109–112 (1963)

Hurley, H. J., Shelley, W. B.: Axillary Hyperhidrosis. Brit. J. Derm. **78**, 127 (1966)

Letterman, G., Schurter, M.: Surgical treatment of hyperhidrosis and chronic hidradenitis suppurativa. J. invest. Derm. **63**, 174–182 (1974)

Lochovsky, L.: Treatment of severe Hyperhidrosis by surgical removal of part of perspiratory glands. Csl. Derm. **45**, 58 (1970)

Midholm, S., Taarnhoj, P.: Hyperhidrosis axillae en simpel kirurgisk behandling af armsved. Ugeskr. Laeg. **134**, 1528–1531 (1972)

Munro, D. D.: Axillary hyperhidrosis. Its quantification and surgical treatment. Brit. J. Derm. **90**, 325 (1974)

Préaux, J.: Le traitement chirurgical de l'hyperhidrose axillaire. Bull. Soc. franc. Derm. Syph. **75**, 730 (1967)
Salfeld, K.: Schweißdrüsenoperation bei Hyperhidrosis axillaris. Fortschr. prakt. Derm. u. Venerol. Bd. VII, 272–276 (1973)
Skoog, T., Thyresson, N.: Hyperhidrosis of the axillae. Acta chir. scand. **124**, 531 (1962)
Tipton, J. B.: Axillary hyperhidrosis and its surgical treatment. Plast. reconstr. Surg. **42**, 137–140 (1968)
Weaver, P. C.: Axillary hyperhidrosis. Brit. med. J. **1**, 48 (1970)
Weaver, P. C.: Axillary skin excision as a treatment for axillary hyperhidrosis. Postgrad. Med. **46**, 422–424 (1970)
Weaver, P. C., Copeman, P. W. M.: Simple surgery for axillary hyperhidrosis (two cases). Proc. R. Soc. Med. **64**, 607–608 (1971)

Zur operativen Behandlung der Hyperhidrosis axillaris

ERICH LANDES

Summary

The technique and results of surgical treatment of axillary hyperhidrosis according to the method of Hurley and Shelley and the modified technique of Salfeld are reported. The results are satisfactory. This treatment may be regarded as an optimal method for elimination of excessive axillary sweating.

Zusammenfassung

Es wird über die Technik und Ergebnisse der nach der Methode nach Hurley und Shelley und in der Modifikation nach Salfeld operierten Hyperhidrosis axillaris (Längsschnitt) berichtet. Die Ergebnisse sind zufriedenstellend. Die Methode kann als optimal zur Beseitigung übermäßigen Schwitzens in der Achselhöhle bezeichnet werden.

Die operative Behandlung der Hyperhidrosis axillaris beruht auf dem Prinzip, die ekkrinen und auch apokrinen Drüsen zu entfernen. Eine einfache Methode haben Hurley u. Shelley (1963) beschrieben, in dem sie eine elliptische Exzision quer zur Axilla etwa 4–5 x 1–1,5 cm durchführten und damit das darunter liegende subkutane Gewebe entfernten. Die Ergebnisse waren recht günstig, wenn auch ein vollkommenes Sistieren des Schwitzens nicht erreicht wurde.

Skoog u. Thyresson (1962) haben eine grundsätzlich andere Methode beschrieben. Nach einem Kreuzschnitt in der Axilla werden 4 Dreiecke abpräpariert, das darunter liegende Gewebe entfernt und danach die Inzision wieder vernäht. Dadurch entsteht kein Substanzverlust. Von Bretteville-Jensen et al. wurde eine weitere Methode 1975 publiziert, in dem in der Axilla das gesamte behaarte Gebiet exzidiert und der Defekt mit einer Z-Plastik geschlossen wird. Damit sollen optimale Ergebnisse erzielt worden sein. Operiert wurden von den Autoren 123 Patienten.

Von Salfeld (1973) wurde empfohlen, die Schnittführung danach zu richten, wie ausgedehnt das Schwitzen der Hautareale ist. Prüfung des schwitzenden Hautareals erfolgt nach dem Minor'schen Schwitzversuch. Salfeld gibt an, daß er in über der Hälfte der Fälle die Schnittführung in Längsrichtung durchgeführt hat.

Dieser Methode haben auch wir den Vorzug gegeben. Nach 3jähriger Nachbeobachtung konnte Salfeld keine Verschlechterung des durch die Operation hervorgerufenen Zustandes feststellen.

Munro et al. (1974) sahen bei der Nachuntersuchung ihrer 13 Patienten, daß ein Ansteigen des Schwitzens nach 4–12 Monaten nach der Operation bei einem Teil der Patienten zu beobachten war.

Während Munro et al. der Operation in Vollnarkose den Vorzug geben, sind die anderen Autoren der Ansicht, daß die Operation in Lokalanästhesie durchgeführt werden kann. Wir haben teilweise in Vollnarkose (Intubationsnarkose), überwiegend aber in Lokalanästhesie operiert (s. u.)

Operationstechnik: Nach Durchführung des Minor'schen Schwitzversuches, Anzeichnung des Operationsgebietes, Exzision eines ovalären Areals entweder in Längs- oder in Querrichtung der Axilla (Abb. 1 u. 2). Decollement bis zur Grenze des vorher angezeigten Schwitzbezirkes. Gründliches Abpräparieren des schweißdrüsenenthaltenden Gewebes (Abb. 3). Anschließend Kurettage mit dem scharfen Löffel (Abb. 4). Wundverschluß mit Donatinähten und Einzelknopfnähten (Abb. 5). Einlegen eines Drains bzw. einer Redondrainage. Druckverband.

Die Ergebnisse werden nach 6 Wochen mit der Minorschen Probe kontrolliert. Es konnte in allen Fällen ein fast völliges Sistieren des Schwitzens festgestellt werden (Abb. 6). Auch bei der Längsexzision konnten keine störenden Narbenzüge festgestellt werden. Die Ergebnisse wurden von den Patienten als sehr gut bis gut bezeichnet. Keine Besserung wurde nur bei 1 Patienten festgestellt. Es wurden bisher 83 Patienten operiert.

Komplikationen: Bei einer in Intubationsnarkose operierten Patientin wurde durch Überstreckung im Bereich der Axilla eine vorübergehende Plexusschädigung hervorgerufen, die allerdings völlig reversibel war. Aus diesem Grund glauben wir, der Lokalanästhesie den Vorzug geben zu müssen. Bei 2 Patienten mit querverlaufender Schnittführung mußte nachexzidiert werden, da das Ergebnis nicht befriedigend war.

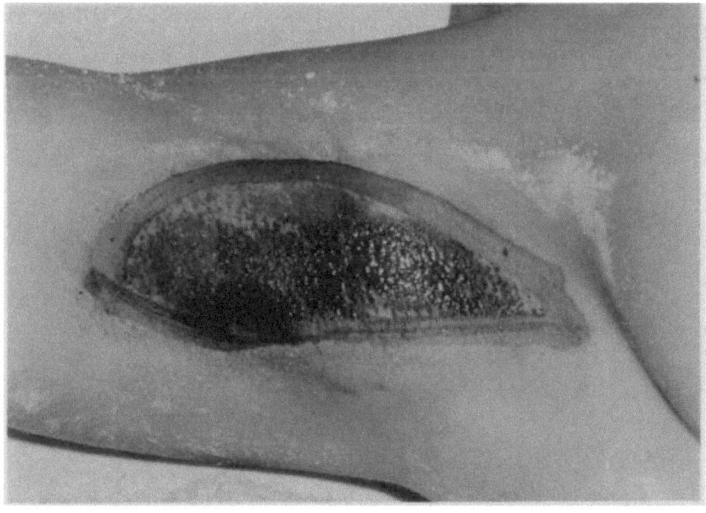

Abb. 1. Minor'sche Probe

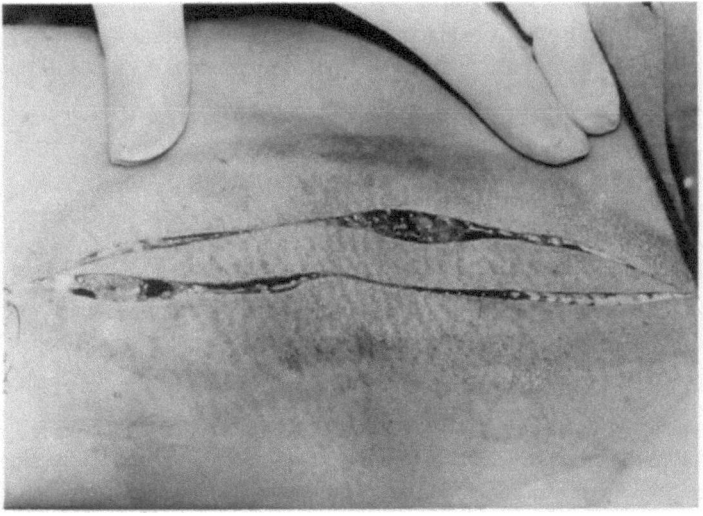

Abb. 2. Schnittführung längs durch die Axilla

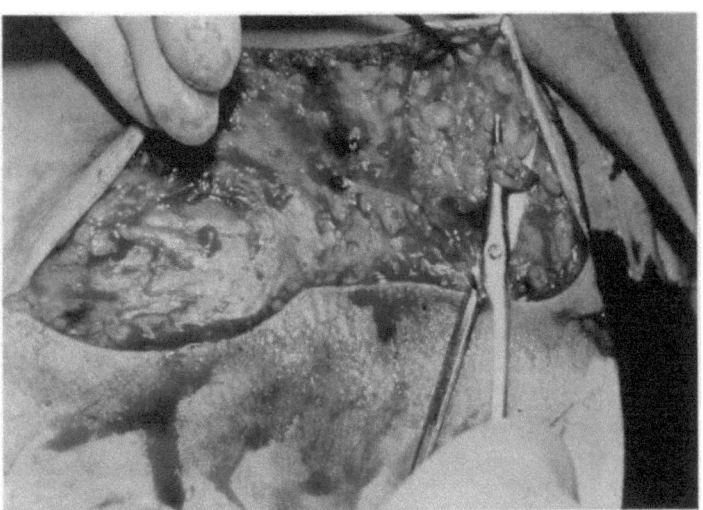

Abb. 3. Nach Unterminierung bis zu der angezeichneten Grenze des schwitzendes Areals Abtragung der Schweißdrüsen mit der gebogenen Schere

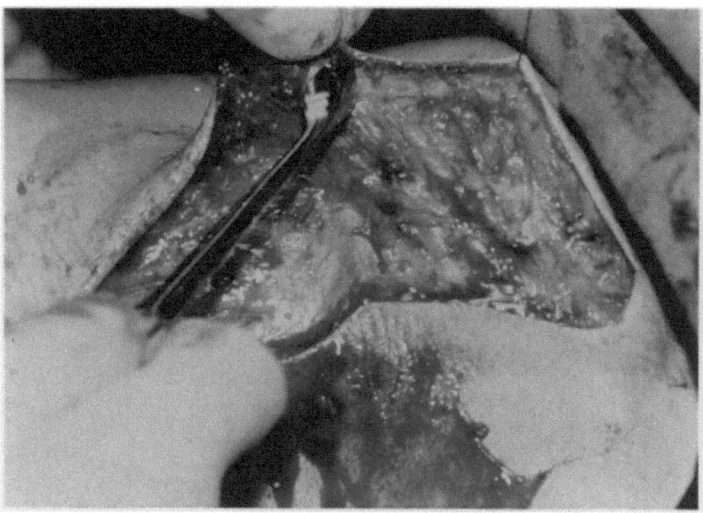

Abb. 4. Nachkurettage

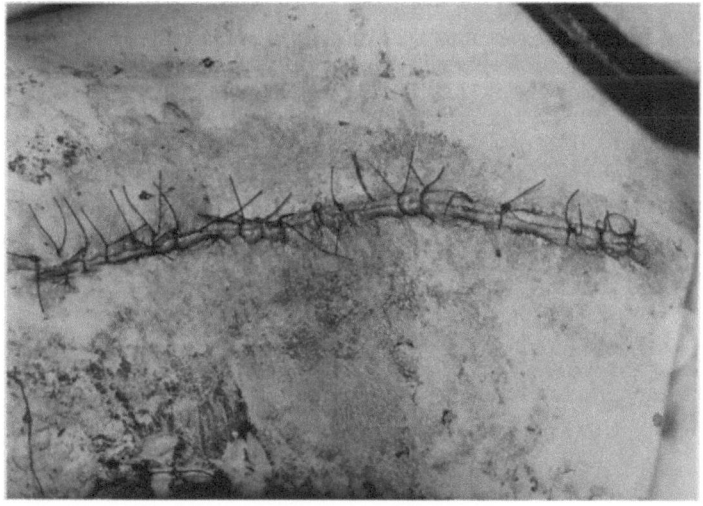

Abb. 5. Wundnaht mit Donati- und Einzelknopfnähten

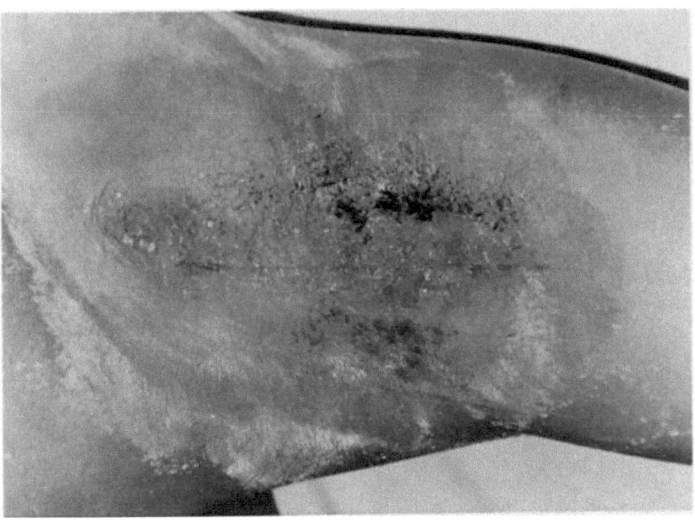

Abb. 6. Minor'sche Probe 6 Wochen nach der Operation. Nur noch geringfügiges Schwitzen

Literatur

Bretteville-Jensen, G., Mossing, N., Albrechtsen, R.: Surgical Treatment of Axillary Hyperhidrosis in 123 Patients. Acta derm.-venereol. (Stockh.) **55**, 73 (1975)
Hurley, H. J., Shelley, W. B.: A simple surgical approach to the management of axillary hyperhidrosis. Jama **196**, 109 (1963)
Munro, D. D., Verbov, J. L., O'Gorman, D. J., du Vivier, A.: Axillary hyperhidrosis—Its Quantification and Surgical Treatment. Brit. J. Derm. **90**, 325 (1974)
Salfeld, K.: Die operative Behandlung der Hyperhidrosis axillaris. Fortschritte der prakt. Dermatologie und Venerologie. Bd. 7, S. 272. Berlin/Heidelberg/New York: Springer 1973
Skoog, T., Thyresson, N.: Hyperhidrosis of the axillae. A method of surgical treatment. Acta chir. scand. **124**, 531 (1962)

Dermatochirurgische Eingriffe im Genitalbereich

RUDOLF HAPPLE

Summary

In the female genital region only electrocautery and simple excisions are usually performed by the dermatologist. Extensive procedures necessitating plastic surgery are the task of the gynecologist. In the male genital region frequent operative procedures are electrocautery of acuminate warts and circumcision.

Small precancerous lesions of the glans penis may be treated by simple excision. If the precancerosis covers a greater part of the glans or of the sulcus coronarius, the following method gives a good curative and functional result: the external part of the prepuce is removed with the exception of a skin flap which corresponds to the expected defect on the glans. The internal part of the foreskin is completely removed; the lesion is excised together with the corresponding part of the sulcus coronarius, and the defect is covered with the skin flap already prepared from the prepuce. This flap technique is also an effective therapy in some cases of lichen sclerosus et atrophicus penis.

It should be pointed out that this method is not indicated in penile carcinoma, which should be treated by the urologist with partial amputation of the penis and prophylactic dissection or radiotherapy of the regional lymph nodes.

Zusammenfassung

In der weiblichen Genitalregion führt der Dermatologe im allgemeinen nur elektrokaustische Eingriffe oder einfache Exzisionen durch; größere plastische Eingriffe bleiben dem Gynäkologen überlassen. In der männlichen Genitalregion sind die häufigsten Eingriffe elektrochirurgisches Abtragen spitzer Kondylome, Phimosenoperation und Hodenbiopsien.

Praekanzerosen der Glans penis können bei geringer Ausdehnung durch einfache Exzision entfernt werden; wenn die Praekanzerose eine größere Fläche der Eichel oder des Sulcus coronarius bedeckt, dann kann folgende Methode angewandt werden: Am äußeren Vorhautblatt wird die Schnittführung angezeichnet, wobei man einen Lappen beläßt, der dem an der Eichel zu erwartenden Defekt entspricht. Das äußere Vorhautblatt wird bis auf diesen Lappen entfernt, das innere Vorhautblatt wird im Sulcus coronarius reseziert. Die Präkanzerose wird unter Mitnahme des entsprechenden Teils des Sulcus coronarius exzidiert, und der Defekt wird mit dem verbliebenen Lappen des äußeren Vorhautblattes gedeckt. Diese Operation ergibt ein gutes kosmetisches und funktionelles Resultat. Mit derselben Methode läßt sich auch beim Lichen sclerosus et atrophicus penis bei entsprechender Lokalisation ein guter Behandlungserfolg erzielen.

Die angegebene Methode ist grundsätzlich nicht geeignet beim Peniskarzinom, dessen Behandlung Aufgabe des Urologen ist (partielle Amputation mit prophylaktischer Ausräumung oder Bestrahlung der inguinalen Lymphknoten).

Die Genitalregion besitzt ein vergleichsweise dichtes Blutgefäßnetz. Bei chirurgischen Eingriffen kann es deshalb zu starken Blutungen kommen; andererseits ist eine relativ rasche Wundheilung zu erwarten, und postoperative Infektionen sind in dieser Region verhältnismäßig selten.

1. Weibliche Genitalregion

In der weiblichen Genitalregion wird der Dermatologe im allgemeinen wohl nur solche Exzisionen vornehmen, bei denen sich der Defekt durch einfache Adaptation der Wundränder oder durch Dehnungsplastik schließen läßt. Größere plastisch-chirurgische Eingriffe bleiben dem Gynäkologen überlassen.

2. Männliche Genitalregion

2.1. Testes
Bei der vom Andrologen häufig durchgeführten Hodenbiopsie ist es wichtig, den Verlauf der Arterien zu beachten. Der Hoden wird von der Peripherie her mit zentripetalen Arterien versorgt; das Risiko, eine größere Arterie zu verletzen, ist im kaudalen und medialen Bereich des Hodens wesentlich größer, und deshalb sollte man den Einschnitt am Hoden lieber etwas kranial und lateral machen, um der Gefahr der Zerstörung von Hodengewebe möglichst vorzubeugen (Hundeiker und v. Mulert, 1966).

2.2. Scrotum
Wenn an der Scrotalhaut ein großflächiger Krankheitsprozeß, z. B. ein Morbus Bowen, operativ entfernt werden muß, dann läßt sich meist auch dann noch eine vollständige Umhüllung der Testes erreichen, wenn nur wenig Scrotalhaut übrig bleibt; die am Anfang gespannte Scrotalhaut dehnt sich in der Folgezeit wieder zu fast normaler Größe. Wenn die Scrotalhaut vollständig entfernt werden muß, dann kann man freie Transplantate verwenden, wobei man jedoch darauf achten muß, daß die Narbenkontraktion nicht zu einer Störung der Fertilität führt. Deshalb ist die Rekonstruktion des Scrotums durch eine Lappenplastik im Zweifelsfalle vorzuziehen (Millard, 1966).

2.3. Penis
Die häufigsten Eingriffe am Penis sind das elektrochirurgische Abtragen spitzer Kondylome und die Phimosenoperation.

2.3.1. Phimose: Zur Behandlung einer Phimose führen wir die Circumcision nach Rebreyoud (1898) durch, wie sie in Abb. 1 dargestellt ist. Das äußere Vorhautblatt wird distal vom Sulcus coronarius und parallel zu ihm durchtrennt, der proximale Anteil wird bis hinter den Sulcus coronarius zurückgestreift. Das jetzt freiliegende innere Vorhautblatt wird im Sulcus coronarius reseziert, anschließend werden beide Wundränder vernäht. Der Eingriff kann in Leitungsanaesthesie durchgeführt werden.

2.3.2. Paraphimose: Eine Paraphimose läßt sich in den meisten Fällen unblutig in Leitungsanaesthesie reponieren. Das Ödem wird entweder manuell oder mit einer elastischen Binde aus der Glans penis ausgepreßt. Wenn es bereits zu einer Gangrän der Eichel gekommen ist, muß der Schnürring in Leitungsanaesthesie oder in Kurznarkose durch eine Dorsalinzision durchtrennt werden.

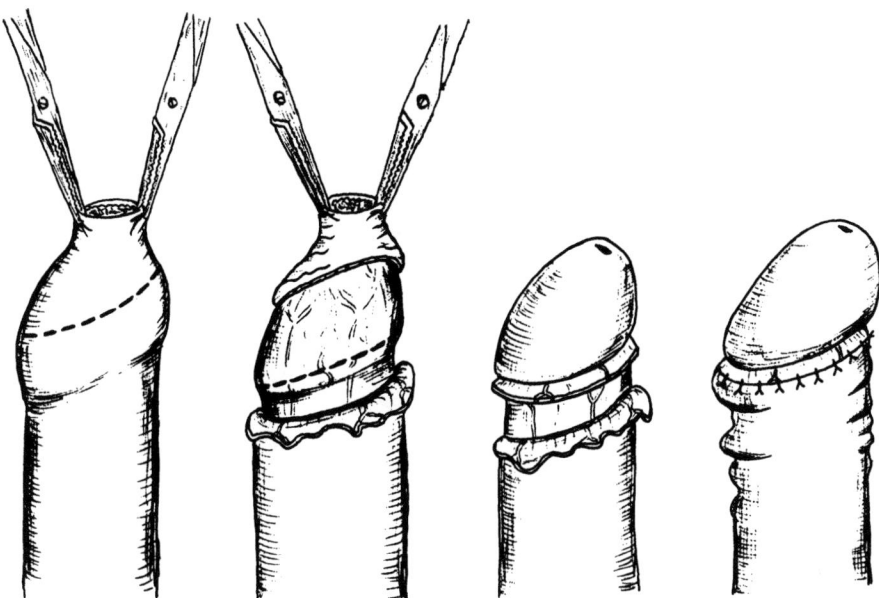

Abb. 1. Phimosenoperation nach Rebreyoud

2.3.3. Praekanzerosen: Praekanzerosen der Eichel von geringer Ausdehnung lassen sich durch einfache Exzision entfernen. Wenn die Praekanzerose eine größere Fläche der Glans penis bedeckt, dann stellt dies für den behandelnden Arzt eine nicht ganz einfache Aufgabe dar. Als nichtchirurgische Behandlungsmöglichkeiten kommen die Strahlentherapie (Schoefinius et al., 1974) oder die lokale Anwendung von Zytostatika (Hueser und Pugh, 1969) in Betracht. Die operative Behandlung hat den Vorteil, daß das Exzidat in mehreren Schnittebenen daraufhin untersucht werden kann, ob die Praekanzerose radikal entfernt ist. Zur Defektdeckung läßt sich ein Lappen aus dem Praeputium bilden (Happle, 1972). Die Glans penis unterscheidet sich von allen anderen Körperregionen dadurch, daß der zum Wundverschluß benötigte Hautlappen schon am gewünschten Ort in Form des äußeren Vorhautblattes bereitliegt und nicht verschoben werden muß.

Die Operationstechnik ist auf Abb. 2 dargestellt. Die Operation wird in Leitungsanaesthesie durchgeführt, zusätzlich wird die Glans penis mit einem epinephrinhaltigen Anaesthetikum infiltriert; dies erleichtert die Blutstillung, die sehr exakt sein muß. Zunächst wird die Vorhaut mit scharfen Klemmen nach oben gezogen; die Schnittführung verläuft am äußeren Vorhautblatt in Höhe des Sulcus coronarius, wobei jedoch von diesem Vorhautblatt ein Lappen belassen wird, der dem zu erwartenden Defekt an der Eichel entspricht. Dieser Lappen wird stumpf abpräpariert, und die übrige Vorhaut wird durch Resektion des inneren Blattes im Sulcus coronarius entfernt. Anschließend wird die Praekanzerose zusammen mit dem entsprechenden Teil des Sulcus coronarius exzidiert. Nach sorgfältiger Blutstillung wird der Defekt mit dem verbliebenen Vorhautlappen gedeckt, und zu beiden Seiten werden die Wundränder zirkulär im Sulcus coronarius vernäht. Danach wird ein

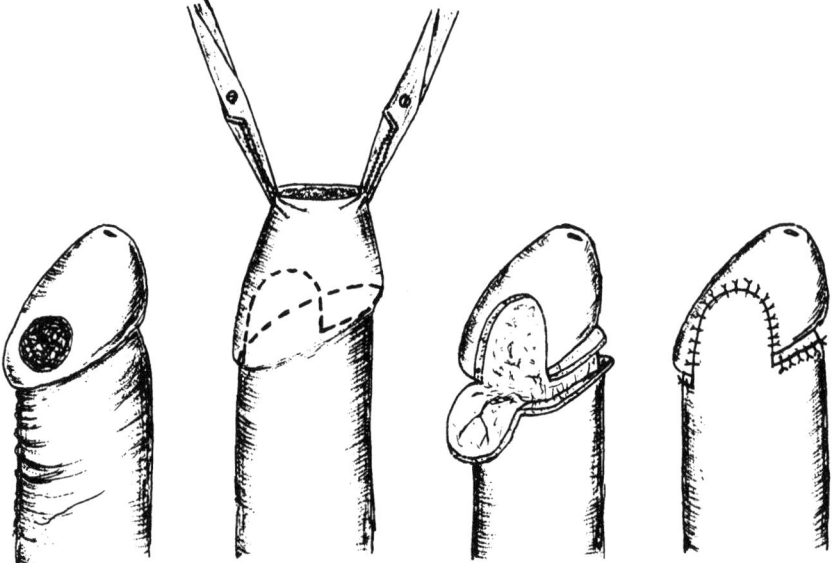

Abb. 2. Exzision einer Praekanzerose der Eichel und Deckung des Defektes mit einem Lappen, der aus dem äußeren Vorhautblatt gebildet wird

Kompressionsverband angelegt. Diese Methode sichert ein gutes kosmetisches und funktionelles Resultat (Abb. 3a und b). Der Heilverlauf ist kürzer als bei anderen Behandlungsmethoden.

Das äußere Vorhautblatt kann auch dann zur Deckung des Defektes an der Eichel verwendet werden, wenn das innere Vorhautblatt spiegelbildlich von der Praekanzerose mitbefallen ist (Abb. 4a–c); äußeres und inneres Vorhautblatt lassen sich leicht mit dem Kugeltupfer stumpf voneinander ablösen.

Wir haben diese Operation bisher bei sechs Patienten mit Erythroplasie Queyrat bzw. Morbus Bowen der Glans penis durchgeführt (Happle, 1977). Die Nachbeobachtungszeit liegt zwischen drei und sechs Jahren; Rezidive sind bisher nicht aufgetreten.

2.3.4. Peniskarzinom: Die unter 2.3.3 beschriebene Operationstechnik ist grundsätzlich nicht anwendbar beim Peniskarzinom. Die meisten Autoren empfehlen die Teilamputation (Hardner und Woodruff, 1967; Petres und Hundeiker, 1975), einige Autoren auch die Strahlentherapie (Braun-Falco und Lukacs, 1973); meist wird die prophylaktische Ausräumung oder Bestrahlung der inguinalen Lymphknoten durchgeführt. Wenn das Karzinom auf das innere Vorhautblatt beschränkt ist, dann ist die Prognose wesentlich günstiger; die Ursache liegt wahrscheinlich darin, daß die Vorhaut durch andere Lymphkanäle dräniert wird

Dermatochirurgische Eingriffe im Genitalbereich

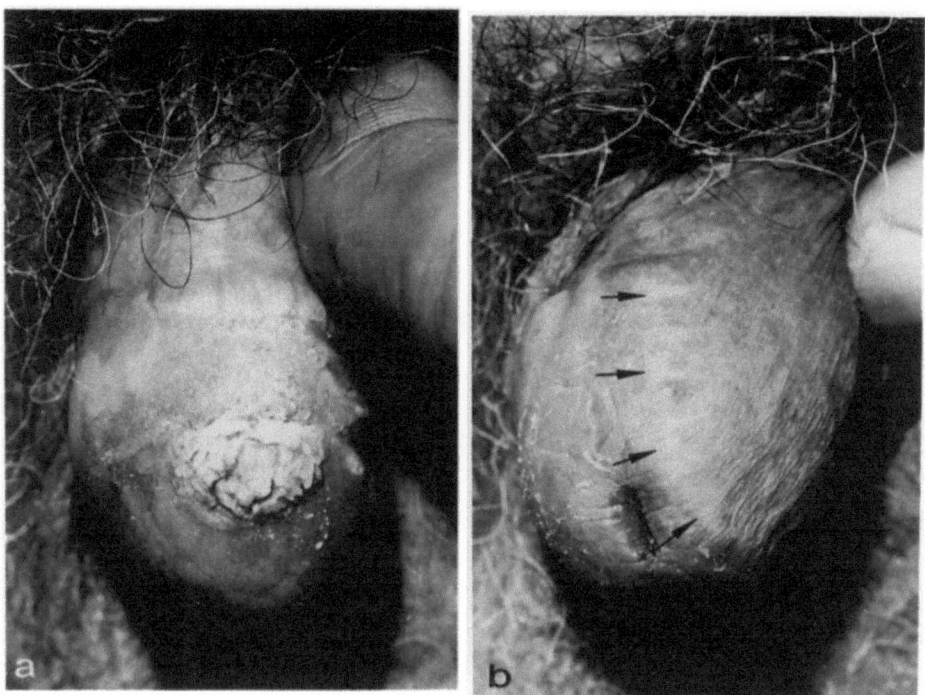

Abb. 3. (a) Hyperkeratotischer Morbus Bowen an der Eichel und im Sulcus coronarius; (b) Operationsergebnis; die Pfeile markieren den Verlauf der Naht [aus Happle, R.: Hautarzt **23**, 125–128 (1972)]

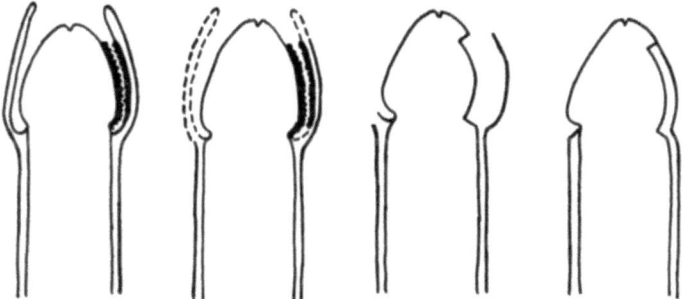

Abb. 4. (a) Entfernung einer Praekanzerose, die spiegelbildlich die Glans penis und das innere Präputialblatt befallen hat. Auch hier läßt sich das äußere Präputialblatt stumpf abpräparieren und zur Deckung des Defektes an der Eichel verwenden

(Ekström und Edsmyr, 1958). In solchen Fällen erscheint als Therapie die Circumcision gerechtfertigt, und je nach dem histologischen Malignitätsgrad wird man eine Behandlung der regionären Lymphknoten anschließen oder sich auf Kontrolluntersuchungen beschränken. Sobald das Karzinom des Vorhautinnenblattes jedoch den Sulcus coronarius infiltriert hat, muß es wie ein Karzinom der Eichel behandelt werden.

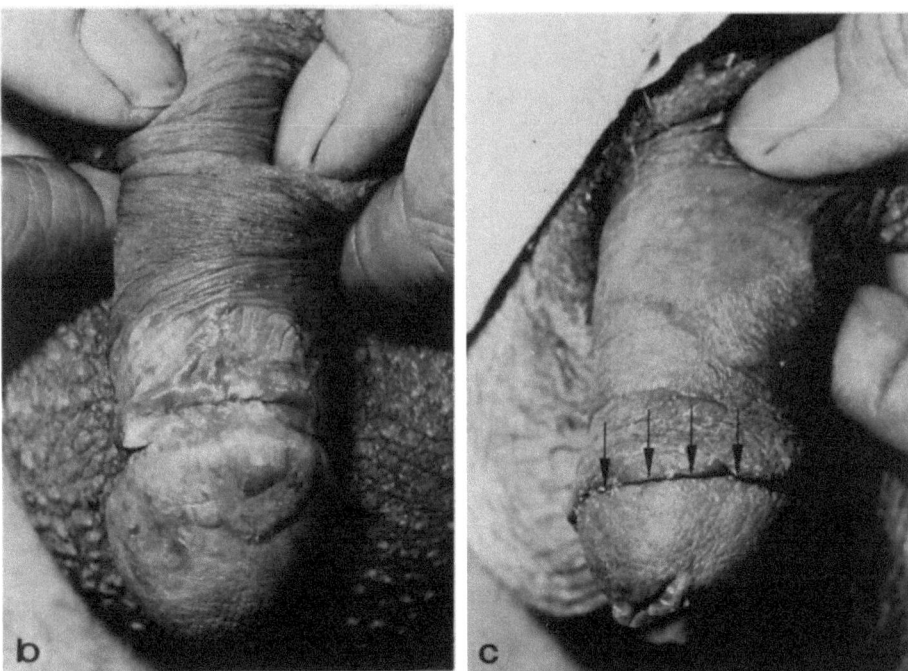

Abb. 4. (b) Morbus Bowen an der Eichel und am inneren Vorhautblatt. (c) Operationsergebnis; die Pfeile markieren den Verlauf der Naht [aus Happle, R.: Hautarzt **23**, 125–128 (1972)]

2.3.5. Lichen sclerosus et atrophicus penis: Die im Abschnitt 2.3.3 beschriebene Operationsmethode ist auch zur Behandlung des Lichen sclerosus et atrophicus penis bei entsprechender Lokalisation gut geeignet (Happle, 1973). Dabei geht es in den meisten Fällen wohl weniger um die Entfernung einer fakultativen Praekanzerose als vielmehr um die Befreiung von Schmerzen und um die Wiederherstellung der Funktion des Gliedes.

Bei einem 50jährigen Patienten (Abb. 5a) bestand der Lichen sclerosus et atrophicus penis seit über 30 Jahren; beim Geschlechtsverkehr entstanden starke Schmerzen und blutende Wundflächen an der Glans penis. Die gesamte Zirkumferenz der Eichelhaut wurde zusammen mit dem Sulcus coronarius entfernt; zur Defektdeckung wurde das äußere Vorhautblatt der konischen Form der Eichel dadurch angepaßt, daß in den distalen Rand dreieckige Defekte geschnitten und die Schnittkanten vernäht wurden. Durch diese Operation wurde der Patient beschwerdefrei (Abb. 5b). Drei weitere Patienten mit Lichen sclerosus et atrophicus penis haben wir in dieser Weise mit gutem Resultat behandelt. Wenn der Lichen sclerosus et atrophicus die Harnröhrenmündung befallen hat, dann müssen andere operative Maßnahmen angewandt werden wie Dehnung mit der Sonde, Meatotomie oder Meatoplastik (Blandy u. Tresidder, 1967; Rheinschild u. Olsen, 1970), evtl. in Kombination mit der hier vorgeschlagenen Operationstechnik.

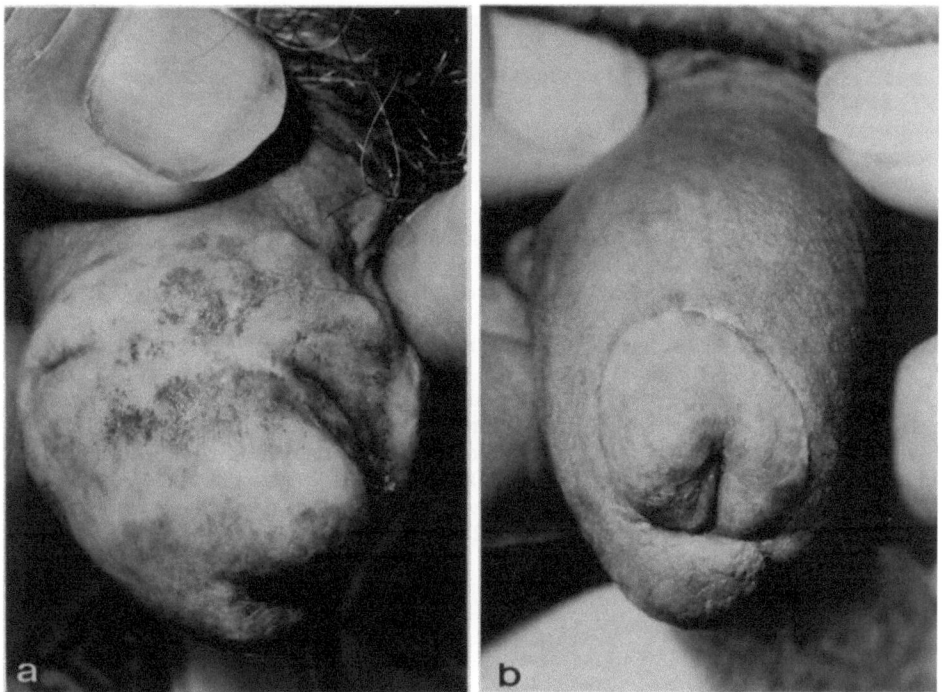

Abb. 5. (a) Lichen sclerosus et atrophicus penis, seit mehr als 30 Jahren bestehend. (b) Zustand nach operativer Entfernung der erkrankten Hautbezirke und Deckung des Defektes mit dem äußeren Vorhautblatt. (aus Happle, R.: Derm. Mschr. **159**, 975–977 (1973);

2.3.6. Verwendung des äußeren Vorhautblattes als freies Transplantat: Das äußere Vorhautblatt kann mitunter als freies Vollhauttransplantat Verwendung finden. Bei einem Patienten mit einem superfiziell spreitenden Melanom am Thorax bestand gleichzeitig eine Phimose. Das Melanom wurde 5 cm im Gesunden kreisförmig umschnitten; der Defekt wurde zum Teil durch Adaptation der Wundränder verkleinert, zum größeren Teil jedoch gedeckt mit dem äußeren Vorhautblatt, das bei der Phimosenoperation in derselben Sitzung reseziert worden war.

Literatur

Blandy, J. P., Tresidder, G. C.: Meatoplasty. Brit. J. Urol. **39**, 633–634 (1967)
Braun-Falco, O., Lukacs, S.: Dermatologische Röntgentherapie. Berlin/Heidelberg/New York: Springer 1973
Ekström, T., Edsmyr, F.: Cancer of the penis. A clinical study of 229 cases. Acta chir. scand. **115**, 25–45 (1958)
Happle, R.: Zur operativen Behandlung des Morbus Bowen an der Glans penis. Hautarzt **23**, 125–128 (1972)

Happle, R.: Chirurgische Behandlung des Lichen sclerosus et atrophicus penis. Derm. Mschr. **159**, 975–977 (1973)

Happle, R.: Surgical treatment of erythroplasia of Queyrat. Plast. reconstr. Surg. **59** (1977) im Druck

Hardner, G. J., Woodruff, M. W.: Operative management of carcinoma of the penis. J. Urol. **98**, 487–492 (1967)

Hueser, J. N., Pugh, R. P.: Erythroplasia of Queyrat treated with topical 5-fluorouracil. J. Urol. **102**, 595–597 (1969)

Hundeiker, M., Mulert, L. v.: Vermeidbare Risiken bei der Hodenbiopsie. Hautarzt **12**, 546–547 (1966)

Millard, D. R. Jr.: Scrotal construction and reconstruction. Plast. reconstr. Surg. **38**, 10–15 (1966)

Petres, J., Hundeiker, M.: Korrektive Dermatologie. Berlin/Heidelberg/New York: Springer 1975

Rebreyoud: Zit. nach Scherber, G.: Phimose und Paraphimose. In: Handbuch der Haut- und Geschlechtskrankheiten, Bd. 21 (Hrsg. J. Jadassohn). Berlin: Springer 1927

Rheinschild, G. W., Olsen, B. S.: Balanitis xerotica obliterans. J. Urol. **104**, 860–863 (1970)

Schoefinius, H. H., Lukacs, S., Braun-Falco, O.: Zur Behandlung von Morbus Bowen, Bowen-Carcinom und Erythroplasie Queyrat unter besonderer Berücksichtigung der Röntgenweichstrahltherapie. Hautarzt **25**, 489–493 (1974)

Ein Vergleich zwischen konventioneller Circumcision und Plastibellmethode bei Phimosen im Kindesalter

URSULA KÜPPERS-SIEPMANN UND WILHELM SCHLENKER

Summary

Two different methods for surgical treatment of phimosis of the child are described. Advantages and disadvantages with regard to technical and cosmetic aspects are discussed. The Plastibell method is found to be the least complicated and stressful operation. With this procedure good cosmetic results are obtained.

Zusammenfassung

Es werden zwei unterschiedliche Methoden zur operativen Behandlung der kindlichen Phimose beschrieben sowie Vor- und Nachteile in technischer und kosmetischer Hinsicht miteinander verglichen. Dabei erscheint die Plastibellmethode die komplikationslosere und weniger belastende Operation zu sein. Es werden mit dieser Methode beste kosmetische Ergebnisse erzielt.

Zur operativen Behandlung der Phimose sind viele Verfahren beschrieben worden; ein Hinweis dafür, daß die Techniken nicht immer zu einem zufriedenstellenden Ergebnis geführt haben. Wir führen an unserer Klinik eine subtotale Circumcision mit Hilfe zweier Operationsverfahren durch: 1. die Circumcision nach Saegesser, 2. die Plastibellmethode.

Die Circumcision nach Saegesser möchten wir in der ersten Abbildung (Abb. 1) kurz vorstellen, ohne sie näher zu erläutern. Die Hauptgefahr dieser Technik liegt in der Ausbildung postoperativer Hämatome, die unter Umständen Reeingriffe zur Folge haben. Außerdem kann leicht zuviel vom inneren Vorhautblatt entfernt werden, was vor allem im Bereich des Frenulums auf Grund ständiger Verletzungen zu Narbenbildungen führen kann. Bleibt hingegen im Frenulumbereich zuviel vom inneren Präputialblatt stehen, oder wird an beiden Seiten unterschiedlich viel reseziert, entstehen ebenfalls unbefriedigende kosmetische Ergebnisse. (Abb. 2) Weitere Gefahren sind die versehentliche Verletzung der Urethra bei der Umstechungsligatur der Frenulumarterie und das Auftreten postoperativer Ödeme und oft erheblicher Schmerzen (Williams, 1958). Wegen der oben angegebenen Nachteile bevorzugen wir bei der Phimose im Kindesalter die Plastibellmethode.

In der Abbildung 3 ist das Plastibell – oder die Beschneidungsglocke – abgebildet. Das Gerät besteht aus einem glockenförmigen Anteil mit eingekerbter Rinne am äußeren Umfang. Die Glocke trägt einen abbrechbaren Griff, mit dem sie während der Operation gehandhabt wird. Es stehen fünf Größen mit einem Durchmesser von 1,1 – 1,7 cm zur Verfügung.

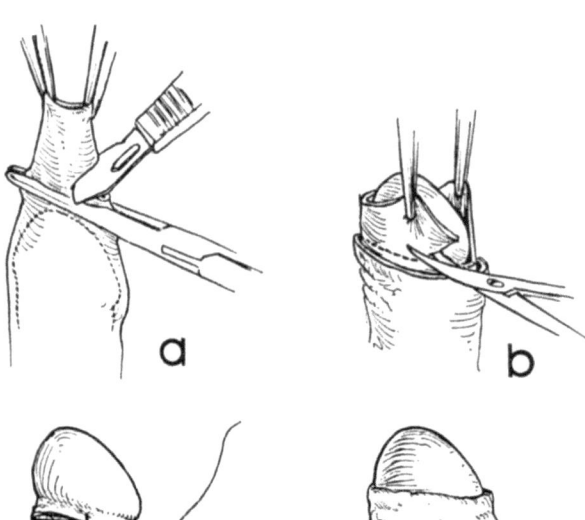
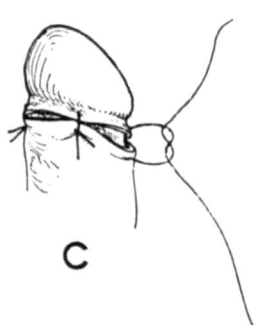
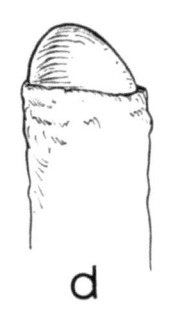

Abb. 1 a–d. Circumcision nach der Methode nach Saegesser.
(a) Entfernung der überschüssigen Vorhaut über einer schräg angelegten Kocher-Klemme. (b) Die innere Schicht, die Membrana mucosa, wird dorsal bis an den Sulcus coronarius gespalten und dann ringsherum gekürzt.
(c) Nahtvereinigung der beiden Wundränder mit feinen Catgutstichen. (d) Endzustand

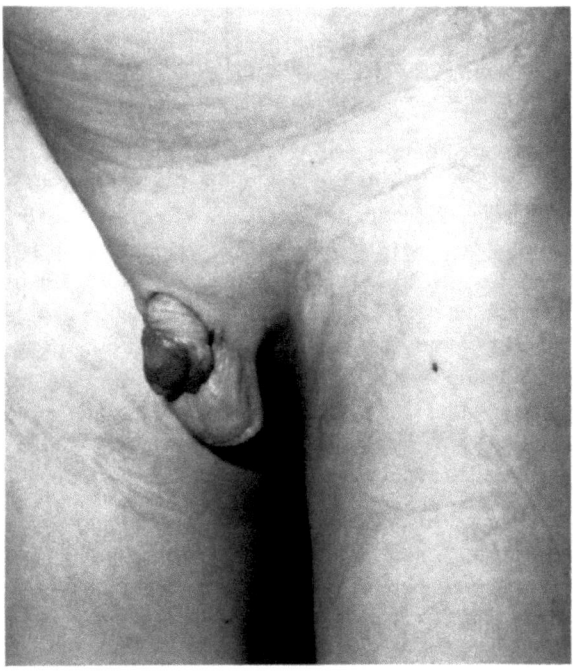

Abb. 2. Zustand 10 Tage nach Circumcision nach Saegesser

Plastibellmethode bei Phimosen im Kindesalter

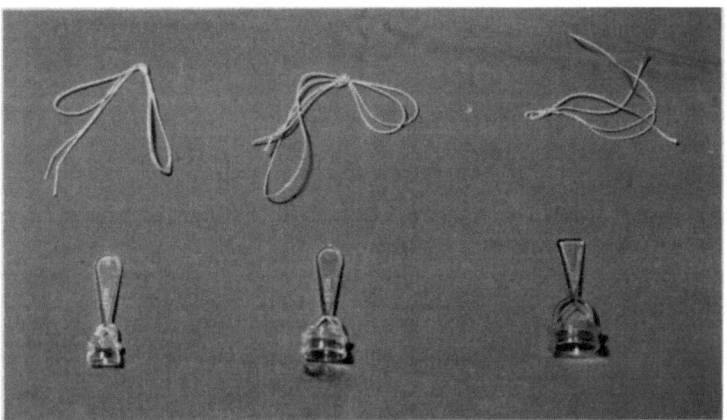

Abb. 3. Das Plastibell-Gerät. Verschiedene Größen

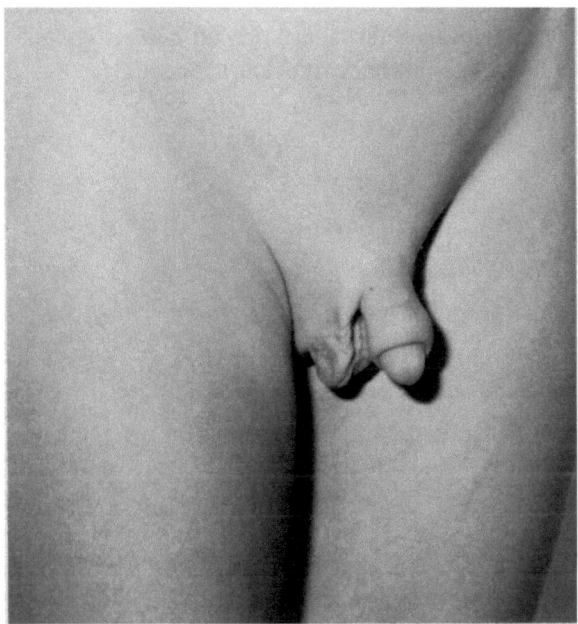

Abb. 4. Zustand 14 Tage nach Circumcision mit der Plastibellmethode

Die Operation läuft in folgenden Schritten ab: Zunächst Lösen von Verklebungen mit einer feinen Sonde. Dann Anspannen der Vorhaut durch zwei seitlich am Präputialrand angesetzte Klemmen. Mit einer stumpfen geraden Klemme wird das Präputium bis etwa 1 cm an den vorher ausgetasteten Sulcus coronarius gequetscht und in dieser Quetschfurche gespalten. Die Zipfel beider Vorhautblätter werden gefaßt, zurückgezogen und der Sulcus coronarius allseits dargestellt. Das entsprechende Plastibell wird nun über die Glans eingebracht, wobei darauf zu achten ist, daß kein Druck auf das Frenulum und das Orificium urethrae ausgeübt wird. Dann legt man den zugehörigen Zwirnsfaden so um die angespannten Vorhautblätter, daß er genau in der Rinne des Plastibells verläuft und das Präputium beim Knoten des Fadens fest abschnürt. Nachdem der Ring eingeknüpft ist, wird der überstehende Vorhautanteil reseziert. Dabei ist zu beachten, daß ein Restanteil der abgeschnürten Vorhaut von mindestens 1 cm stehen bleibt, da sonst die Gefahr besteht, daß sich das innere Blatt hinter die Ligatur retrahiert und es dadurch zu Nachblutungen kommt. Am Schluß der Operation wird der Handgriff des Plastibells abgebrochen und ein Salbenverband angelegt. Postoperatives Ödem und Schmerzen sind sehr gering, so daß die Kinder meist am 2. postoperativen Tag entlassen werden. Das Plastibell sowie der abgeschnürte Hautrest werden gewöhnlich in der 2. postoperativen Woche abgestoßen, und es zeigt sich ein reizlos verheilter Präputialrand (Abb. 4).

Bei dieser Methode handelt es sich um eine subtotale Circumcision, deren Vorteile vielfältig sind. Neben dem technisch einfachen und nahezu komplikationslosen Verfahren sind die kosmetischen Ergebnisse sehr gut (Boden, 1968; Becker, 1974), die Gefahr der Nachblutung und der verzögerten Wundheilung durch starke Ödembildung gering. Bei richtiger Wahl der Ringgröße sind Verletzungen von Urethra und Glans nicht zu erwarten. Ist ausreichende elterliche Kooperation vorhanden, kann die Operation auch ambulant durchgeführt werden (Becker, 1974). Abschließend ist noch zu erwähnen, daß sich zur Zeit ein Plastibellring zur Korrektur der Erwachsenenphimose in klinischer Erprobung befindet.

Literatur

Becker, B.: Operative Korrektur der Phimose im Kindesalter mit der Plastibellmethode. Chir. Praxis **18**, 465 (1974)
Boden, O.: Über die Circumcision. Z. Urol. **61**, 475 (1968)
Saegesser, M.: Spezielle chirurgische Therapie. 8. Auflage, S. 906. Bern/Stuttgart/Wien: Hans Huber Verlag 1972
Williams, D. J.: The male genital tract. II, Routine circumcision. In: Hdb. d. Urol. Bd. XV. (Hrsg. C. E. Alken, V. W. Dix, H. M. Weyrauch) S. 242. Berlin/Göttingen/Heidelberg: Springer Verlag 1958

Rhinophym
Dermatochirurgische Möglichkeiten zur Behandlung

HANS-JOACHIM KARGE

Summary

For the removal of rhinophymas many surgical methods are described:

1. Excision and primary wound closure, or skin grafting with split-thickness grafts, or whole skin grafts following excisions down to the perichondrium.
2. Scalpel-abrasion alone or in combination with a disposable shaving razor, electrosurgical abrasion and dermabrasion.
3. Cryosurgery.

The combination of scalpel and a disposable shaving razor proved useful in the treatment of rhinophyma in 25 patients. In all cases good cosmetic results were seen without recurrences.

Zusammenfassung

Zur Beseitigung des Rhinophyms sind zahlreiche Operationsmethoden bekannt.

1. Die Exzision mit primärem Wundverschluß oder nachfolgender Deckung mittels Vollhaut- oder Spalthauttransplantaten.
2. Die Abrasion mit dem Skalpell alleine oder kombiniert mit einem Einmalrasierapparat, die elektrochirurgische Abrasion und die Schleifbehandlung.
3. Die kryochirurgische Behandlung.

Die Kombination von Skalpell und Einmalrasierapparat hat sich aufgrund eigener Erfahrung zur Abrasion des Rhinophyms bewährt. Bei 25 Patienten wurden kosmetisch zufriedenstellende Resultate erzielt.

Jede Veränderung im zentrofazialen Gesichtsbereich stellt für den Patienten eine psychische Belastung dar.

Der mittlere Gesichtsabschnitt gilt als die Region des Körpers, die die größte Ich-Nähe besitzt und ist physiognomischer Ausdruck der Persönlichkeit, deren Wirkung die soziale Umwelt am stärksten beeinflußt. Gerade an der Nase, der prominentesten Stelle des Gesichts, lokalisiert sich das Rhinophym. Bedingt durch die Beachtung, die die Umwelt einer solchen Veränderung zumißt – sie kann bis zur sozialen Diskriminierung führen – wird letztlich vom Patienten der Entschluß gefaßt, einen Arzt aufzusuchen.

Welche Faszination das Rhinophym auf Maler ausübt, zeigt sich u. a. in Domenico Ghirlandajos Portrait des Großvaters mit seinem Enkel (Abb. 1). Eine umfassende Zusammenfassung der Rhinophymdarstellungen auf graphischen Blättern findet sich bei Kleine-Natrop (1962).

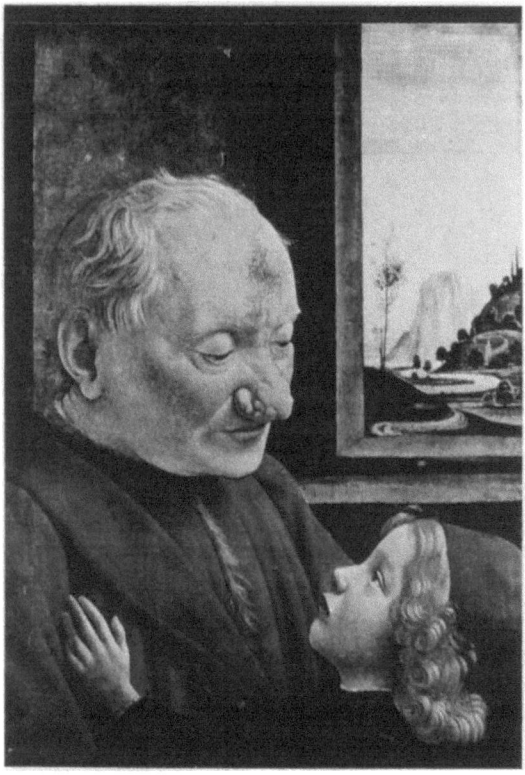

Abb. 1. Portrait des Großvaters mit seinem Enkel; Domenico Ghirlandajo (1449–1494)

Das Krankheitsbild des Rhinophyms, die diffuse oder knollenförmige Vergrößerung der Nase, wurde erstmals 1845 (von Hebra) beschrieben. Die Pathogenese der Erkrankung ist bis heute unbekannt. Es wurden ätiologische Zusammenhänge zur Rosacea gesehen und als ihr „drittes" oder hypertrophisches Stadium bezeichnet, doch wiesen Keining und Braun-Falco (1953) darauf hin, daß es sich um ein selbständiges Krankheitsbild handeln kann. Das Rhinophym tritt zwar gehäuft beim Zusammentreffen von Seborrhoe und Rosacea auf, doch führen beide Kranheitsbilder nicht zwangsläufig zur Ausbildung eines Rhinophyms. Dafür sprechen auch die an großen Statistiken in Schweden durchgeführten Untersuchungen über die Geschlechtsverteilung (Reyn, 1936). Die Rosacea findet sich bei Frauen dreimal häufiger als bei Männern, wohingegen das Rhinophym in höherem Prozentsatz bei Männern in fortgeschrittenem Alter zu beobachten ist. Nach Linehan et al. (1970) findet sich ein Verhältnis von 12 : 1 zugunsten der Männer.

Aktinische Schäden, Magen-Darm-Störungen, genetische Faktoren, sowie reichlicher Alkoholgenuß (besonders Wein) wurden ursächlich mit dem Krankheitsbild in Verbindung gebracht, können jedoch bislang nicht als ätiopathogenetische Faktoren für die Rhinophymerkrankung gelten.

Das klinische Bild des Rhinophyms ziegt im unteren Drittel der Nase zum Teil monströse knotige Auftreibungen. Ähnliche Veränderungen können an der Stirne, im Bereich der Wangen, am Kinn (Mentophyma) und an den Ohren (Otophyma) lokalisiert sein (Rook et al., 1972; Keining u. Braun-Falco, 1953; Matton et al., 1962). Das Rhinophym beginnt mit einer allmählich zunehmenden Hyperplasie des subcutanen Gewebes (Bindegewebe und Gefäße) und der Talgdrüsen. Je nach Überwiegen der einzelnen Gewebebestandteile unterscheidet man die fibroangiomatöse und die glanduläre Form (Keining u. Braun-Falco, 1969).

Formtragende Elemente der Nase, wie Knorpel und Knochen werden nicht betroffen. Normalerweise handelt es sich beim Rhinophym um eine gutartige Erkrankung, jedoch wurden spinozelluläre Karzinome und Basaliome auf dem Boden eines Rhinophyms gefunden (Novy, 1930; Rees, 1955). Acker u. Helwig (1967) konnten ein signifikant erhöhtes Vorkommen von Basaliomen bei Rhinophympatienten gegenüber Patienten mit normaler Nasenhaut nachweisen.

Da jedoch im allgemeinen nur ein gutartiges tumoröses Wachstum vorliegt, muß deshalb die kosmetische Störung möglichst rasch und ohne bleibende Narbenbildung beseitigt werden, damit ein ästhetisch optimales Ergebnis erreicht wird.

Als Mittel der Wahl zur Behandlung des Rhinophyms erwies sich das operative Vorgehen. Allen Operationstechniken ist gemeinsam, daß der chirurgische Eingriff niemals tiefer als bis zum Perichondrium des Nasenknorpels geht, so daß formtragende Nasenelemente geschont werden.

Als gängigste Operationsmethoden sind zu nennen:

1. *Exzision*
— primärer Wundverschluß
— Deckung mit Vollhaut- oder Spalthauttransplantat,

2. *Abrasion*
— Skalpell
— Kombination von Skalpell und Einmalrasierapparat
— elektrochirurgische Abtragung
— Schleifbehandlung,

3. *Kryochirurgische Behandlung.*

Die Exzision umfaßt die Abtragung der Rhinophymknoten mit dem Skalpell bis zum Perichondrium. Der entstandene Defekt kann entweder mit nachfolgender primärer Naht verschlossen oder mit Vollhaut- oder Spalthauttransplantaten gedeckt werden.

Dieffenbach beschrieb 1845 die kreuzförmige Exzision der rhinophymveränderten Nasenhaut bis zum Perichondrium mit anschließendem primären Wundverschluß nach Mobilisation der lateralen Wundränder. Auch andere Exzisionstechniken, bei denen die Schnittführung eliptisch oder ovalär gelegt wird, wurden beschrieben. Sie scheinen heutzutage jedoch nur mehr bei Vorliegen einzelner isoliert stehender Rhinophymknoten am Nasenrücken oder an der Nasenspitze indiziert. Der Vorteil dieser Techniken liegt vor allem darin, daß die Behandlungsdauer nur vier bis sechs Tage beträgt (Hoffmann, 1910). Bei ausgedehnten Rhinophymen ist die Exzision mit primärem Wundverschluß kaum möglich, da der zu verschließende Defekt viel zu groß ist. Deshalb wurde die Totalexzision und anschließende plastische Deckung mit freien Hauttransplantaten bevorzugt. So verwandte Wood (1912) zur Defektdeckung Spalthaut vom Oberschenkel; bessere kosmetische Resultate werden jedoch durch Vollhauttransplantate erzielt, die von der Supraklavikularregion entnommen werden (Farina, 1950; Smith, 1958).

Anderson und Dykes (1962) stellten vergleichende Studien bei Verwendung von Spalthaut- und Vollhauttransplantaten an. Sie erreichten bei Anwendung von Vollhauttransplantaten aus der Supraklavikularregion aesthetisch bessere Ergebnisse, da diese auf Grund von Pigmentation und Struktur mit der Umgebung mehr übereinstimmten. Ein Vorteil dieser Methode ist darin zu sehen, daß durch die Entfernung des gesamten rhinophymveränderten Gewebes ein Rezidiv weitgehend ausgeschlossen ist. Jedoch sind freie Transplantate kosmetisch häufig nicht zufriedenstellend, da neben Pigmentverschiebungen störende Narbenbildungen, sowohl an der Entnahmestelle, als auch an den Transplantaträndern in Kauf genommen werden müssen (Matton et al., 1962; Friederich, 1967).

Bei der *Abrasion* werden die knotigen Veränderungen des Rhinophyms bis auf eine dünne Schicht des Koriums abgetragen. Stellenweise bleiben Epidermisreste erhalten. Von diesen Inseln, also den Resten der Talgdrüsen und deren Ausführungsgänge, kommt es rasch zur Reepithelisierung. Diese Methode ist auch als „Dekortikation" bekannt.

In der Dermatologischen Klinik und Poliklinik der Universität München hat sich die Abrasionsmethode mit dem Skalpell bewährt. Zur Feinmodellierung der Nase wird zusätzlich ein Einmalrasierapparat verwandt (Snow, 1968; Konz, 1975).

Operationstechnik: Durch Einführen des Zeigefingers in ein Nasenloch des Patienten fixiert der Operateur die Nasenspitze. Mit dem Skalpell werden die größeren Knoten in kranio-kaudaler Schnittrichtung schichtweise abgetragen. Eine sorgfältige Fixation verhindert das Abrutschen des Skalpells und damit eine mögliche Verletzung des knorpeligen Nasengerüstes mit nachfolgender Narbenbildung. Außerdem kontrolliert der Zeigefinger ständig die Dicke der Nasenflügel. Nachdem die größeren Knoten planiert und die Umrisse der ursprünglichen Nase grob wieder hergestellt sind, wird zur Feinmodellierung ein Einmalrasierapparat benützt (Firma Braun-Melsungen) (Abb. 2). In gleicher Schnittrichtung wird das hyperplastische Gewebe abgeschabt, bis die gewünschte Nasenform erreicht ist. Da nur Gewebsschichten von jeweils ca. 0,5 mm Dicke abgetragen werden können, werden Stufenbildungen an der Nase weitgehend vermieden und ein glatter Übergang zur Umgebung geschaffen. Nach sorgfältiger Blutstillung durch Aufdrücken von feucht-heißen Kochsalzkompressen wird, nach Auflage von Sofra-Tüll®-Gaze, ein Druckverband angelegt. Nach 2—3 Wochen ist im allgemeinen die Reepithelisierung abgeschlossen. Bisher wurde bei der Behandlung von 25 Patienten nach dieser Methode noch kein Rezidiv gesehen. Das kosmetische Resultat war allgemein zufriedenstellend (Karge und Konz, 1975) (Abb. 3 u. 4). Über die Möglichkeiten der *elektrochirurgischen Abtragung* wird im Beitrag von Wittels berichtet (S. 202—205).

Auch die *Dermabrasion* (Thorek, 1938) erlaubt eine dosierte Reduzierung des Rhinophyms als mit dem Skalpell alleine. Auch hiermit können die leicht verletzbaren Knorpelanteile geschont werden. Nach der groben Abtragung der Rhinophymknoten mit dem Skalpell benützen Dickinson und Adamopoulos (1961) zur Feinbehandlung die hochtourige Fräse. Linehan et al. (1970) verwenden zur Feinmodellierung Schmiergelpapier, das um eine Gazerolle gewickelt wird oder den „dermabrader" (Snyderman, 1966) — eine Art Raspel.

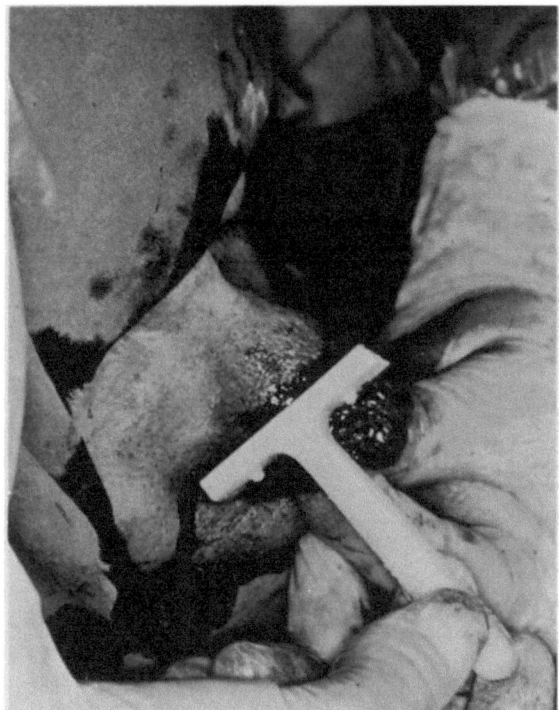

Abb. 2. Einmalrasierapparat bei der Feinmodellierung der Nasenspitze

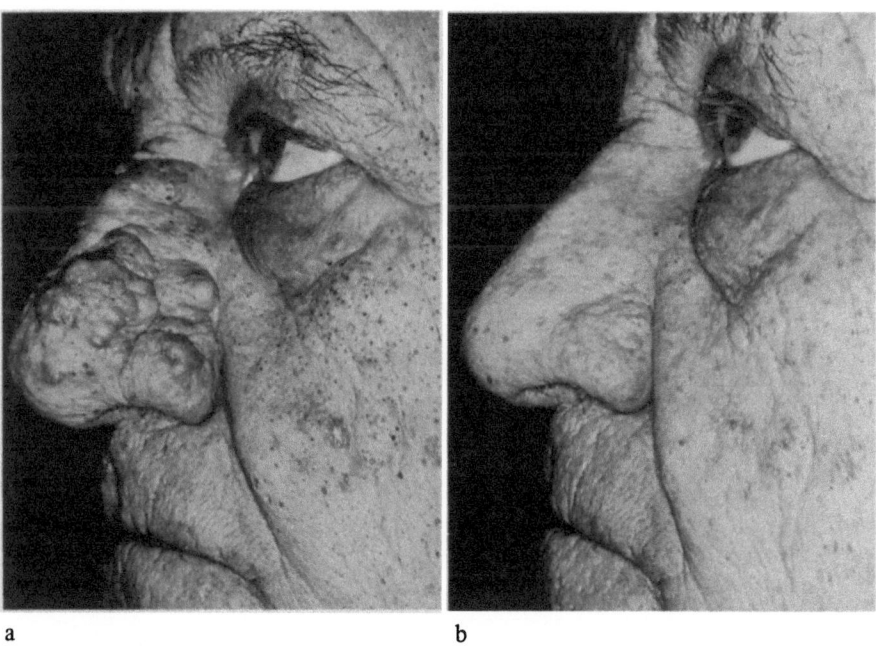

a b

Abb. 3. (a) Kleinknotiges Rhinophym. (b) 3 Wochen nach Behandlung.

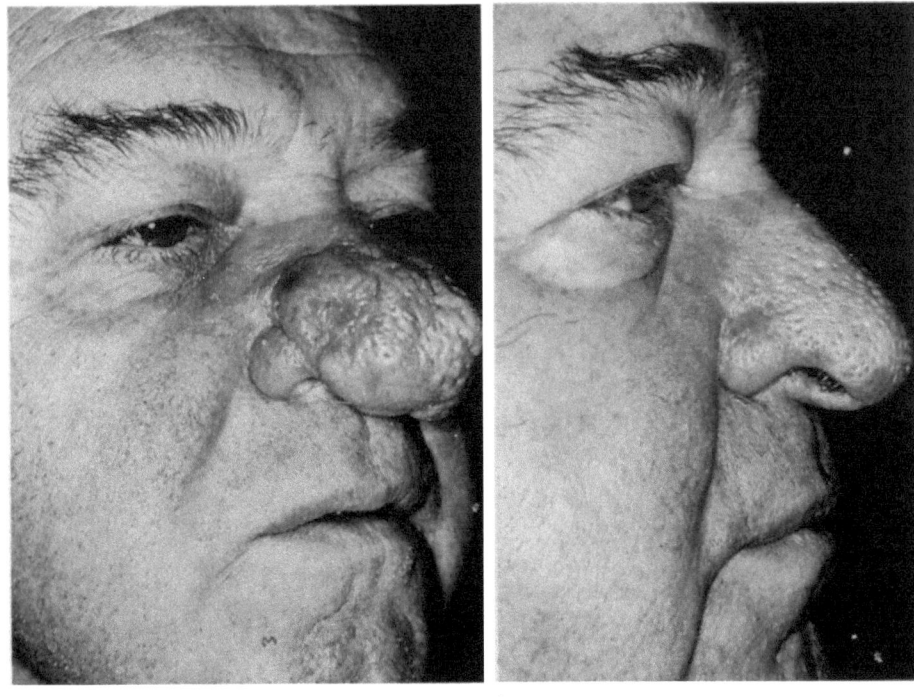

a b

Abb. 4. (a) Ausgeprägtes knotiges Rhinophym. (b) Zustand 4 Wochen nach Behandlung

Eine weitere Methode ist die *kryochirurgische Behandlung* des Rhinophyms (Nolan, 1973): Auf minus 35° C abgekühlter flüssiger Stickstoff wird mit einer Nadel bis 5 mm tief in die hypertrophischen Bezirke eingebracht. Nach 9 min ist der Eingriff beendet. Nach 3 Tagen beginnt die Abstoßung des Rhinophymgewebes, die innerhalb von 23 Tagen abgeschlossen ist.

Vergleicht man die genannten Operationsmethoden, zeigt sich, daß jede einzelne — wird sie von einem mit der Technik gut vertrauten Operateur durchgeführt — zum Erfolg führt. Wichtig ist die kontrollierte Tiefenausdehnung des Vorgehens, um eine narbenfreie Reepithelisierung, ausgehend von den Talgdrüsenausführungsgängen, zu gewährleisten.

Literatur

Acker, M. D. W., Helwig, E. B.: Rhinophyma with Carcinoma. Arch. Derm. **95**, 250–254 (1967)

Anderson, R., Dykes, E. R.: Surgical Treatment of Rhinophyma. Plast. reconstr. Surg. **30**, 397–402 (1962)

Dickinson, J. T., Adamopoulos, E.: Surgical Treatment of Rhinophyma. Arch. Otolaryng. **74**, 33–37 (1961)

Dieffenbach, J. F.: Die Nasenbehandlung. In: Operative Chirurgie. Leipzig, F. A. Brockhaus 1845
Farina, R.: Rhinophyma: Plastic Correction. Plast. reconstr. Surg. **6**, 461–466 (1950)
Friederich, H. C.: Zur Therapie des Rhinophyms. Aesth. Med. **16**, 169–182 (1967)
Hebra, F. v.: Versuch einer auf Patholog. Anatomie gegründeten Einteilung der Hautkrankheiten. ZKK Ges. Ärzte Wien, **2**, Bl, 148, 211 (1845)
Hoffmann, R.: Über das Rhinophym. Laryng. Rhinol. **2**, 311 (1910)
Karge, H.-J., Konz, B.: Surgical Methods in Treatment of Rhinophyma. J. Derm. Surg. **1**, 31–32 (1975)
Keining, E., Braun-Falco, O.: Diffuse Talgdrüsenhyperplasie der Gesichtshaut in Analogie zum Bild des Rhinophyms. Derm. Wschr. **127**, 463–471 (1953)
Keining, E., Braun-Falco, O.: Dermatologie und Venerologie, 2. Aufl. S. 605. München: J. F. Lehmanns 1969
Kleine-Natrop, H.-E.: Rhinophymdarstellungen auf graphischen Blättern. Aesth. Med. **11**, 299–309 (1962)
Konz, B.: Zur operativen Behandlung des Rhinophyms. Hautarzt **26**, 211–214 (1975)
Linehan, J. W., Groode, R. L., Fajardo, L. F.: Surgery. v. S. Electrosurgery for Rhinophyma. Arch. Otolaryng. **91**, 444–448 (1970)
Matton, G., Pickrell, K., Huger, W., Pound, E.: The surgical Treatment of Rhinophyma. Plast. reconstr. Surg. **30**, 403–414 (1962)
Nolan, J. O.: Cryosurgical Treatment of Rhinophyma. Plast. reconstr. Surg. **52**, 437 (1973)
Novy, F. G., Jr: Rhinophyma with Carcinomatous Degeneration. Arch. Derm. Syph. **22**, 270–273 (1930)
Rees, T. D.: Basal Cell Carcinoma in Association with Rhinophyma. Plast. reconstr. Surg. **16**, 282–287 (1955)
Reyn, A.: zit. n. Keining, E., Braun-Falco, O.: Diffuse Talgdrüsenhyperplasie der Gesichtshaut in Analogie zum Bild des Rhinophyms. Derm. Wschr. **127**, 463–471 (1953)
Rook, A., Wilkinson, D. S., Ebling, F. J. G.: The Textbook of Dermatologie II edit., p. 1293. Oxford/London/Edinburgh/Melbourne: Blackwell 1972
Smith, A. E.: Correction of Advanced Rhinophyma. Am. J. Surg. **96**, 792–801 (1958)
Snow, J. W.: Safety razor dermatome. Plast. reconstr. Surg. **41**, 184 (1968)
Snyderman, R. K.: A hand abrader. Plast. reconstr. Surg. **37**, 459–460 (1966)
Thorek, M.: Modern Surgical Technique. Philadelphia: J. B. Lippincott Company 1938
Wood, J. C.: Rhinophyma. Surg. Gynec. Obstet. **15**, 622 (1912)

Elektrochirurgische Behandlung des Rhinophyms

WOLFF WITTELS

Summary

The author has developed a technique consisting of a layer-by-layer decortication of rhinophyma with subsequent modeling of the nose employing a spherical type of electrode (fulguration). This technique makes it possible to shape the patient's nose so that it will optimally fit his face. Moreover, bleeding is prevented almost entirely and no bandage need to be applied since the dry scurf left by electrocoagulation may be kept open. Within a few days non-scarring epithelization will ensue and the end result will be acceptable cosmetically. Technique, histologic conditions and results are discussed in detail.

Zusammenfassung

Vom Autor wurde im Verlaufe von Jahren eine Technik entwickelt, die mit schichtweiser Dekortikation des Rhinophyms und anschließender Modellierung durch Fulguration mit einer großen Kugelelektrode die jeweils zum Gesicht passende Nasenform schafft. Bei Beherrschung der Technik ist dieses Verfahren nahezu unblutig, und am Ende der Operation findet sich ein trockener, nicht blutender Schorf, der verbandlos belassen wird, und unter dem sich nach wenigen Tagen eine kosmetisch schöne, bei richtiger Wahl der Abtragungstiefe, narbenlose Epithelisierung ausbildet. Technik, histologische Voraussetzungen und Ergebnisse werden detailliert besprochen.

Es kann auf Grund der Ausführungen des vorangegangenen Beitrags als bekannt vorausgesetzt werden, mit welchen differenten Methoden das Rhinophym therapeutisch angegangen wird. Deshalb will ich mich darauf beschränken, darzulegen, warum wir uns an der I. Universitäts-Hautklinik in Wien im Laufe der Zeit zur ausschließlichen Anwendung der elektrochirurgischen Dekortikation in der zu besprechenden Technik entschlossen haben.

Der Rhinophym-Patient, in unserem operierten Krankengut von zirka 70 Fällen, war immer männlichen Geschlechts. Das Lebensalter zum Zeitpunkt der Operation lag zwischen 55 und 75 Jahren. Die Rhinophymträger hatten teils zusätzlich eine Rosacea faciei, zirka ein Drittel unserer Patienten wies jedoch nur die Veränderungen des Rhinophyms ohne sonstige Mitbeteiligung der Gesichtshaut im Sinne einer Rosacea auf. Dem Erscheinungstyp nach war das Gros der Patienten den Pyknikern mit groben Gesichtszügen zuzuordnen. Diese Tatsache möchte ich besonders hervorheben, weil sie entscheidend zur Wahl der Operationsmethode beigetragen hat.

Zwei plastisch-chirurgische Verfahren zur Beseitigung des Rhinophyms wurden von uns differentialdiagnostisch erwogen und vereinzelt auch durchgeführt. *Erstens* die blutige Dekortikation mit dem Messer bis knapp an das Nasenskelett mit anschließender Deckung durch freie Spalthautlappentransplantate und *zweitens* die Abtragung des Rhinophyms mit der hochtourigen Fräse nach Schreus. Zur ersten Methode ist folgendes zu bemerken: Sie ist ein stark blutender Eingriff und selbst unter der Annahme eines optimalen Angehens der freien Transplantate, das heißt zu 100%, glatt ohne Fältelung oder Runzelbildung, besitzt der Operierte nachher eine Nase, die eigentlich nicht mehr in sein Gesicht paßt. Sie ist einmal im Vergleich zu seinem übrigen Gesichtsschnitt zu klein und andererseits fällt die transplantierte Haut durch das Fehlen der meist sonst vorhandenen vergrößerten Follikelzeichnung auf. Ganz abgesehen davon, daß der Farbton von freien Transplantaten einen nie vorherzusehenden Unsicherheitsfaktor darstellt. Das als zweites angeführte Verfahren des hochtourigen Fräsens nach Schreus unterscheidet sich in der prinzipiellen Zielsetzung nicht von unserem, führt jedoch zu nicht unbeträchtlichen Blutverlusten, wobei das blutige Operationsfeld auch optisch schwer zu übersehen ist, und die Zeit für den Eingriff muß als mindestens doppelt so lange angesetzt werden.

Mit der von uns bevorzugten elektrochirurgischen Dekortikation besitzen wir immer die volle Übersicht über ein unblutiges Operationsgebiet und das ganze übrige Gesicht und haben die Möglichkeit, eine für den Patienten optimale Modellierung der verbleibenden Nase vorzunehmen.

Die *Technik* unseres Verfahrens ist denkbar einfach, durch Zusehen und Assistenz beim bereits erfahrenen Operateur leicht zu erlernen und basiert in ihrer pathophysiologischen Konzeption auf der Tatsache, daß beim Rhinophym eine teils gigantische Follikelhypertrophie besteht. Diese hypertrophen, epithelausgekleideten, bis nahe an das Nasenskelett reichenden Follikel sind die Ausgangspunkte für die rasche, nahezu narbenlose Reepithelisierung des Wundgebietes.

Zur Durchführung wird ein Kurzwellenschneidegerät benötigt, das sowohl die Elektrotomie als auch die Elektrokoagulation und Fulguration ermöglicht. Wir verwenden an der Klinik das Schweizer Gerät Pan-Tom Triplex mit einer Maximalleistung von 500 Watt, die aber nicht benötigt wird. Bei Ausfall dieses Gerätes während einer Operation konnten wir diese anstandslos mit dem weitaus schwächeren Elektrom −40 der Firma Martin beenden. Gearbeitet wird zweipolig, wobei es wichtig ist, daß die inaktive Elektrode voll und glatt anliegt.

Zur schichtweisen Abtragung werden Schlingenelektroden verschiedener Größe und Dicke verwendet, zur Feinmodellierung und abschließenden vollkommenen Blutstillung Kugelelektroden.

Die Operation könnte prinzipiell auch in Lokalanaesthesie durchgeführt werden. Wegen der doch sehr ins Gewicht fallenden psychischen Belastung des Patienten durch den Geruch des verbrannten Fleisches, der stärkeren Rauchentwicklung und den Geräuschen an den Kontaktstellen der Elektroden mit der Nase, bevorzugen wir die Intubationsnarkose mit der wichtigen Information an den Anaesthesisten, daß keine brennbaren Narkosegase verwendet werden dürfen.

Nach Reinigung des Operationsgebietes und dessen Abtrocknung wird keine Abdeckung vorgenommen, um die jeweils vorhandene Nasenkonfiguration mit dem Gesicht in toto vergleichen zu können. Superinfektionsgefahr besteht praktisch nicht, da die bei der Elektrotomie im Gewebe entstehende Chaulsche Wärme absolut sterilisierend wirkt.

Es wird nun schichtweise in einer Dicke von zirka 2 mm das überschüssige Gewebe mit der Schlinge abgetragen. Das Gerät ist auf „Tomie" geschaltet, beim großen Gerät auf 60–70%

der Maximalleistung, beim Martin-Gerät auf Maximalleistung. Wenn die Schlinge entsprechend langsam durchgezogen wird, gelangt tatsächlich nur die Elektrotomie zur Wirkung und außer bei schon etwas größeren Arterien, tritt keine Blutung auf. Arterielle Blutungen werden sofort mit der Kugelelektrode bei Schaltung auf Koagulation bzw. Fulguration mit gleicher Intensität gestillt. Hat man auf diese Weise die gewünschte Nasenform grob hergestellt, wird mit kleiner Schlinge in der Dicke von zarten Hobelspänen nachmodelliert. Die letzte Korrektur an Nasenspitze, Nasenlöchern und -flügeln erfolgt durch die Kugelelektrode bei Schaltung des Gerätes auf „Tomie". Ist die gewünschte Nasenform erreicht, wobei man von der vorliegenden Form zirka 2—3 mm abziehen muß, die sich als Nekrosen später abstoßen, wird das gesamte Operationsgebiet mit einer großen Kugelelektrode oberflächlich koaguliert, um eine absolute Blutstillung auch für den postoperativen Verlauf sicherzustellen. Der Patient kommt nun mit diesem staubtrockenen Schorf *ohne* Verband auf die Station (Abb. 1 u. 2). Am nächsten Tag zeigen sich außer Lidödemen keine weiteren Symptome. Aus dem Schorf sickert in den nächsten Tagen in geringen Mengen Wundexsudat, das wiederum eintrocknet. Sobald sich der Schorf an den Randpartien abzuheben beginnt, werden täglich über mehrere Stunden mazerierende Salbenverbände angelegt, um die Abstoßung zu beschleunigen. Am 10.—14. Tag postoperativ ist der Patient meist entweder vollständig oder fast vollständig epithelisiert.

Kritische Lokalisationen, an denen man nicht zu kanpp an das knorpelige Nasenskelett herankommen darf, sind die vordersten Anteile des Nasenrückens und die Nasenflügel am Übergang zu den Nasenlöchern. Kommt es an diesen Stellen einmal zu kleinen Zonen eines hypertrophischen Granulationsgewebes, so läßt sich dieses leicht mit Steroidsalben einebnen, und die Narbenbildung ist bisher in den wenigen Fällen, in denen es zu diesen kleinen Komplikationen kam, kosmetisch immer zufriedenstellend gewesen.

Bei richtiger Wahl der Tiefe der Abtragung kommt es fast nie zu Rezidiven. In unserem Krankengut befindet sich eines.

Zum Abschluß meiner Ausführengen soll ein Bildpaar das erreichte Resultat demonstrieren (Abb. 3 u. 4).

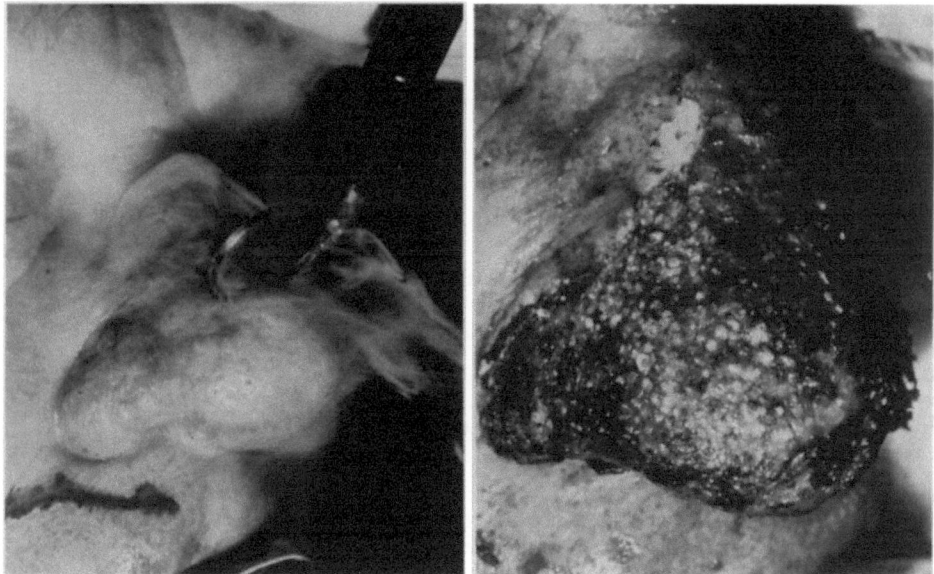

Abb. 1. Beginn der Elektrodekortikation mittels Schlinge. Starke Rauchentwicklung

Abb. 2. Ende der Operation. Unblutige elektrisch verschorfte Wundfläche

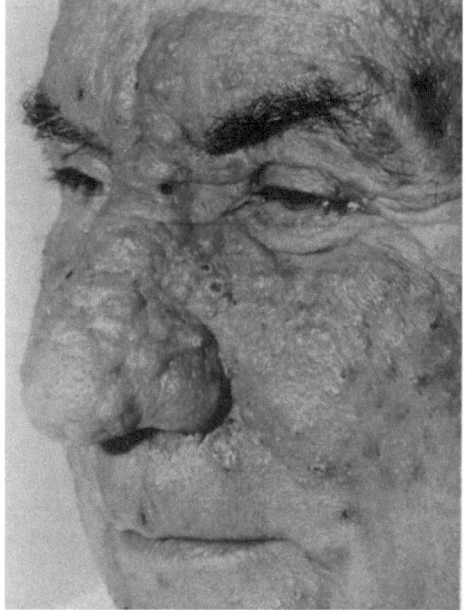

Abb. 3. Rhinophym und Rosacea vor der Operation

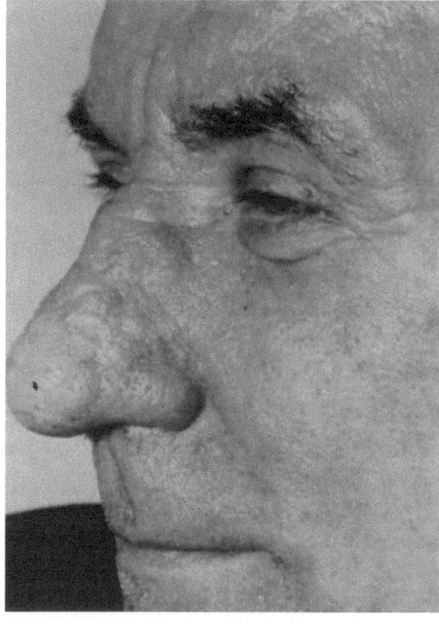

Abb. 4. Zustand nach Operation und Therapie der Rosacea

Haartransplantationen*

HUGO-CONSTANTIN FRIEDERICH

Summary

The Okuda-Orentreich operation is generally carried out under local anaesthesia either in hospitalized or out-patient. Indications for this technique are all on scarring alopecias. The results of this paper were gained in 70 patients (180 hair transplantations, 2450 grafts).

Hair transplantation is the transplantation of autologous full skin grafts from hair-bearing donor zones to non-hair-bearing receptor areas. In the author's opinion autologous hair transplants are indicated in circumscribed congenital lack of hair, a scarred baldness of diverse origin, or an alopecia androgenetica.

After grafting, the hair follicles taken from the back of the head or the parietal region retain the qualities of the donor area in the receptor site. The qualities of the donor dominate. The law of donor-predominance applies to all hair-bearing donor areas.

Neither punch grafts, strip grafts, nor a combination of punch and strip grafts produce better result than the grafting of hair-bearing autologous full skin grafts. The mature problem in the operative treatment of alopecia androgenetica is the choice of the donor area.

It is unavoidable that the hairs on a free full skin graft have a bushy character or that the graft is somewhat elevated initially. One cannot expect all transplanted full skin grafts from hair-bearing donor areas to produce hairs on the hairless receptor areas.

Zusammenfassung

Unter einer Haartransplantation versteht man die Verpflanzung autologer Vollhauttransplantate aus „haartragenden" Donorzonen in „nichthaartragende" Empfängergebiete.

Eine Indikation zur autologen Haartransplantation ist unseres Erachtens gegeben, wenn ein umschriebener kongenitaler Haarmangel, eine „narbige" Kahlheit verschiedener Genese oder eine Alopecia „androgenetica" besteht.

Die Haarfollikel der Donorstelle aus dem Hinterhaupt oder dem Parietalbereich behalten nach der Transplantation die Eigenschaften der Donorstelle im Empfängergebiet bei. Es besteht „Donor-Dominanz".

Das Gesetz der „Donor-Dominanz" gilt für alle „haartragenden" Spendergebiete.

Die Verpflanzung von „Punchgrafts", „Stripgrafts", die Kombination der Verpflanzung von „Punch- und Stripgrafts" kann nicht *mehr* leisten, als durch Verpflanzung haartragender autologer Vollhauttransplantate erzielbar ist.

---

* In Memoriam: H. A. Gottron

Das Kardinalproblem der operativen Versorgung der Alopecia „androgenetica" ist ein Donorstellenproblem.

Es ist unvermeidbar, daß die auf einem haartragenden autologen Vollhauttransplantat nachwachsenden Haare in einer zeitlich begrenzten postoperativen Phase „büschelartig" imponieren, bzw. „hügelartig" mit dem Finger tastbar sind.

Es ist nicht zu erwarten, daß alle verpflanzten Vollhauttransplantate aus haartragenden Spendergebieten im haarlosen Rezeptorbereich Haare produzieren.

Die Operation nach Okuda-Orentreich wird im allgemeinen in Lokalanästhesie ausgeführt. Sie kann klinisch und poliklinisch durchgeführt werden.

Indikation und Technik der operativen Versorgung narbiger Alopecien werden diskutiert.

Die in der Arbeit gezeigten Erkenntnisse wurden an 180 Haartransplantationen nach Okuda-Orentreich (70 Patienten, 2450 Transplantate) gewonnen.

Einleitung

„Haartransplantation" ist die Verpflanzung autologer Vollhauttransplantate aus „haartragenden" Donorzonen in „nicht haartragende" Empfängergebiete.

Das erwünschte Ziel ist dabei ein funktionierender, operativer Aufbau jener „mesenchymalen und epithelialen Konstellation, die in der Anlage der Haut gegeben ist, die beim Haarwechsel in regelmäßiger Form wiederkehrt und für die Bildung eines jeden Haares vorauszusetzen ist" (Masshoff) dort, wo sie ursprünglich meist genetisch fixiert, vorhanden war, aus verschiedensten Gründen verlorenging oder keimplasmatisch nicht angelegt wurde.

Indikation zur Operation sind damit
1. der umschriebene, kongenitale Haarmangel,
2. die „narbige Kahlheit" verschiedenster Genese,
3. die Alopecia „androgenetica".

Das Bild der „biorrheutischen Metamorphose" der menschlichen Kopfhaut erlaubt bei der zuletzt genannten Indikation einen „korrigierenden" Einsatz bei idealen Transplantationsvoraussetzungen.

Ausgenutzt wird das biologische Verhalten „haartragender" Vollhauttransplantate. Im Vollhauttransplantat bleibt offensichtlich, trotz des „unvermeidbaren" Operationstraumas, trotz der Umbauvorgänge durch Loslösung vom Mutterboden und Einbau in die Rezeptorstelle, die genetische Information der transplantierten Zellen an der Rezeptorstelle voll wirksam. Es sieht fast so aus, als ob die „verpflanzten" Zellen eine Aktivität nur in einer Richtung „gelernt" haben und sie beibehalten, wenn der Rezeptorort Lebensbedingungen für den „Take" des Transplantates gewährleistet. Donordominanz besteht bezüglich der Epidermisstruktur, der Hautoberflächenstruktur, der Pigmentation, der Faserstruktur und Anordnung der Gefäßstruktur, der Fettgewebsstruktur, der Richtung, der Farbe, der physikalischen Eigenschaften der Haare, der Talg- und Schweißdrüsen.

Die Behandlung der „androgenetischen" Alopecie nach „Okuda-Orentreich" und „Vallis" ist nur möglich, da die Haarfollikel der Donorstelle aus der Nackenregion auch nach der Transplantation die Eigenschaften der Donorstelle an der Empfängerstelle beibehalten und nicht von der „androgenetischen" Alopecie betroffen werden.

Das Gesetz der „Donordominanz" gilt für alle Spenderstellen. Aus Transplantaten aus dem Hinterkopf, der behaarten Brust des Mannes, des Mons Pubis, der Axille sprießen nach Verpflanzung in die Haut des Schädels Haare. Qualität, Wachstumsdichte des Haarwuchses auf den Transplantaten sind den Verhältnissen an der Spenderstelle ähnlich. Diesen Satz bitte ich zu beachten. „Lichte" Verteilung dünner Haarschäfte im Spendergebiet bedingt „lichte" Verteilung dünner Haarschäfte an der Rezeptorstelle. Das ist unser Problem in Deutschland, darum sind die Ergebnisse bei Süd-Amerikanern besser als bei blonden Norddeutschen mit dünnkalibrigen Haarschäften.

Operationstechnik mit Diskussion der Ergebnisse

Zur Operation selbst ist wenig zu sagen. Wie eine Stanze gemacht wird, weiß jeder Dermatologe und jeder, der Dermatologie gehört hat. Ob der Punchgraft mit der Hand oder mit dem Dermabrader entnommen wird, entscheidet der Operateur. Ich selbst ziehe es vor, die Spenderstelle durch Naht zu verschließen. Andere lassen sie offen. Andere benutzen den Punch der Empfängerstelle als Verschluß der Spenderstelle.

Arzt und Patient sollten sich aber von vornherein über die folgenden Punkte klar sein.

1. Die Verpflanzung von Punchgrafts mit einem Durchmesser von 4–5 mm bzw. von Stripgrafts, wie sie Vallis angibt, bzw. der Kombination der Verpflanzung von Punch- und Stripgrafts kann nicht *mehr* leisten, als eben durch Verpflanzung autologer, haartragender Vollhauttransplantate möglich ist. Haare wachsen eben nur aus Haartalgdrüsensysthemen, die das Trauma der Transplantation überstanden haben. Das wissen wir, seit den Transplantationsversuchen Dieffenbachs.

2. Das Kardinalproblem der Versorgung haarloser Flächen am Schädel bei der Alopecia androgenetica ist ein Donorstellenproblem. Oft schränkt die zu kleine Spenderstelle einen auf Grund der lokalen Gegebenheiten an der Empfängerstelle durchaus erfolgreichen Einsatz der Operation entscheidend ein. Darum glaube ich auch, daß die Okuda-Orentreichsche Operation mit Sicherheit *nicht* die Operation ist, die das Problem der Therapie der Alopecia androgenetica, insbesondere der fortgeschrittenen Alopecia androgenetica, in jedem Fall löst. Auch ein stufenweiser Operationsrhythmus kann die Verhältnisse bei begrenztem Donorgebiet nicht ändern. Er mildert nur die Problematik und verschiebt die „Stunde der Wahrheit". Diese kommt aber, wenn Haarlücken im Spendergebiet auftreten und das Körperbild des Patienten erneut strapaziert wird.

3. Es ist richtig, daß die auf den Transplantaten nachwachsenden Haare zuweilen büschelartig imponieren. Halter sprach vom „Bild des Strandhafers", Zaun von dem der „Klosettbürste". Ein solches Zwischenstadium ist unvermeidbar. Der Befund verbessert sich, wenn die Haarschäfte länger gewachsen sind. Es stimmt, daß der primäre Eindruck der verpflanzten Transplantate in diesem Stadium „unvollkommen" sogar „unästhetisch" sein kann. Ein solches Bild tritt auf jeder Station des auf Jahre fraktionierten Gesamteingriffes auf. Man muß dies dem Patienten bei der Aufklärung über die Operation sagen, man

kann ihm aber auch sagen, daß das postoperative Bild durch weitere Verpflanzungen gewinnt, daß der Haarverlust mit Zunahme des Längenwachstums der verpflanzten Haarschäfte homogener erscheint. Die Wachstumsrichtung der verpflanzten Haarschäfte spielt meines Erachtens nicht die entscheidende Rolle, sondern der satte „Take" der Transplantate.

4. Es läßt sich auch nicht vermeiden, daß einzelne Transplantate wie Hügel in der haarfreien Rezeptorstelle stehen bleiben und mit dem Finger tastbar sind. Warum die Einheilung in dieser Form eintritt, kann ich nicht befriedigend beantworten. Persönlich hat die Arbeitsgruppe, mit der ich arbeite, den Eindruck, daß dieses Phänomen mit einem starken Fingerdruck intraoperativ verhindert werden kann. Das Bild findet sich übrigens auch schon in der Originalarbeit von Orentreich.

5. Endlich ist gar nicht zu erwarten, daß alle verpflanzten, haartragenden Transplantate wieder Haare produzieren. Im Rahmen des Verpflanzungs- und Einheilungsprozesses gehen einzelne randständige Haartalgdrüsenapparate zugrunde. Es ist sogar möglich, daß das gesamte Haarwachstum auf einem Transplantat nicht überlebt. Auf der anderen Seite soll nicht vergessen werden, daß ein haarloses Transplantat, das angegangen ist, einen guten „Take" hat, den idealen Boden für die Verpflanzung eines weiteren, „haartragenden Transplantates" darstellt. Einheilung des Transplantats bedeutet ja mehr oder minder geglückter Anschluß an die Versorgungsleitung des Wundbettes der Empfängerstelle. Die Wachstumsfrequenz der nachwachsenden Haare, weniger die Dichte des Haarkleides und des damit eintretenden postoperativen erwünschten Bildes, stehen damit in engstem Zusammenhang. Einheilung bedeutet jedoch nicht Anpassung des Transplantates an das Niveau der Umgebung.

6. Eine weitere Problematik ergibt sich aus der Frage, soll die Operation klinisch oder poliklinisch durchgeführt werden? Einige Operateure in Deutschland führen die Operation ausschließlich klinisch durch. Wir haben das auch getan. Jetzt führen wir sie poliklinisch durch. Der Patient bleibt aber nach der Operation einige Stunden in der Aufsicht der Klinik.

7. Die Schmerzhaftigkeit des Eingriffes hält sich zwar in Grenzen. Die ersten 20 Patienten wurden in Vollanästhesie operiert. Die gleichen Patienten bestätigen mir aber bei späteren Sitzungen, daß der Eingriff in Lokalanästhesie genauso erträglich sei. Zwischenfälle sind Unwohlsein des Patienten durch die Lokalanästhesie. Durch Hochlagerung der Beine kann dies ausgeglichen werden. Schwere Zwischenfälle habe ich bisher nicht beobachtet. Es steht an der Klinik jederzeit ein Bett bereit, um eine postoperative, klinische Versorgung durchzuführen. Diese Vorsichtsmaßnahmen sind berechtigt.

Zwischenfälle während der Operation und nach der Operation dürfen nicht banalisiert werden. Der Patient befindet sich insbesondere bei den ersten Transplantationen in einem seelischen Erregungszustand.

8. Blutungen aus kleinen Gefäßen der Kopfhaut können bei jeder Transplantation an der Donor- und Rezeptorstelle auftreten. An der Spenderstelle stehen sie nach Unterbindung und Defektversorgung. An der Empfängerstelle hört die Blutung meist nach Fixation des

"haartragenden" Transplantats mittels Fingerdruck auf. Blutet das Gefäß weiter, wird das Transplantat unter digitaler Kompression fixiert. Gelingt die Blutstillung immer noch nicht, wird eine Unterbindung notwendig. Ich bin mir nicht sicher, ob das Haarwachstum auf dem Transplantat durch eine Catgutunterbindung gefährdet ist.

Alle diese klinischen Beobachtungen werden ausgenutzt, wenn es gilt, "narbige Alopecien" zu operieren. Narbige Alopecien stellen eine Indikation zur Okuda-Orentreich'schen Operation dar, wenn:

1. haartragende Hautareale in genügender Masse als Spenderstelle zur Verfügung stehen,
2. wenn der Patient nach eingehender Aufklärung sich bereit erklärt, das notwendige Risiko zu tragen,
3. wenn der Arzt bereit ist, Geduld und Zeit in mehrere *Eingriffe zu investieren, die sich auf Jahre verteilen*.

Der Arzt muß den Patienten allerdings darüber aufklären, daß durchaus die Möglichkeit besteht, daß die erste Serie der Eingriffe keinen Erfolg hinsichtlich der Rehabilitation des Haarwachstums mit sich bringt. Der Verlust der Potenz zum Haarwachstum auf den einzelnen Stamps bedeutet auf der anderen Seite kein Unglück. Durch ihren "Take" wird der Boden für die erfolgreiche Einpflanzung haartragender Transplantate gelegt, die Chance eines transplantierten Haarkleides erheblich verbessert. Dies Phänomen wurde schon von Orentreich beobachtet. Ich kann es nur bestätigen.

Literatur

Arndt, G.: Über einige Formen narbiger Kahlheit, ihre Diagnose und Therapie. Derm. Z. **15**, 80–91 (1908)

Ayres, S.: Conservative surgical management of male pattern baldness. Arch. Dermat. Syph. **90**, 492–499 (1964)

Friederich, H. C.: Indikation und Technik der operativ-plastischen Behandlung des Haarverlustes. Hautarzt **21**, 197–202 (1970)

Friederich, H. C., Gloor, M.: Über die Physiologie des freien Hauttransplantates. Hautarzt **262**, 401–407 (1975)

Grau, B.: Surgical treatment of baldness. Med. cutanea **2**, 627–629 (1968)

Okuda, S.: Klinische und experimentelle Untersuchungen über die Transplantation von lebenden Haaren. Jap. J. Derm. **46**, 135–138 (1939)

Orentreich, N.: Autografts in Alopecias and other selected Dermatological conditions. Ann. Acad. Sc. **83**, 463–479 (1959)

Vallis, C. P.: Surgical treatment of the receding hairline. Plast. reconstr. Surg. **33**, 247–251 (1964)

Dermabrasion*

JOHANNES PETRES

Summary

Dermabrasion usually requires equipment and personnel of a hospital. It is no panacea for cosmetic disturbances of the skin. Abrasion treatment provides satisfactory results in acne scars, accident scars, foreign bodies tattoos as long as the skin defects are relatively superficial. The removal of farspread deep in the dermis lying dye particles is followed by permanent scars. It should be borne in mind that dermabrasion may lead to keloids. Best cosmetic results with dermabrasion are achieved in rhinophyma.

Zusammenfassung

Bei der Dermabrasion handelt es sich um einen Eingriff, der in der Regel den apparativen und personellen Aufwand einer Klinik erfordert. Sie ist kein Allheilmittel kosmetisch störender Krankheitsbilder am Hautorgan. Zufriedenstellende Ergebnisse erbringt die Fräsbehandlung von Akne- und Unfallnarben sowie von Fremdkörpereinsprengungen, soweit diese relativ oberflächlich liegen. Die Beseitigung von ausgedehnten, im Corium liegenden Farbstoffeinlagerungen hat aber bleibende Narben zur Folge. Nicht außer acht gelassen werden sollte bei der Indikationsstellung zur Dermabrasion die Gefahr der Provokation eines Keloids. Die kosmetisch besten Ergebnisse erbringt die Dermabrasion in der Rhinophym-Chirurgie.

Einleitung

Kromeyer (1905, 1923) gebührt das Verdienst, die Methode des mechanischen Fräsens kosmetisch störender Krankheitsbilder in die Dermatochirurgie eingeführt zu haben. Die von ihm dabei benutzten zahnärztlichen Bohrmaschinen besaßen aber nur eine geringe Umdrehungszahl, ebenso wie die auch in der Folgezeit verwandten elektrischen niedertourigen Dermabrasionsgeräte. Um einen gleichmäßigen Hautschliff zu erreichen, war eine Härtung der Haut durch Vereisung oder Koagulation erforderlich. Diese Vorbehandlung, in der Regel Voraussetzung für eine großflächige Dermabrasion, konnte erst entfallen, als Rotationsinstrumente mit hohen Drehzahlen von etwa 30000–35000 Umdrehungen pro Minute zur Verfügung standen (Schreus, 1950, 1965). Die Rotationsgeschwindigkeit

---

* Frau L. Goerke und Herrn F. Kaut danke ich für die Anfertigung der photographischen Aufnahmen.

dieser von uns heute gebrauchten Geräte sollte durch Fußbedienung stufenlos verstellbar sein, um in kritischen Situationen sofort die Tourenzahl und damit die Intensität des Fräsvorganges herabsetzen zu können.

Als Schleifkörper können Metall-, Diamant- oder Rubin-Fräsen, bzw. Nylon- und Drahtbürsten unterschiedlicher Größe Verwendung finden. Die Auswahl der Glättungsinstrumente richtet sich einmal nach der Lokalisation der zu therapierenden Dermatose und zum anderen nach den persönlichen Erfahrungen des jeweiligen Operateurs.

Grundsätzlich ist zu sagen, daß der Gebrauch der Fräse erlernt werden muß. Je hochtouriger die Geräte sind, umso größer werden auch die Anforderungen an die Konzentration und die Geschicklichkeit des behandelnden Arztes.

Technik und Indikation

Das hochtourige Schleifen der Haut ist ein Eingriff, der — wenn möglich — in Allgemeinanaesthesie durchgeführt werden sollte, besonders dann, wenn die Fräse in der Nähe der Nasenflügel, der Lider und der Lippen Verwendung findet. Unkontrollierte spontane Bewegungen der Patienten können tiefe Wunden und bleibende Narben zur Folge haben.

Wichtig ist, daß der Assistent die zu fräsende Hautpartie straff gespannt hält, während die Operationsschwester physiologische Kochsalzlösung als „Kühlmittel" auf die Operationswunde träufelt, um der Gefahr einer Koagulationsnekrose als Folge der beim Schleifvorgang entstehenden Reibungshitze vorzubeugen. Das Gerät sollte dem Operateur fest in der Hand liegen und von ihm mit leichtem Druck über die Haut geführt werden. Die zu schleifenden Hautveränderungen werden dann nach Friederich u. Horn (1974) Schicht für Schicht bis zur Epidermis-Cutis-Grenze eingeebnet. Eine Dermabrasion über diese Grenze hinweg hat bleibende Narben zur Folge.

Es muß auch darauf geachtet werden, daß durch ein sorgfältiges Abdecken des Operationsgebietes Haare aus dem Operationsgebiet ferngehalten werden. Dies ist besonders wichtig beim Schleifen in der Stirn- und Schläfenregion, wobei sich lange Haupthaare blitzschnell um das Fräsinstrument drehen und ausgerissen werden können. Ferner sollten während der Rotation eines Schleifkörpers keine Tupfer im Operationsgebiet benutzt werden, da auch diese von der Fräse erfaßt und mitgerissen werden können. Besonders unangenehme Verletzungen, im Gesicht bis zum Lidabriß, können die Folge sein.

Auch bei ausgedehnten Schleifbehandlungen ist eine aktive Blutstillung meist nicht erforderlich, obwohl es gerade bei Eingriffen in Allgemeinanaesthesie intra operationem zu erheblichen Blutungen kommen kann. Postoperativ decken wir die Wundflächen mit einem antibiotikahaltigen Tüll (Sofra-Tüll®) ab. Da das Wundsekret durch dessen Maschen abfließen kann, ist keine Verklebung zwischen Verband und Wundoberfläche zu befürchten. Beim ersten Verbandswechsel nach 4—5 Tagen ist bereits eine fast völlige Reepithelisation zu beobachten. Zur Nachbehandlung empfiehlt sich das Auftragen eines luftdurchlässigen Gels (evtl. mit Kortikoid-Zusatz) und anschließend eine antibiotika- und kortikoid-freie Pflegesalbe.

Da die Gefahr einer postoperativen Hyperpigmentierung in den geschliffenen Hautgebieten besteht, sollten prophylaktisch Lichtschutzsalben verordnet und die Dermabrasion nach Möglichkeit in die Herbst- und Wintermonate verlegt werden.

Die wichtigsten Indikationen der Dermabrasion (Pfister, 1955; Schreus, 1965; Friederich, 1967, Kühl, 1968; Krekeler-Laake, 1968, Petres und Hundeiker, 1975) sind:

1. Akne- und Unfallnarben (Abb. 1a—c). Dabei ist gegenüber den Kranken stets zu betonen, daß höchstens eine Besserung des Ausgangsbefundes zu erzielen ist. Ferner sollte man darauf aufmerksam machen, daß das optimale Endergebnis 2—3 Schleifbehandlungen in jeweils einjährigen Abständen notwendig machen kann.

2. Fremdkörpereinsprengungen und Tätowierungen (Abb. 2a—d). Auch hierbei sind die meist hochgesetzten Erwartungen der Patienten zu dämpfen, da in der Regel nur relativ oberflächliche Fremdkörpereinlagerungen narbenlos zu entfernen sind. Die Eliminierung von Farbstoffpartikeln im Corium hat meist bleibende Narben zur Folge.

3. Verrucöse Naevi und störende Pigmentierungen (Abb. 3a—c). Bei diesen Prozessen ist allerdings nach Dermabrasion mit Rezidiven zu rechnen.

4. Rhinophym (Abb. 4a—f). Hervorragende Ergebnisse erbringt das Abtragen der Talgdrüsenhyperplasie mit dem Skalpell und Nachmodellieren mit der hochtourigen Fräse, um die ursprüngliche Nasenform wieder zu erreichen. Die Reepithelisation der Wundflächen erfolgt relativ rasch vom Epithel der in der Tiefe liegenden Talgdrüsen aus. Zu tiefes Abtragen und Knorpelverletzungen haben aber eine lange Heilungszeit und störende Narbenbildung zur Folge.

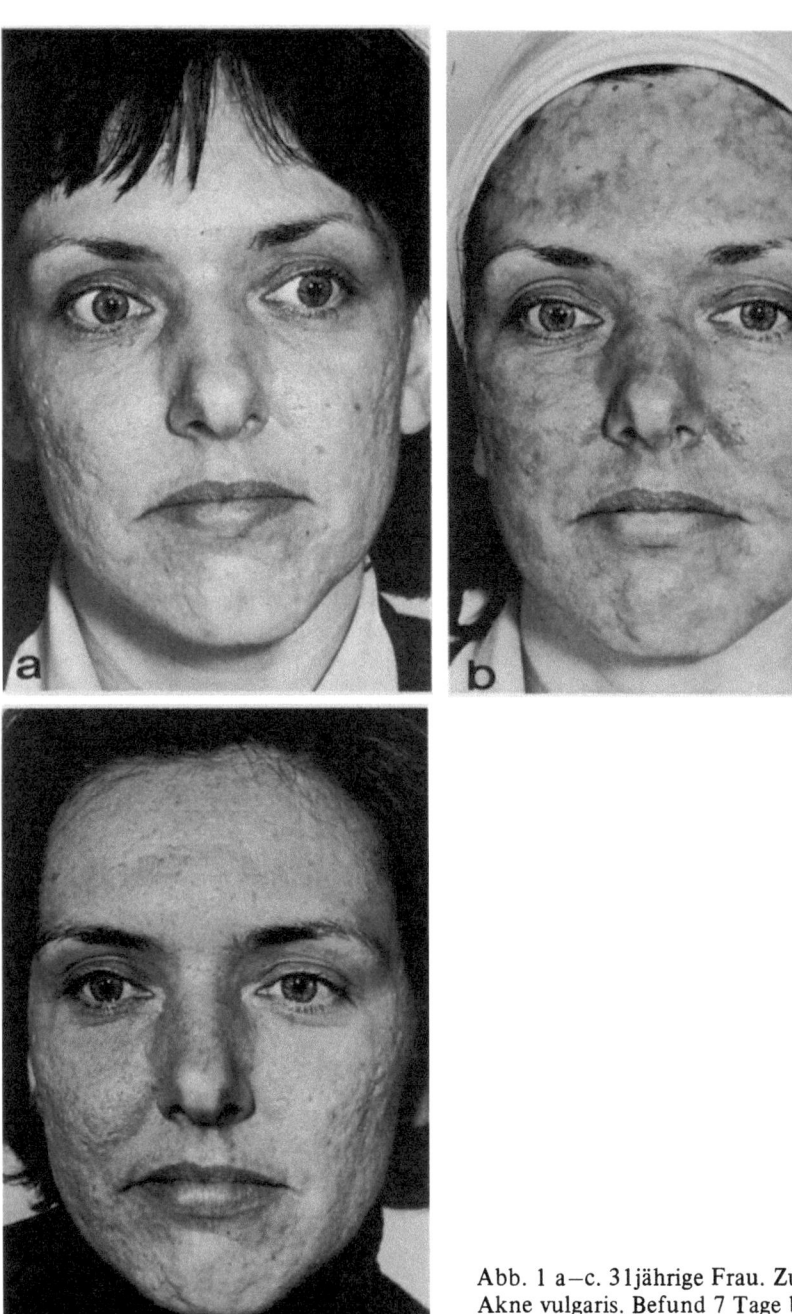

Abb. 1 a–c. 31jährige Frau. Zustand nach Akne vulgaris. Befund 7 Tage bzw. 1 Jahr nach Dermabrasion. Keine wesentliche Besserung

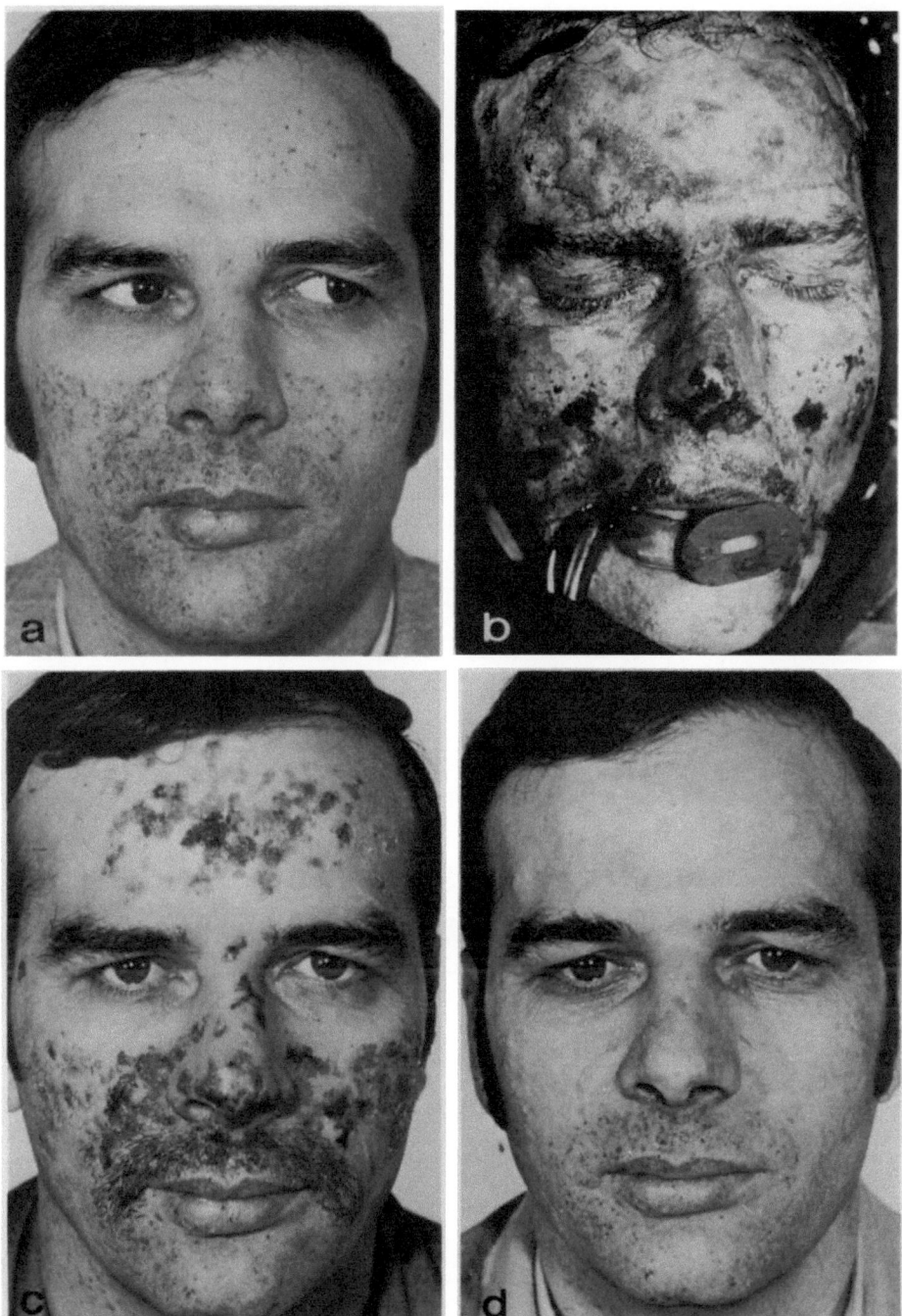

Abb. 2 a–d. 26jähriger Mann mit Pulvereinsprengungen im Gesicht. Zustand bei Beendigung der Dermabrasion, nach 7 Tagen und nach 1 Jahr. Die Einsprengungen an Oberlippe und Kinn sollten auf Wunsch des Patienten zunächst nicht entfernt werden (Bartträger)

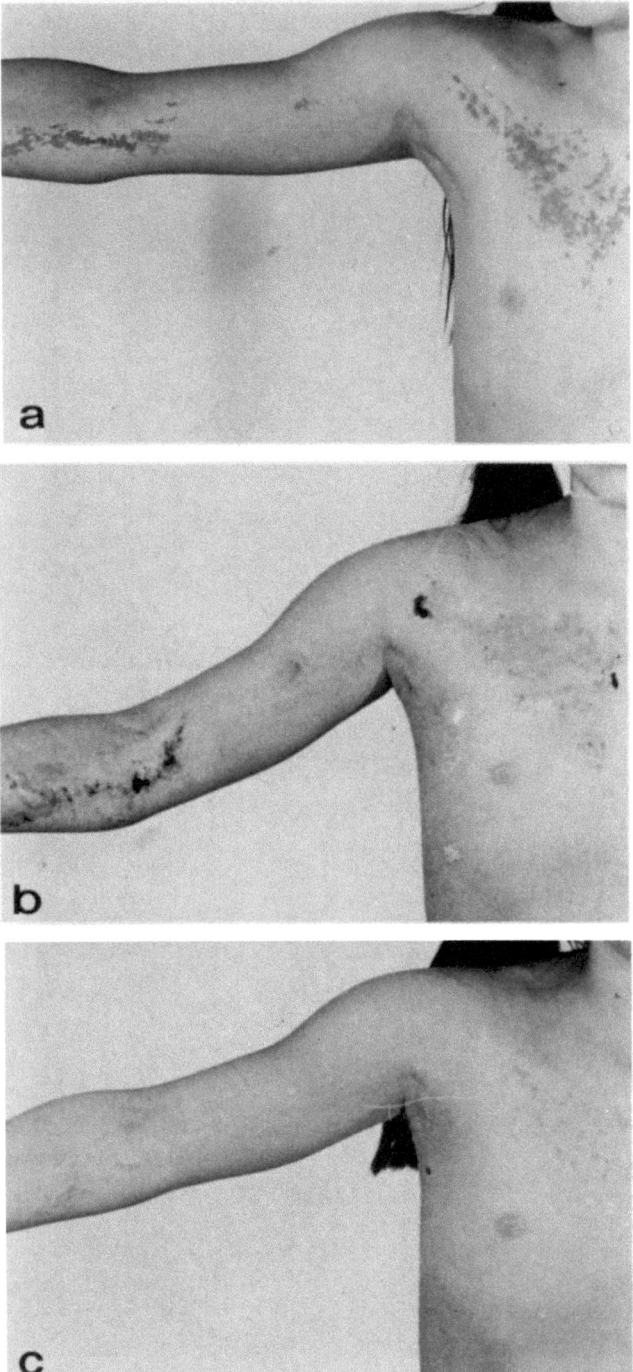

Abb. 3 a–c. 11jähriges Mädchen mit seit Geburt bestehendem systematisierten Naevus verrucosus. Zustand 14 Tage und 8 Monate nach Dermabrasion, zu diesem Zeitpunkt bereits Zeichen eines Rezidivs im Bereich des Thorax und der rechten Ellenbeuge

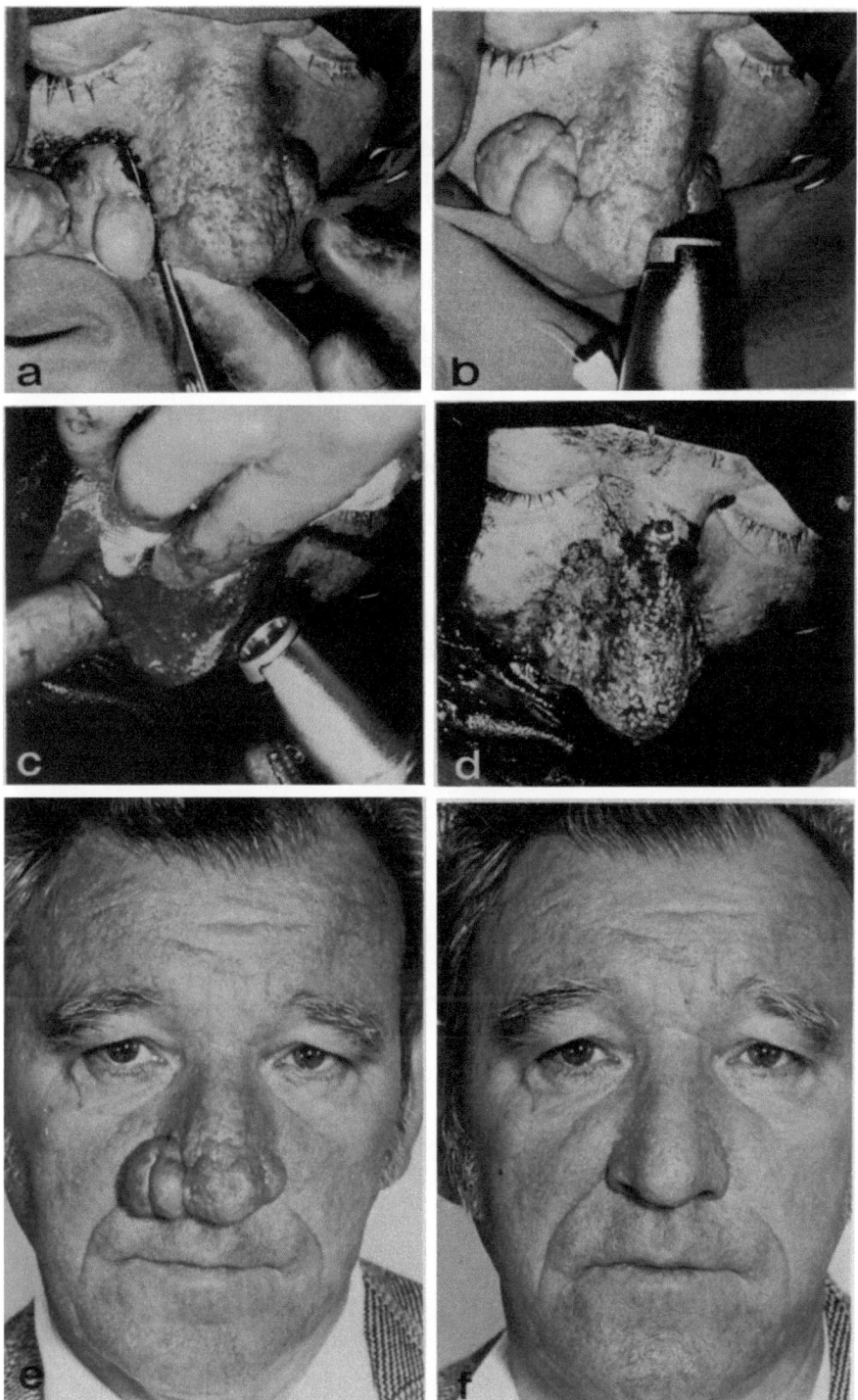

Abb. 4 a–f. Rhinophym bei einem 58jährigen Mann. Abtragung der Talgdrüsenhyperplasie mit Skalpell und hochtouriger Fräse. Endzustand ca. 6 Monate post operationem

Literatur

Friederich, H. C.: Zur Therapie des Rhinophyms. Aesth. Med. **16**, 169–182 (1967)
Friederich, H. C., Horn, W.: Narben, Keloide und Atrophien des Hautorgans. Fortschr. prakt. Dermat. Venerol. Bd. 7. (Hrsg. O. Braun-Falco und D. Petzoldt) S. 93–101. Berlin/Heidelberg/New York: Springer 1973
Krekeler-Laake, Ch.: Hochtouriges Schleifen der Haut bei flächenhaften Anomalien und Narben. Aesth. Med. **17**, 134–138 (1968)
Kromeyer, E.: Die Heilung der Akne durch ein neues narbenloses Operationsverfahren: das Stanzen. Münch. Med. Wschr. **52**, 942–944 (1905)
Kromeyer, E.: Die Bedeutung der kosmetischen Hautleiden unter besonderer Berücksichtigung der physikalischen Heilmethoden und der narbenlosen Operationsweisen. Leipzig: G. Thieme 1923
Kühl, M.: Chirurgisch-kosmetische Indikationen in Jugend und Alter. Aesth. Med. **17**, 251–254 (1968)
Petres, J., Hundeiker, M.: Korrektive Dermatologie. Operationen an der Haut. Berlin/Heidelberg/New York: Springer 1975
Pfister, R.: Die praktische Bedeutung der Fräs- und Stanzmethode für die dermatologische Praxis. Dermatologica **111**, 25–30 (1955)
Schreus, H. Th.: Hochtouriges Schleifen der Haut (Ein neues Behandlungsverfahren). Z. Haut- u. Geschl.-Kr. **8**, 151–156 (1950)
Schreus, H. Th.: Fräsen und Schleifen. In: Handbuch der plastischen Chirurgie (Hrsg. E. Gohrbrandt, J. Gabka und A. Bendorfer) Bd. 1, Beitrag 19. Berlin: de Gruyter 1965

Behandlung der sog. Schmuck-Tätowierungen

ALOYS GREITHER

Summary

In the treatment of ornamental tattooing, distinctions must be made between chemical, chemical/semi-surgical, and surgical procedures. The *chemical* methods are almost all caustic procedures (phenol, trichloro-acetic acid, burning out with a cigarette, rubbing with match-heads). They are all painful, and generally cause unsightly scarring.

Among the *semi-surgical* methods are scarification with potassium permanganate crystals, following scarification of the skin. Rubbing with table salt (with or without superficial abrasion) is one of the chemical or chemical/semi-surgical methods.

Excision and plastic covering are both *surgical* methods. The abrasive method is preferable, however, and generally produces very good results in cases of tattooing which were performed by a professional. It can be carried out in out-patients under local anaesthesia.

An instrument designed by Schreus (1953) is used, which has been technically further developed, and now produces far better and more satisfactory results.

Zusammenfassung

Bei der Behandlung der sog. Schmuck-Tätowierung sind chemische, chemisch-halbchirurgische und chirurgische Verfahren zu unterscheiden. Die *chemischen* Methoden sind fast alle Ätz-Verfahren (Phenol, Trichloressigsäure, Abbrennen mit einer Zigarette, Reiben mit Zündholzköpfen u. a. mehr). Sie sind schmerzhaft und führen im allgemeinem zu einer unschönen Narbenbildung.

Zu den *halbchirurgischen* Methoden gehört die Behandlung mit Kaliumpermanganatkristallen nach Skarifikation der Haut; auch die Einreibung mit Kochsalz (mit oder ohne oberflächlichem Schleifen) gehört zu den chemischen oder chemisch-halbchirurgischen Methoden.

Von den *chirurgischen* Methoden kommt sowohl die Exzision wie die plastische Deckung in Frage. Vorzuziehen ist jedoch die Schleifbehandlung, die vor allem bei kunstgerecht vorgenommenen Tätowierungen im allgemeinen sehr gute Ergebnisse zeitigt, und ambulant in örtlicher Betäubung durchgeführt wird.

Verwendet wurde ein Gerät von Schreus (1953), das inzwischen technisch weiterentwickelt wurde und eine wesentlich größere und jetzt wohl befriedigende Leistungsfähigkeit aufweist.

Die Beseitigung von Tätowierungen – die von einem Großteil der Tätowierten nach längerer oder kürzerer Zeit gewünscht wird – kann in dreierlei Verfahren bestehen:
1. chemisch (= ätzend),
2. chemisch-halbchirurgisch,
3. chirurgisch.

1. Die chemischen Methoden

sind fast immer Ätz-Methoden. Sie werden sehr häufig von den Patienten selbst durchgeführt, meist mit unzulänglichen Mitteln. Dazu gehört das Reiben mit Zündholzköpfen, das Betupfen mit Phenol oder Trichloressigsäure, das Abbrennen mit glimmenden Zigaretten. In allen diesen Fällen wird eine mehr oder minder starke Entzündung erzeugt, die über eine Superinfektion und Eiterung zu einer schließlichen Abstoßung des ganzen tätowierten Hautanteils führt. Die Behandlung ist schmerzhaft, langwierig und meistens mit unschönen, d. h. fast immer eingezogenen Narben verbunden.

Die Zusicherung der Tätowierer, daß es möglich sei, mit farblosen, d. h. hautfarbenen Lösungen Tätowierungen zu neutralisieren, indem mit Milch oder einer anderen Flüssigkeit nachtätowiert wird, muß mit Skepsis beurteilt werden. Das sog. Nachtätowieren erreicht meist nicht den gewünschten Effekt. Zwar werden dadurch die Tätowierungen mitunter etwas blasser, sie verschwinden aber so gut wie nie ganz. Da die bei der Ersttätowierung eingespritzte Tusche nicht aufgelöst werden kann, wäre ja nur denkbar, daß über der Tätowierung, in den obersten Anteilen des Papillarkörpers, ein neuer Farbstoff gesetzt wird, der sozusagen die darunterliegende Tätowierung überdeckt. Das ist aber nur bedingt möglich.

2. Die chemisch-halbchirurgischen Methoden

Hierher gehört vor allem das Auflegen von Kaliumpermanganat-Kristallen in die skarifizierte Haut an der Stelle der Tätowierung. Auch dieses Verfahren ist ein Ätz-Verfahren. Genauso wie unter den unter 1. aufgeführten kommt es zu einer starken Entzündung und schließlichen Abstoßung der tätowierten Haut. Das Verfahren, das noch vor einigen Jahrzehnten z. B. an der Heidelberger Hautklinik geübt wurde, war sehr schmerzhaft, langwierig und mit unschönen Narben verbunden.

Neuerdings haben Larnder u. Singh (1974) folgendes Verfahren angegeben: das massive Einreiben mit Kochsalz bis zum Entstehen einer großflächigen Blutung (was einem ganz oberflächlichen Abschleifen entspricht). Es entsteht darauf eine heftige Entzündung, und schließlich auch eine Abstoßung der so behandelten tätowierten Hautstelle. Die Autoren geben zu, daß das Verfahren schmerzhaft sei und mindestens 14 Tage bis 4 Wochen länger bis zur Heilung dauere als die rein chirurgischen Methoden.

Halbchirurgisch kann man auch die Methode von Clabaugh (1968) nennen: er schleift die Tätowierungen nur oberflächlich an, d. h. nur bis zum Entstehen einer profusen Blutung, ohne daß die Tätowierung selbst angegriffen würde. Die eigentliche Entfernung der Tätowierung geschieht durch häufigen Verbandswechsel: das Ziel ist, daß sich die in der Haut befindlichen und durch die oberflächliche Schleifung freigelegten Fremdkörper in den Verband imprägnieren.

Diese Methode ist durchführbar, wir haben es an unserer Klinik versucht. Die Nachteile liegen jedoch auf der Hand: es sind häufige Verbandswechsel notwendig, die so schmerzhaft sind, daß man mit einer bloßen Sedierung nicht auskommt, sondern meist sogar der Narkose bedarf. Die Abstoßung geschieht auch nicht beim ersten Verbandswechsel, sondern bedarf einer Reihe weiterer Verbände, um schließlich das ganze Muster aus der angeschliffenen Stelle zu entfernen. Da beim ersten oberflächlichen Schleifen ohnedies eine örtliche Betäubung notwendig war, ist nicht einzusehen, warum das Schleifen dann nicht gleich vollständig durchgeführt werden soll. Auch bei diesem Verfahren ist nicht nur die Schmerzhaftigkeit hindernd, sondern die längere Zeitdauer bis zur Abheilung. Wir haben nach einem einzigen Versuch das Verfahren nicht weiter angewandt.

3. Die chirurgischen Methoden

richten sich nach der Größe und Art der zu entfernenden Tätowierung. Kleinere und vor allem mehr länglich geformte lassen sich mitunter durch bloße Exzision beseitigen. Da die meisten Tätowierungen sich jedoch an den Armen befinden, hat die Exzision meist eine starke Straffung der Haut und infolgedessen eine über längere Zeit überschießende Narbe, wenn nicht sogar ein Narbenkeloid, zur Folge.

Die *Exzision* und *plastische Deckung* ist grundsätzlich bei allen großflächigen Tätowierungen möglich; das Ergebnis ist, auch wenn es lege artis geschieht und von der Operationstechnik her befriedigend ausfällt, im allgemeinen recht unschön; das Transplantat zeichnet sich doch mit einer Deutlichkeit ab, die hinter der vorherigen Tätowierung nicht viel zurücksteht.

Die Methode der Wahl ist das *hochtourige Schleifen*, bei dem jedoch zu beachten ist, daß nicht das Muster nachgezeichnet wird, sondern die ganze Fläche, in der es sich befindet, zusammenhängend geschliffen wird. Ist die Tätowierung einigermaßen lege artis durchgeführt, d. h. liegen die Tuschekörnchen im oberen Corium, so ist die Schleifbehandlung meist sogar sehr einfach. Bei den dilettantisch durchgeführten Tätowierungen, bei denen mitunter die Tuschekorpuskeln bis im Fettkörper sitzen, entstehen freilich Probleme, die auch die Schönheit der Narbe beeinträchtigen. Gut durchgeführte Tätowierungen können nahezu ohne Narbe entfernt werden; je unsachgemäßer und tiefer die Tätowierung ist, desto unschöner werden die entstehenden Narben.

Dieses Verfahren kommt *nicht* in Frage für die *Schmutz*-Tätowierungen, die nicht sofort nach dem Unfall behandelt wurden. Hier sind die imprägnierten Schmutzteile, meist Teer oder Asphalt neben metallischen Fremdkörpern, so tief in der Cutis verankert, daß man sie mit der Fräse nicht erreichen kann. Hier sind nur mehrmalige Exzisionen imstande, das Ergebnis einigermaßen zu verbessern.

Ferner sind durch das Schleifen nicht zu erfassen *Pulvereinsprengungen*, die mehr *punktförmig* verstreut sind und fast immer auch bis tief ins Corium, wenn nicht ins Fettgewebe, gehen. Hier müssen die einzelnen punktförmigen Einsprengungen mit der Stanze entfernt werden und die Stanzlöcher primär verschlossen werden. Bei einem solchen Vorgehen kann nahezu Narbenfreiheit erreicht werden.

Das *Vorgehen bei der Schleifbehandlung* ist einfach: ambulant werden in örtlicher Betäubung die Tätowierungen, im allgemeinen höchstens 10 cm^2 in einer Sitzung, entfernt. Das verwendete Schleifgerät sollte zwischen 15 000 und 60 000 Umdrehungen in der Minute leisten. Alle z. Z. auf dem Markt befindlichen haben zu enge Hülsen, d. h. der Abstand zwischen den rotierenden Fräsen (im allgemeinen sind Drahtbürsten gefährlich und viel aggressiver als die Diamant-Scheiben und Scheibenfräsen) und der Hülse ist zu klein, d. h. es sammeln sich sofort Blut, Fibrin und Gewebsanteile so stark an, daß die unbehinderte Rotation beeinträchtigt wird und die Fräse sofort heißläuft. Durch weite Hülsen, die auf meine Veranlassung von der Lieferfirma Schumann[1] angefertigt wurden, ist nun eine wesentliche Verbesserung der Operationstechnik erzielt worden.

Das Schleifen kann 30–50 min lang, ohne Heißlaufen des Motors, auch bei unbehindertem Luftzug durch die eingebaute Kühlung, durchgeführt werden, wobei auch die Gefahr der Entstehung von Blasen und Keloiden wesentlich verringert wird.

Die Verbandstechnik darf als bekannt vorausgesetzt werden. Wichtig erscheint, daß der erste Verbandswechsel nicht vor 5 Tagen erfolgt. Schmerzmittel in geringer Dosierung sind für die ersten beiden Tage zu empfehlen; auch eine gewisse Schonung, vor allem das Hochheben des geschliffenen Armes, muß dem Patienten ans Herz gelegt werden.

Das endgültige Ergebnis ist erst nach 6–12 Monaten zu erwarten. Nach dieser Zeit ist es jedoch schwierig, die Patienten zur Nachkontrolle zu bewegen. Oft sind die Narben dann so

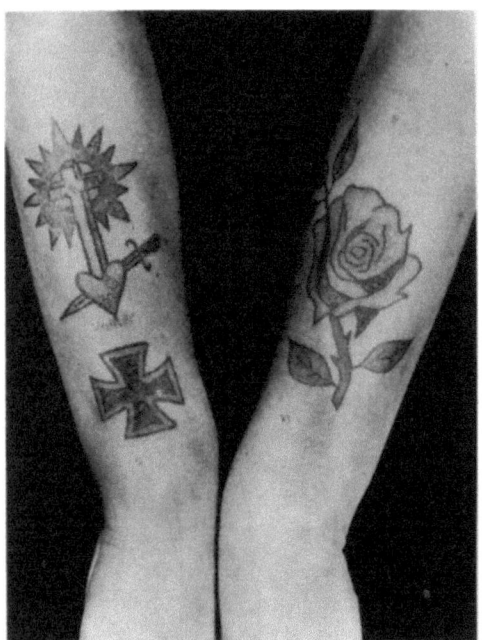 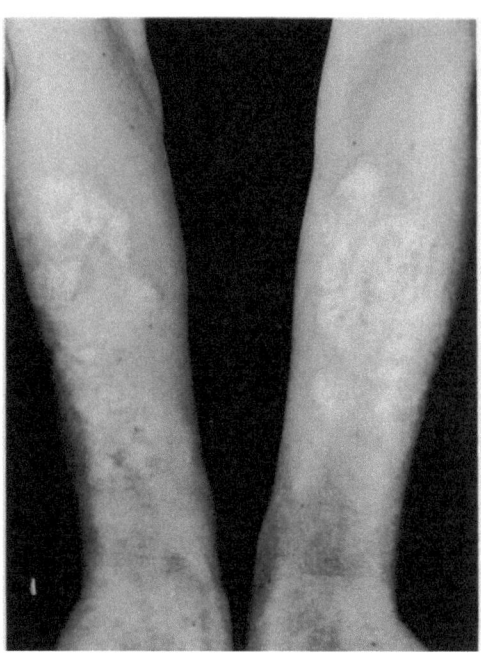

Abb. 1. Schmuck-Tätowierung an beiden Unterarmen, von einem Berufstätowierer ausgeführt

Abb. 2. Zustand nach mehr als einem Jahr nach hochtourigem Schleifen in zwei Sitzungen im Abstand von 3 Wochen

---

[1] Fa. A. Schumann, Düsseldorf, Poststr. 7. Das Gerät stellt eine Weiterentwicklung des Schleifapparates von Schreus 1953 dar. Es hat einen Tourenzahlbereich von 15 000 bis 60 000 Umdrehungen pro Minute. Die Schutzhülse nach Greither ist inzwischen lieferbar; sie ist billiger als die bisherige, weil sie keiner konischen Abwinkelung bedarf.

reizlos und unscheinbar, daß sie kaum mehr auffallen (Abb. 1 und 2). Jedenfalls sind sie nicht mehr als Tätowierungsnarben erkennbar, sondern höchstens als Narben nach anderen äußeren Insulten, wie beispielsweise Verbrennungen oder Unfällen.

Literatur

Beisenherz, D.: „Sofort"-Behandlung von Schmutztätowierung. Med. Kosmetik 8, 2, 41 (1959)
Clabaugh, W.: Removal of Tattoos by Superficial Dermabrasion. Arch. Derm. **98**, 515 (1968)
Goebel, M.: Mechanische Hautglättung mittels Schnellfrequenz-Schleifgerät. Hautarzt **25**, 570 (1974)
Greither, A.: The treatment of tattoos especially the immediate treatment of fresh tattoos of resulting from accidence. Vortrag an der Columbia-Universität New York, Nov. 1969
Greither, A.: Die Sofort-Behandlung der Schmutz-Tätowierung. Kurzvortrag. I. Dermatol. Symposium München. 25. 6. 1975
Greither, A.: Die Behandlung der sog. Schmuck-Tätowierung. Kurzvortrag. I. Symposium für Dermato-Chirurgie. 25./26. 10. 75 München
Hagerman, R. D., Wilson, J. W.: New Tool for Dermabrasion. Arch. Derm. **100**, 326 (1969)
Larnder, D. A., Singh, J.: The Fate of the Phagocyte in Dermabrasion of Tattoos with Table Salt. Aust. J. Derm. **15**, 110 (1974)
Steinacher, J.: Zur Behandlung der Böllerschußverletzungen. Cosmetologica **19**, 1, 15 (1970)

Salabrasion bei der Behandlung von Tätowierungen

WERNER HORN

Summary

Tattoos have been removed by salabrasion (dermabrasion with table salt) in the Dermatological Department of the University of Marburg (Lahn) since 1974 and proved to be an efficient method.

Using the technique described by Manchester 25 treatments were carried out on 14 tattoos in 9 male patients. The desired result was usually achieved after the second or third treatment. Side effects were temporary inflammation and hyperpigmentation. Scars influencing the cosmetic appearance were not observed.

Zusammenfassung

An der Dermatologischen Universitätsklinik Marburg a. d. Lahn hat sich seit 1974 bei der Entfernung von Tätowierungen die Salabrasion (Dermabrasion mit Kochsalz) bewährt. In Anlehnung an die von Manchester beschriebene Technik wurden bisher 25 Eingriffe bei 14 Tätowierungen an 9 männlichen Patienten durchgeführt. Die 2- oder 3-malige Anwendung dieser Methode brachte meist das erwünschte Resultat. Als unerwünschte Behandlungsfolgezustände traten passagere Rötungen und Hyperpigmentierungen auf. Kosmetisch störende Narbenbildungen wurden nicht beobachtet.

Einleitung

Schon im Altertum beschrieb der griechische Arzt Aetius 543 a. D. ein Verfahren zur Entfernung von Tätowierungen, bei dem Kochsalz verwendet wurde (Scutt, 1972; Manchester, 1974). Im 20. Jahrhundert berichteten Klövekorn, 1935; Lacassagne, 1935; Crittenden, 1971 sowie Manchester, 1973 und 1974 über gute Behandlungserfolge bei der Detätowierung durch Abrasion mit Kochsalz. Crittenden nannte diese Methode 1971 Salabrasion.

Operatives Vorgehen

In Anlehnung an die von Manchester 1974 beschriebene Technik gehen wir seit dieser Zeit bei der Entfernung von Tätowierungen folgendermaßen vor:

Der Eingriff erfolgt ambulant unter sterilen Bedingungen. Das die Tätowierung tragende Hautareal wird rasiert, desinfiziert und ohne Anwendung eines Vasokonstriktors lokalanästhesiert. Nach eingetretener Anästhesie wird die Haut über der Tätowierung mit Hilfe einer Nylonbürste, die sich mit ca. 10000 bis 20000 Umdrehungen pro Minute in einem

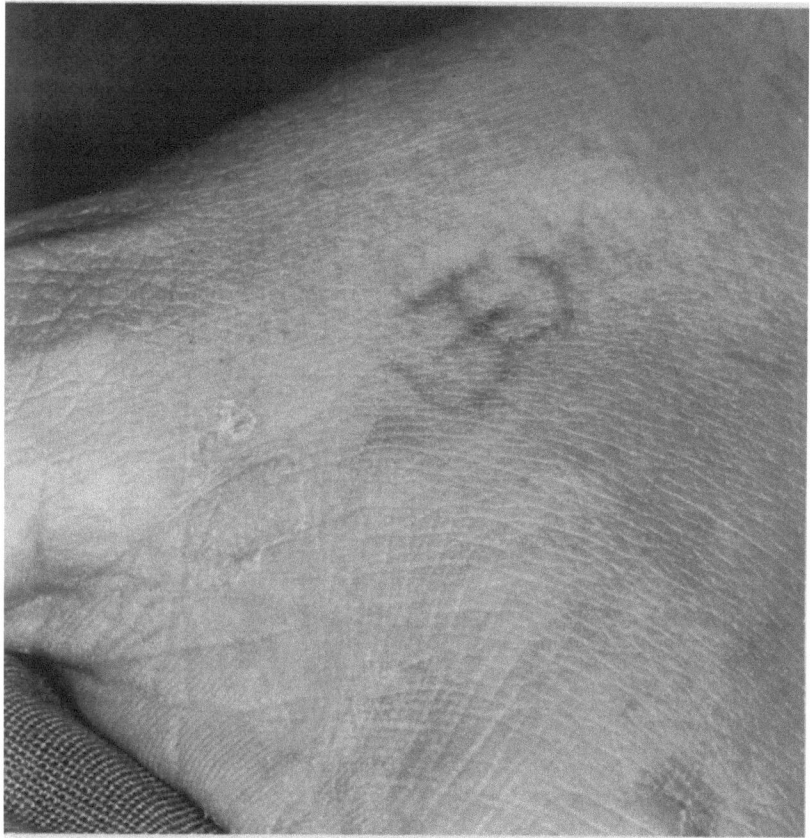

Abb. 1. Patient H. B., Tätowierung am linken Handrücken, präoperative Situation

hochtourigen, elektromotorbetriebenen Schleifgerät dreht, oberflächlich abradiert, ohne das Stratum papillare des Korium zu verletzen. Es folgt nun die eigentliche Salabrasion. Mit Hilfe eines in physiologischer Kochsalzlösung getränkten Mulltupfers, an dem durch wiederholtes Eintauchen gewöhnliches Tischsalz haftet, scheuern wir den zu behandelnden Bereich unter deutlichem Druck. Während dieses Vorganges kommt es nach 2 1/2 bis 5 min zu einer eindrucksvollen, blutroten, nicht wegdrückbaren Färbung des behandelten Areals. Ist dieses tiefrote Erythem in allen behandelten Bereichen in gleicher Intensität vorhanden, ist der Endpunkt der Salabrasion erreicht. Das Operationsgebiet wird nun mit physiologischer Kochsalzlösung von Kochsalzresten gereinigt und mit einem sterilen, trockenen Mullverband versehen.

Postoperativer Verlauf und Behandlung

10 Tage lang wechselt der Patient den Mullverband täglich in der Art, daß vor Anlegen des neuen Verbandes während 2 min das Operationsgebiet mit Leitungswasser geduscht wird.

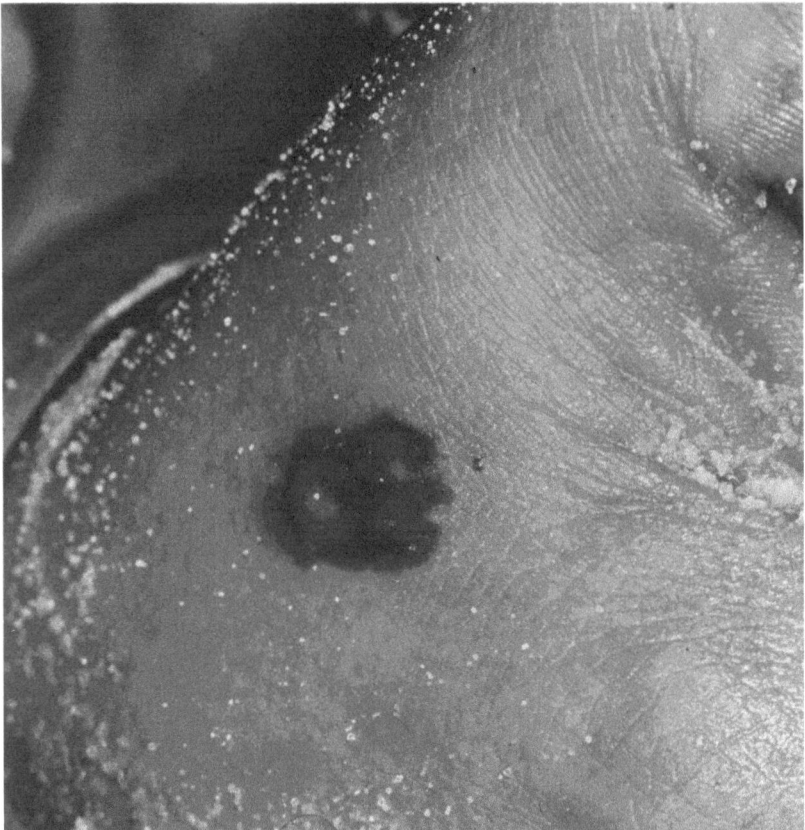

Abb. 2. Patient H. B., Tätowierung am linken Handrücken, Zustand unmittelbar nach Salabrasion

Unter dieser Lokalbehandlung verschwindet die blutrote Farbe des behandelten Areals am 3. postoperativen Tag. An ihre Stelle tritt ein dunkelbraunes, lederartiges Aussehen der Haut. Es bildet sich ein schmutzig braun-grauer Schorf, der sich am 8. bis 15. postoperativen Tag vom Korium löst und in Abhängigkeit von der Lage des tätowierten Farbstoffes unterschiedliche Mengen des Tätowierungspigmentes enthält. Nach Manchester (1974) sind dies etwa 50–70%. Der Rest des vorhandenen Pigmentes ist nun deutlich in der Dermis sichtbar.

In der Folgezeit bedingt die Exsudation aus dem freiliegenden Korium einen Transport des Pigmentes, der wie Clabaugh (1968) zeigen konnte, in Makrophagen geschieht, an die Wundoberfläche. Diese Absonderung ist an bis zur vollständigen Epithelisierung aufgelegtem Tüll, der täglich gewechselt wird, sichtbar. In Ermangelung der diesbezüglich bewährten Xeroform®[1]-Gaze benutzten wir Sofra-Tüll®[2] oder Nebacetin®[3] Wundgaze mit gutem Erfolg.

---

[1] Tribromphenolwismut
[2] Framycetinsulfat
[3] Neomycinsulfat, Bacitracin

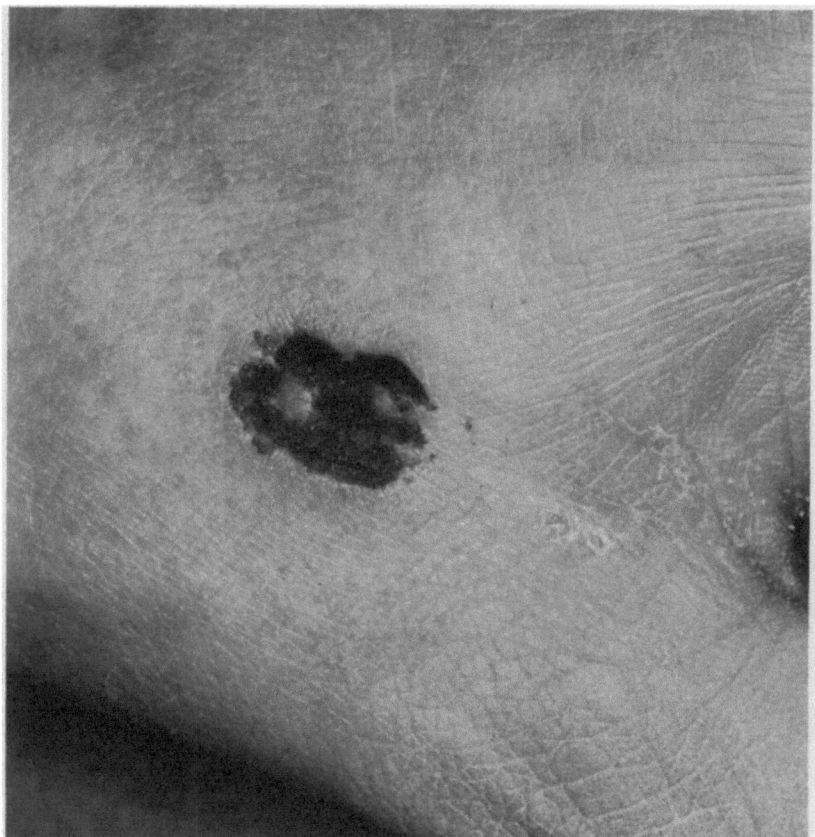

Abb. 3. Patient H. B., Tätowierung am linken Handrücken. Zustand nach Salabrasion am 5. postoperativen Tag

Eine perorale oder parenterale antibiotische Therapie war in keinem Fall notwendig. Die Epithelisierung des Hautdefektes war unter dieser Lokalbehandlung binnen 3—4 Wochen nach dem Eingriff vollständig.

Bakterielle Kontaminationen sollten verhindert werden, da sie durch Vertiefung des korialen Defektes zur Narbenbildung führen können, auch wenn durch die Entzündung die Elimination des Tätowierungspigmentes gefördert wird.

Ergebnisse

Die einmalige Anwendung der Salabrasion in der geschilderten Art führte bei keiner der 14 Tätowierungen bei 9 Patienten zu einer vollständigen Entfernung des Tätowierungspigmentes. Stets erschienen die Hautbilder nach diesem Eingriff verwaschen und lückenhaft.

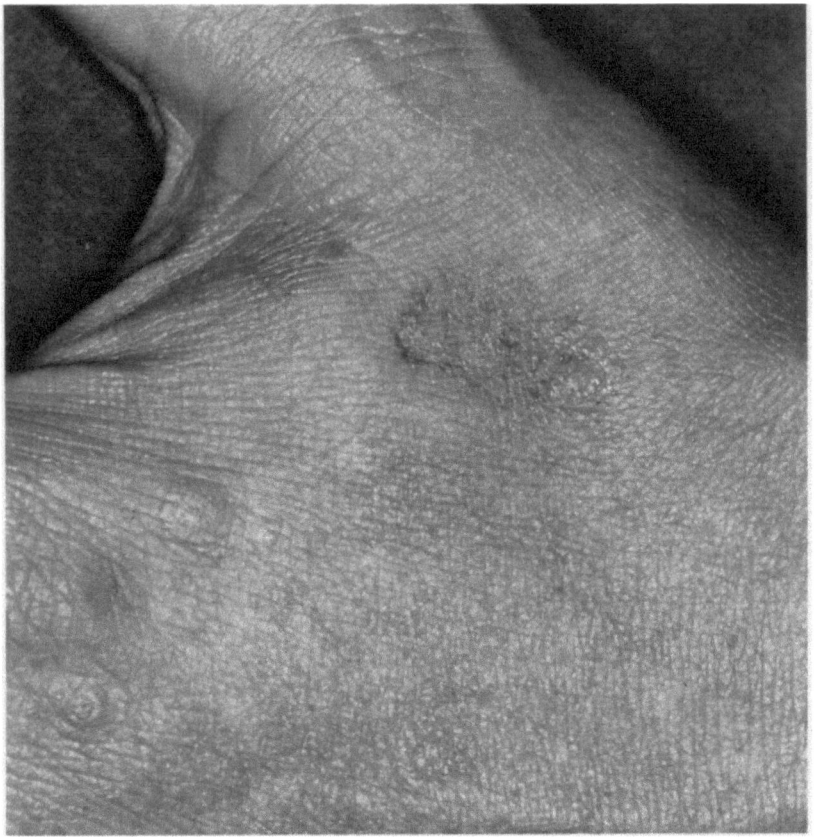

Abb. 4. Patient H. B., Tätowierung am linken Handrücken, diskrete Tätowierungsreste 9 Monate nach einmaliger Salabrasion

In einigen Fällen waren nur noch kaum wahrnehmbare Reste des Hautbildes sichtbar. In der Regel gelang die Entfernung des Restpigmentes durch eine 2. oder 3. Salabrasion, die wir frühestens 3 Monate nach der Heilung des Hautdefektes durchführten.

Es ist zu erwarten, daß nach einer physikalisch-chemischen Irritation dieser Art Hyperpigmentierungen auftreten. Nach Salabrasion wurden sie passager in den Randpartien der Exkoriationen wiederholt gesehen. Zu auffälligen Hyperpigmentierungen des gesamten behandelten Areals, die über Monate persistierten, kam es im Bereich der Unterarmstreckseiten, wenn diese nach Epithelisierung des Hautdefektes der Sonne exponiert wurden. Da die meist jugendlichen Patienten die Anweisung, die so behandelte Tätowierung etwa 1/2 Jahr lang nicht dem Sonnenlicht auszusetzen, häufig nicht befolgen, empfiehlt sich die Durchführung der Salabrasion während sonnenarmer Jahreszeiten. Kosmetisch störende Narbenbildungen konnten bisher nach 25 Eingriffen an 9 Patienten nicht beobachtet werden. Regelmäßig trat eine passagere Hautrötung auf, die mit fortschreitender Regeneration der Haut in der 6. postoperativen Woche verschwand.

Die Salabrasion bei der Entfernung von Tätowierungen erweist sich bisher als ambulant durchführbare, wenig aufwendige, effektive Methode mit einem geringen Risiko für den Patienten.

Literatur

Clabaugh, W.: Removal of tattoos by superficial dermabrasion. Arch. Derm. **98**, 515–521 (1968)
Crittenden, F. M.: Salabrasion–removal of tattoos by superficial abrasion with table salt. Cutis **7**, 295–300 (1971)
Klövekorn, G. H.: Eine einfache Methode der Entfernung von Tätowierungen. Derm. Wschr. **101**, 1271 (1935)
Lacassagne, J.: Detatouage. Paris méd. **I**, 55–59 (1935)
Manchester, G. H.: Tattoo removal–a new simple technique. Calif. Med. **118**, 10–12 (1973)
Manchester, G. H.: The removal of commercial tattoos by abrasion with table salt. Plast. reconstr. Surg. **53**, 517–521 (1974)
Scutt, R. W. B.: The chemical removal of tattoos. Brit. J. plast. Surg. **25**, 189–194 (1972)

Kombinierte Spalthautlappen- und Schleif- oder Exzisionsbehandlung der Tätowierungen

ECKART HANEKE

Summary

A Thiersch graft is taken through the tattooed skin which is then dermabraded by a high rotation dermabrader. The resulting defect covered by the same split thickness graft. Dye particles remaining in the graft are removed by dermabrasion of the underside of the graft or by surgical excision.

Zusammenfassung

Über der Tätowierung wird ein Thierschlappen abgenommen und diese danach mit einer hochtourigen Fräse entfernt. Der resultierende Defekt wird geschlossen, indem die Spalthaut wieder aufgenäht wird. Befinden sich noch Farbstoffpartikel in der Spalthaut, werden sie von der Lappenunterseite her abgefräst oder ausgeschnitten.

Tätowierungen werden meist unter bestimmten Ausnahmesituationen wie Gefängnisaufenthalt, Alkohol- und Drogenrausch, aus Geltungsbedürfnis, Langeweile, Zwang, Nachahmung, Leichtsinn, wegen einer Wette, aber nur selten aus echter Begeisterung zum Motiv angefertigt (Schiller u. Beetz, 1968). Besonders häufig sind Tätowierungen bei moralisch und kulturell vernachlässigten männlichen Jugendlichen (Lejman, 1966) und bei Verbrechern (Post, 1968). Die Tätowierungen kann man geradezu als Stigma für bestimmte außerhalb der allgemeinen Gesellschaft stehende oder sich stellende Gruppierungen ansehen. Bei dem Versuch der Resozialisierung sind die Tätowierungen meist sehr störend (Friederich u. Willmund, 1974), weshalb die spätere Entfernung notwendig wird. Schiller u. Beetz (1968) fanden, daß 48% der Betroffenen eine Detätowierung wünschten und nahmen an, daß dieser Prozentsatz noch höher läge, wenn nicht Schmerzen, Narbenbildung und Unkosten befürchtet würden.

Alle zahllosen Verfahren zur Beseitigung von Tätowierungen, ganz gleich, ob chemisch, chemisch-chirurgisch oder chirurgisch (Friederich u. Willmund, 1974), haben eine Abtragung von Epidermis und Corium bis zur Tiefe der Farbstoffpartikel gemeinsam. Es resultiert eine von der Tätowierungstiefe abhängige, flächenhafte Wunde mit entsprechend langer Heilungszeit, die durch bestimmte Verbandstechniken (Friederich u. Willmund, 1974; Hagerman et al., 1970) kaum verkürzt wird. Die Wanderung der Farbstoffpartikel in den Verband nach oberflächlicher Dermabrasion (Clabaugh, 1968) haben wir nicht in befriedigendem Maße gesehen, so daß stets Nachfräsungen erforderlich waren, insbesondere in den Fällen von Selbsttätowierungen Jugendlicher, bei denen die Farbstoffverteilung im Corium sehr unregelmäßig ist. Um zu unauffälligeren Narbenverhältnissen zu kommen und die Wundheilungszeit abzukürzen, wenden wir seit 3 Jahren ein kombiniertes Detätowierungsverfahren an.

Methodik

Nach Unterspritzung mit 0,5–1% Mepivacain (Scandicain®) wird über der Tätowierung ein dünner Thierschlappen abgenommen, dessen proximale Verbindung mit der Haut belassen wird. Im Idealfall ist er frei von Tuschepartikeln. Die im Corium liegenden, nun sehr deutlich sichtbaren Tätowierungen werden mit der hochtourigen Fräse entfernt oder exzidiert, Coriumdefekte mit 4–0 atraumatischem Catgut verschlossen und die Spalthaut wieder aufgenäht (Abb. 1).

Befinden sich im Thierschlappen noch Anteile der Tätowierung, so werden diese von der Coriumseite her abgefräst oder, falls der Lappen sich nicht mehr in dieser Weise bearbeiten läßt, mit der Schere ausgeschnitten. Die nach dem Ausschneiden resultierenden unregelmäßig geformten Spalthautstreifen lassen sich meist gut aneinanderlegen, so daß fast die ganze Operationsfläche bedeckt werden kann.

Wenn vor der Lappenentnahme 3 M-Folie® aufgeklebt wurde, wird sowohl das Fräsen als auch das Ausschneiden wesentlich erleichtert, weil sich die Spalthaut nicht mehr einrollt. Die aneinandergelegten Läppchenanteile können durch nochmaliges Aufkleben dieser Folie, die dann perforiert werden sollte, gegen Verschiebung untereinander gesichert werden. Die Naht geschieht durch Spalthaut und Folie.

Ergebnisse und Besprechung

Die Wundheilung wird durchschnittlich auf die Hälfte bis ein Drittel der Zeit gegenüber reiner Fräsbehandlung verkürzt, was in Hinsicht auf die Kosten für den Betroffenen von wesentlicher Bedeutung ist. Die Narbenbildung ist ebenfalls günstiger, selbst wenn der Spalthautlappen zur restlosen Entfernung der Tätowierung zerschnitten werden mußte. Mit dieser zwar zeitaufwendigen Methode wurden bisher in allen Fällen akzeptable Operationsergebnisse erzielt (Abb. 2 u. 3).

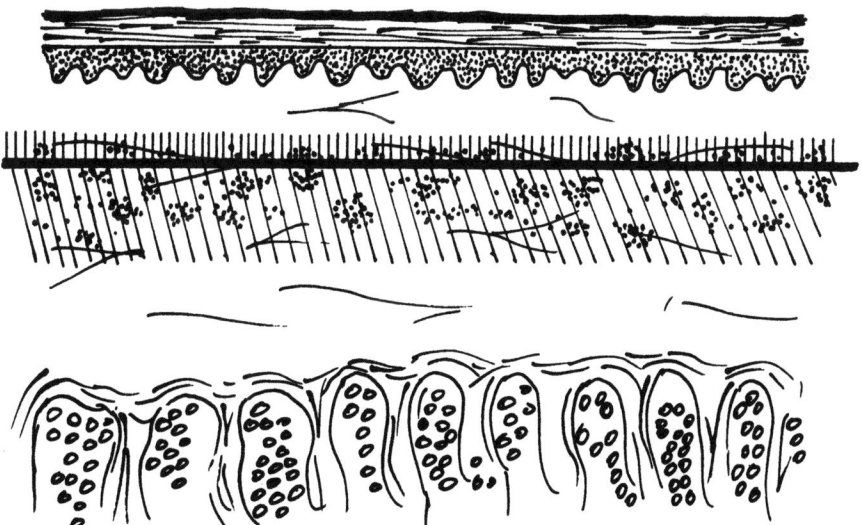

Abb. 1. Schematische Darstellung der Operationsmethode. Die schraffierten Cutisanteile, in denen sich das Pigment befindet, werden mit der Fräse entfernt

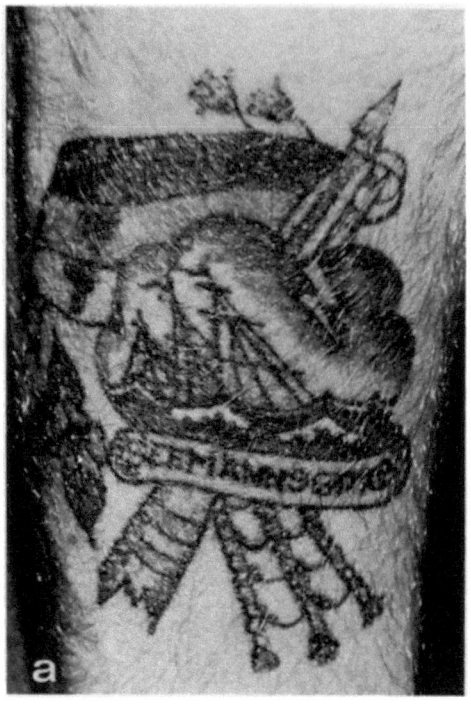

Abb. 2. (a) Tätowierung am Unterarm

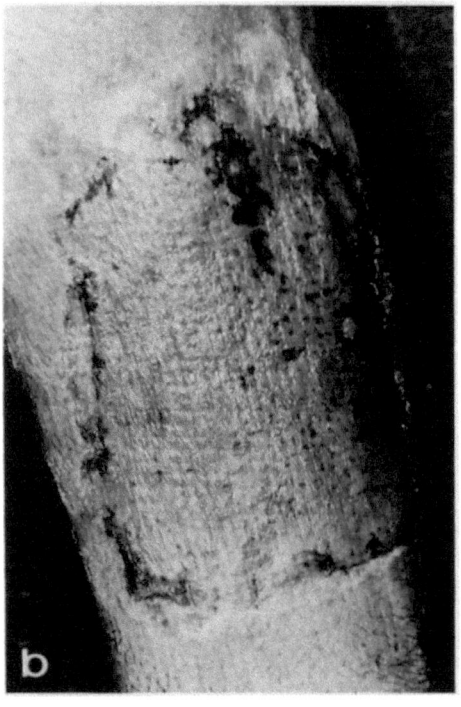

Abb. 2. (b) Zustand am 11. postoperativen Tag

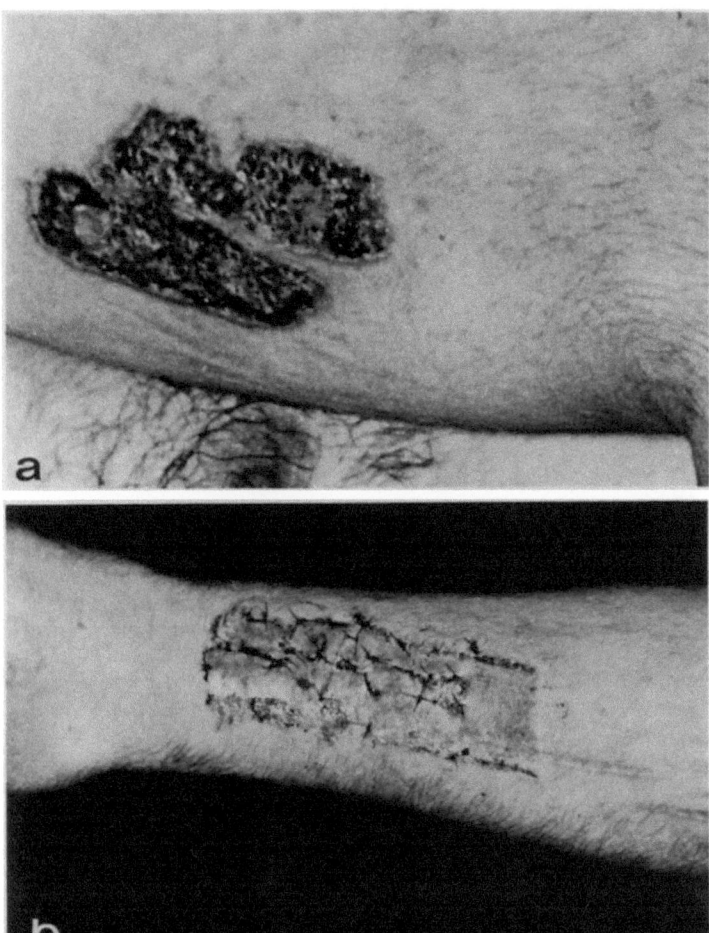

Abb. 3 a und b. Zustand nach Detätowierung am Ober- und Unterarm am 7. postoperativen Tag. (a) Entfernung nur mit der Fräse. (b) Kombinierte Fräsung, Ausschneidung und Spalthauttechnik

Literatur

Clabaugh, W.: Removal of tattoos by superficial dermabrasion. Arch. Derm. **98**, 515–521 (1968)

Friederich, H. C., Willmund, G.: Entfernung von Tätowierungen. Dtsch. Ärztebl. **71**, 296–299 (1974)

Hagerman, R. D., Cranmer, L. G., Bartok, W. R., Wilson, J. W.: Topical medications on dermabraded tattoos. Arch. Derm. **102**, 438–439 (1970)

Lejman, K.: Beitrag zur Kenntnis des Selbsttätowierens der Jugendlichen. Hautarzt **17**, 266–267 (1966)

Post, R. S.: The relationship of tattoos to personality disorder. J. crim. Law Pol. Sci. **59**, 516–524 (1968)

Schiller, F., Beetz, W.: Aesthetische und klinische Gesichtspunkte bei Tätowierungen heute. Aesthet. Med. **17**, 143–150 (1968)

Sofortbehandlung von Schmutztätowierungen

ALOYS GREITHER

Summary

Dirt tattoos caused by accidents can be washed out within 36–60 h after injury under brief anaesthesia using a non-hair-shedding brush with plenty of 0.1% oxycyanate. Almost all dirt particles can be completely removed by this method. With the procedure there is no scar whereas later operations always cause scar formation.

Zusammenfassung

Unfallbedingte Schmutztätowierungen können innerhalb von 36–60 Std nach der Verletzung in Kurznarkose mit einer nichthaarenden Bürste mit reichlich einpromilligem Oxycyanat ausgewaschen werden. Dabei können meist alle Schmutzpartikel vollständig entfernt werden. Während bei diesem Verfahren keine Narben entstehen, sind spätere Operationen nur mit Narbenbildung möglich.

Bei Pulver- und Schmutzeinsprengungen im Rahmen von Berufsunfällen oder Verkehrsunfällen auf geteerten Straßen ist die Sofortbehandlung unerläßlich, weil schon nach wenigen Tagen die eingesprengten Pulver-, Schmutz- oder Teerpartikel fest im Bindegewebe verankert werden.

Optimal ist ein Intervall von maximal 36 Std zwischen Unfallereignis und Behandlung. Die Behandlung erfordert:

1. eine Kurznarkose (meist in Form von Ketanest®);
2. Genügend $1^0/_{00}$ Oxycyanatlösung, nichthaarende Waschbürsten und reichlich Mulltupfer;
3. eine sterile und desinfizierende Wundgaze (z. B. Sofra-Tüll®), Bepanthensalbe® und Schlauch-(Netz-)Verbände.

Das Vorgehen ist folgendes: sobald der Patient tief schläft (hat er vorher gegessen, so muß einige Stunden abgewartet werden), wird mit der Bürste unter ständigem Anfeuchten mit $1^0/_{00}$ Oxycyanatlösung die Wundfläche solange gebürstet, bis alle Schmutzpartikel entfernt sind. Es kommt dabei zu einer profusen Blutung und gleichmäßig flachen Erosionen. Blutstillung etc. mit heißer Kochsalzlösung. Dann wird Sofra-Tüll® aufgelegt, die Blutung steht darunter sofort. Die Mullplatten, die darüber gelegt werden, werden reichlich mit Bepanthensalbe® bestrichen, dann ein Netzverband darüber gegeben.

Die erste Verbanderneuerung darf nicht vor 5 Tagen erfolgen, weil dann meist schon eine weitgehende Epithelisierung erreicht ist. Vorher gründlich mit H_2O_2 aufweichen! Die Abheilung, die im allgemeinen vollkommen narbenlos erfolgt, dauert meist nur 6–12 Tage (Abb. 1 und 2).

Sofortbehandlung von Schmutztätowierungen

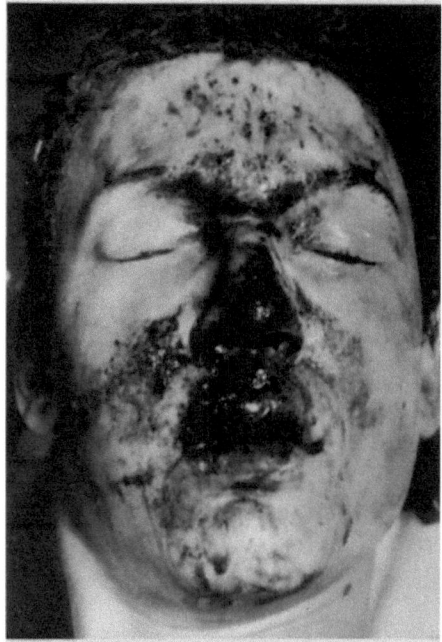
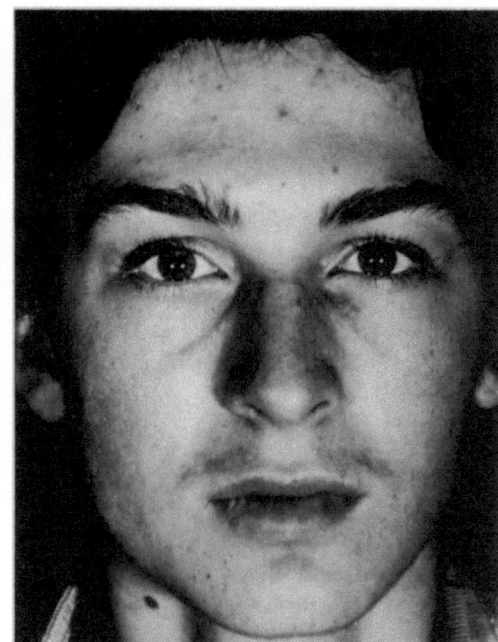

Abb. 1. Schmutztätowierung nach Explosion eines selbstgefertigten Sprengkörpers

Abb. 2. Zustand 9 Monate nach der Sofortbehandlung. Völlig narbenlose Abheilung

Bei späteren Operationen sind entstellende Exzisionen nötig. Leider ist das Verfahren sowohl bei Dermatologen als auch bei Chirurgen weitgehend unbekannt; mit dieser einfachen Operation kann viel irreparabler Schaden vermieden werden!

Sachverzeichnis

Abbe-Plastik 111
Adelmann-Operation 164
Aknenarben, Dermabrasion 213
Allgöwer-Naht 24, 25
Anaesthesieprobleme 15
Augen- und Orbita-Tumoren 131

Basaliom 65, 105, 114, 124, 129
–, sklerodermiformes 66, 73, 75, 83
–, superfizielles 66
Basaliomausdehnung 73
Basaliomrezidiv 72
Basaliomwachstum, subklinisches 73, 74
Bindehaut-Tumoren 101
Biopsie, Auswahl der Exzisionsstelle 9
– Fixierung 12
–, Histologische Beurteilung 7
–, Histologische Diagnosesicherung 68
– Indikation 8
– Schnittrichtung 11
– Technik 10
Blutleere 151
Blutsperre 151
Brückenlappen 105
Brustlappen nach Bakamijan 110
Burow'sche Dreiecke 120

Chemochirurgie 66, 72
– nach Mohs 77, 78
– nach Schreus 68, 78
Chronische Cheilitis 137
Circumcision 184, 187, 191
Cross-Fingerplastik 155, 157

Defektdeckung 123, 124
Dermabrasion 211
– Indikation 213
– Technik 212
Dermatochirurgie, an einer Hautklinik 52
–, freie Praxis 57, 61
–, Genitalbereich 183
–, technische und organisatorische Voraussetzungen 21, 59

Dermatom, für den Handbetrieb 22
– Elektrobetrieb 23
Dermoide 101
Detätowierung 213, 219, 224, 230
Dichloressigsäure, bei Mohs Technik 77
„Dog-ears" 28
Dokumentation, Statistik 90
Donati-Naht 24, 25

Einzelknopfnaht 24, 25
Ektropium 100
Elektroakupunkturanalgesie 19
Elektrodesikkation 68
Entropium 100
Epithese 68, 106
Epitheloidzyste 155
Erythroplasie Queyrat 186
Esmarch'sche Binde 151
Extremitäten, maligne Hauttumoren 149
Exzisionsbiopsie 91

Fettexstirpation, subkutane 54
Fernlappenplastik 37, 110, 155
Fibrolipom 152
5-Fluorouracil 66
Fremdhaut, Interimsdeckung 43
Frühexzision, tangentiale 41

Glomustumoren 154
Granuloma pyogenicum, operative Therapie 154

Haartransplantation 206
– Indikation 207
– Operationstechnik 208
Haemorrhoidalknoten 54
Hautknorpeltransplantat 132
Hautlappenplastik, gestielte 34
Hautraffung 54
Hauttransplantation, freie 29, 93, 107, 123, 128, 147
Histoacryl-Kleber 44
Hidradenitis suppurativa 55, 171
Histographische Exzision 72

Sachverzeichnis

Hodenbiopsie 184
Hyperhidrosis axillaris 55, 171, 178
–, Operationstechnik 172, 179
–, Komplikationen 179
–, Untersuchungsergebnisse 174

Immunreaktion, bei malignem Melanom 90
Immunotherapie, Immunochemotherapie des malignen Melanoms 96
Indikation, bei Operation von Hauttumoren 65
Intrakutannaht 24, 25
Immobilisation 34, 151
Insellappen 106, 107, 109, 115
Instrumente, chirurgische 21
Intubationsnarkose 17

Keilexzision 137
Kirschner Blau 29
Knüpftechnik, instrumentelle 26
Kolobome 100
Kraftlinien der Haut 11
Kryotherapie 68
Kurettage 68

Langer'sche Hautspaltlinien 11
Lichen sclerosus et atrophicus, Penis 188
Lidläsion 102
Lid-Tumoren 101
Lippendefekte, Rekonstruktion 111
Lokalanaesthesie 18
Lokalbehandlung 41
Lymphbahnen im Halsbereich 105
Lymphknotenbehandlung bei malignem Melanom 93

Maligne Hauttumoren
–, Kopf-Halsregion 105
–, Handbereich, Operationsindikation 150
Maligne Melanome 89, 128
Maskennarkose 17
Meatoplastik 188
Meatotomie 188
Melanom, chirurgische Behandlung 89
– Diagnose 90
Mesh-graft-Plastik 31, 43, 159, 162
Mikroskopisch kontrollierte Chirurgie 72, 83
Mikrometastasen 94
Minor'scher Schwitzversuch 178, 179
Morbus Bowen, Penis 186
Muffplastik 155
Mundwinkelerweiterungsplastik 143

Nadelhalter 21

Naevobasaliom 68
Nahlappenplastik 37, 110, 128, 155
Naht, primäre 27
Nahtentfernung 26
Nahtmaterial 21, 60
Nahttechnik 21, 23
Narkoserisiko 16
Narkoseverfahren 17
Nase, maligne Hauttumoren 106, 114, 123
Nasolabiallappen 115
Nekroseabtragung 42
Nervus facialis 109
Neuroleptanalgesie 17

Ohr, maligne Tumoren 111, 145
Operative Eingriffe, unkomplizierte 53
–, vertretbare 54, 55
–, Therapie 58
Operationsfähigkeit 66
Operationskatalog 52, 56
Operationsmaterial 58
Operation nach Okuda-Orentreich 206
Operationstechniken 53
Orbita 106
Orbitarekonstruktion 106
Orbita-Tumoren 101
Osteoperiostplastik 129, 130

Paraphimose 184
Penis-Karzinom 186
– Phimose 184, 191
– Praekanzerose 185
–, Spitze Kondylome 184
Periorbita-Tumoren 101
Pfeifenraucher-Krebs 137
Phimose 191
Photographische Dokumentation 46
Plastibell-Beschneidungsglocke 191
Praekanzerosen 66
Praemedikation 17
Probeexzision 70
Pseudorezidiv 68

Radikalität 66, 68
Radionuklidtherapie, endolymphatische 95
Radikale Tumorentfernung 164
Regionalanaesthesie 17
Regionale Lappenplastik 37
Relaxed Skin Tension Lines (RSTL) 11, 27
Rezidivrate 73
Rhinophym, Abrasionsmethode 198
– Dekortikation 198, 203
– Dermabrasion 213

- Elektrochirurgie 202
- Operationstechniken 197
Riesenzellgeschwülste 152
Rippenknorpeltransplantat 108
Röntgenbestrahlung 66, 67
Röntgenkeratosen 67
Röntgenspätschäden 66
Röntgentherapie bei Tumoren der Hand 166
Rotationsplastik, bzw. -lappen 37, 105, 109, 115, 128, 135
Rundstiellappen 107, 110

Salabrasion 224
Satellitenmetastasen 90
Schädelbasis 106
Schmuck-Tätowierung 219
Schmutz-Tätowierung, unfallbedingte, Sofortbehandlung 234
Schnittführung, Exzision an der Hand 151, 152
Sehnenscheiden-Ganglion 152
Sicherheitsabstand 66, 122
- bei Melanomchirurgie 92
- bei Tumorexzision 128
Skalplappen 132
Spalthauttransplantate 31, 42
Spenderregion freier Hauttransplantate 31
Spinozelluläres Karzinom 65, 105, 114, 164
Stachelzellkarzinom, s. spinozelluläres Karzinom
Sterilisation 59
Stirnlappen: - medianer 108
-, nach Converse 107
Subkutan-gestielte Lappenplastiken 129
Schwenklappenplastik 115, 143

Tätowierungen, chemische Methoden 220
-, chirurgische Methoden 221

- Dermabrasion 213, 221, 230
- Salabrasion 224
- Schleif- u. Exzisionsbehandlung 230
Technik der freien Hauttransplantation 32
Teilexzision 66
Tierfellnaevus 159, 161
Transplantatdicke 29
Transplantatentnahmestelle 31, 124
Transplantatschrumpfung 31, 124
Transpositionslappen 37, 105, 109, 110, 135
Tumoren im Augenbereich 100
Tumorrezidive 122

Unterlippenkarzinom 135, 137
Unterlippe, maligne Tumoren 110
Unterlippenplastik, nach Langenbeck - von Bruns 137, 143
- nach Spiessl 137, 143
Unterlippenrekonstruktion 138

Verbrennungen 41
-, Verbandstechnik bei 44
Vermilionektomie 137
Verschiebelappenplastik 37, 106, 109, 115, 137, 143
Vollhauttransplantation, Technik 31
V-Y-Plastik 115

Wangendefekte, Plastische Maßnahmen 109
Wangenrotationslappen 110, 129, 130
Wiederherstellung 90
Wundnaht, postoperative Pflege 26
Wundrandmobilisation 26, 28
Wundverschluß 20

Zylindrom 68
Zytostatika 66, 98

Acknowledgements

Wir danken folgenden Firmen, die durch Spenden die Ausstattung des Buches unterstützt haben:
Ethicon GmbH
Farbwerke Hoechst AG
Dr. Madaus & Co.
Parke, Davis & Co.
Dr. August Wolff KG

Springer Dermatologie

S. Marghescu, H.H. Wolff
Untersuchungsverfahren in Dermatologie und Venerologie
Geleitwort: O. Braun-Falco

90 Abbildungen, davon 60 farbig
8 Tabellen. XII, 170 Seiten. 1975
DM 21,–; US $ 9.30
ISBN 3-8070-0296-0

Inhaltsübersicht: Anatomie und Physiologie der Haut.– Spezielle Hautfunktionen und ihre Störungen.– Die dermatologische Anamnese.– Allgemeine Angaben zum Hautbefund.– Die Hauteffloreszenzen.– Tierische Parasiten.– Mykologie.– Bakteriologie und Virologie.– Geschlechtskrankheiten.– Allergie.– Autoimmunerkrankungen.– Histologische Untersuchung.– Haarerkrankungen.– Gefäßerkrankungen.– Dermatologische Proktologie.– Andrologie.– Grundlagen der externen Dermatotherapie.

A. Greither
Dermatologie und Venerologie
Eine Propädeutik und Systematik

2., korrigierte Auflage. 82 Abbildungen
XIV, 217 Seiten. 1975
DM 16,80; US $ 7.40
(Heidelberger Taschenbücher, Band 113)
ISBN 3-540-07263-2

Inhaltsübersicht: Dermatologische Propädeutik.– Systematik der Dermatosen: Geschlechtskrankheiten. Pyodermien. Tuberkulose. Sarkoidose und Lepra. Viruskrankheiten der Haut. Dermatomykosen – Dermatophyten – Tinea. Zoonosen und Epizoonosen. Ekzem – Dermatitis – Urticaria (einschl. Allergie). Psoriasis und Parapsoriasis. Genodermatosen. Autoimmunkrankheiten der Haut. Blasenbildende Krankheiten. Réactions cutanées. Pruritus und Prurigo. Pigmentierungen und Verfärbungen. Normale und pathologische Lichtreaktionen der Haut. Arterielle und venöse Gefäßkrankheiten der Haut. Erkrankungen der Talgdrüsen. Stoffwechsel- und Ablagerungskrankheiten. Hautveränderungen infolge exogener Einflüsse und Schäden. Umschriebene Mäler. Malkrankheiten i.e.S. und Phakomatosen i.w.S. Hyperplasien und gutartige Geschwülste. Pseudocancerosen und Praecancerosen. Basaliome. Die (solitären) bösartigen Geschwülste der Haut. Systemische bösartige Geschwülste der Haut. – Anhang: In die Haut abgesiedelte bösartige Geschwülste. – Sachverzeichnis.

H.-J. Bandmann, S. Fregert
Epicutantestung
Einführung in die Praxis
Im Namen der International Contact Dermatitis Research Group

4 Abbildungen. 17 Tabellen. VII,
100 Seiten. 1973
DM 12,80; US $ 5.70
(Kliniktaschenbücher)
ISBN 3-540-06237-8

Mit Beiträgen von H.-J. Bandmann, C.D. Calnan, E. Cronin, S. Fregert, N. Hjorth, B. Magnusson, H.I. Maibach, K.E. Malten, C.L. Meneghini, V. Pirilä, D.S. Wilkinson.

Inhaltsübersicht: Allgemeine Vorbemerkungen.– Testtechnik.– Verschiedene Reaktionstypen.– Andere Testmethoden.– Epicutantestung mit nachfolgender UV-Bestrahlung (Photo Patch Testing).– Deutung und Bedeutung von Testreaktionen.– Allgemeine Ekzematogenkunde.– Spezielle Ekzematogenkunde.– Handelsübliche Testsubstanzen und Bezugsquellen.– Vorgang einer Epicutantestung (Schema).– Weiterführende Literatur.

Fortschritte der praktischen Dermatologie und Venerologie Band 7

Vorträge des 7. Fortbildungskurses der Dermatologischen Klinik und Poliklinik der Universität München in Verbindung mit dem Verband der Niedergelassenen Dermatologen Deutschlands e.V. vom 22. bis 27. Juli 1973

Herausgeber: O. Braun-Falco, D. Petzoldt

66 Abbildungen. X, 334 Seiten. 1973
DM 86,–; US $ 37.90
(Bei gleichzeitiger Abnahme aller lieferbaren Bände ermäßigen sich die Preise um 20 %)
ISBN 3-540-06606-3

■ Preisänderungen vorbehalten.

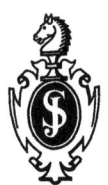

Springer-Verlag
Berlin
Heidelberg
New York

Springer Dermatologie

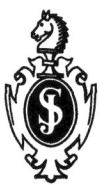

Springer-Verlag
Berlin
Heidelberg
New York

G. Stüttgen, H. Schaefer
Funktionelle Dermatologie

Grundlagen der Morphokinetik, Pathophysiologie, Pharmakoanalyse und Therapie von Dermatosen

120 Abbildungen, 338 Tabellen
XVI, 531 Seiten. 1974
Gebunden DM 198,–; US $ 87.20
ISBN 3-540-06370-6

Inhaltsübersicht: Die Entwicklung der menschlichen Haut. Die Epidermis. Das Corium. Das subcutane Gewebe. Die Mundschleimhaut. Der Stoffwechsel der Haut. Hormone und Haut. Gewebshormone. Vitamine und Haut. Haut und Ernährung. Das menschliche Haar. Die Nägel. Die Pigmentierung der menschlichen Haut. Enzyme der Haut. Strahlung und Haut. Thesaurismosen. Der Wassergehalt der Haut. Die ekkrine Transpiration. Talgsekretion. Die Hautoberfläche. Kreislauf und Haut. Cutane Hämorrhagien. Lymphe und Haut. Die Nerven der menschlichen Haut. Haut und Allergie. Das endogene Ekzem. Elektrobiologie der Haut. Klima und Haut. Die mechanischen und physikalischen Eigenschaften der Haut (unter besonderer Berücksichtigung des Alters.) Haut und Alter. Haut und Beruf. Die normale und pathologische, mikrobielle Besiedlung der Haut. Die Permeabilität der Haut. Die Reaktivität der menschlichen Haut. Pharmakologische Grundlagen der dermatologischen Therapie. Dermatosenregister.

T. Nasemann, W. Sauerbrey
Lehrbuch der Hautkrankheiten und venerischen Infektionen

für Studierende und Ärzte

2., überarbeitete und erweiterte Auflage. 310 zum Teil farbige Abbildungen, 4 Farbtafeln. XXIII, 439 Seiten. 1977. DM 48,–; US $ 21.20
ISBN 3-540-08045-7

Inhaltsübersicht: Einleitung. – Allgemeines über die Haut. – Propädeutik. – Die Infektionskrankheiten der Haut (außer Venerologie). – Venerologie (Die venerischen Infektionen). – Andrologie. Diagnose und Therapie der männlichen Infertilität. – Dermatosen, gruppiert nach nosologischen Gesichtspunkten. – Dermatosen, gruppiert nach morphologischen Gesichtspunkten. – Erkrankungen der Anhangsgebilde und der Mundschleimhaut. – Neoplasien und Hamartome. – Angiologie. – Grundriß der Proktologie. – Grundzüge der Dermato-Therapie (Rezeptsammlung). – Farbatlas von Hautkrankheiten. – Klinische Synopsen. – Gesetzliche Bestimmungen – Weiterführendes Schrifttum für den Interessierten. – Sachverzeichnis.

J. Petres, M. Hundeiker
Korrektive Dermatologie

Operationen an der Haut

Mit einem Geleitwort von K. W. Kalkoff

84 Abbildungen, 21 Tafeln. XI, 135 Seiten. 1975
Gebunden DM 58,–; US $ 25.60
ISBN 3-540-07066-4

Inhaltsübersicht: Operations-Indikationen in der Dermatologie. – Grundlagen der Dermatochirurgie. – Spezielle Techniken für verschiedene Körperregionen.

Handbuch der Haut- und Geschlechtskrankheiten
(Jadassohn) Ergänzungswerk
Band 3, Teil 3A
Nicht entzündliche Dermatosen 3A

Gut- und bösartige Neubildungen der Haut-Sklerosen

Bearbeitet von K. Holubar, V. Misgeld, H. Reich, W. Thiess, P. Wodniansky
Herausgeber: H. A. Gottron, G. W. Korting

156 Abbildungen, davon 9 farbig
12 Tabellen. XIV, 746 Seiten. 1975
Gebunden DM 480,–; US $ 211.20
ISBN 3-540-07306-X

K. Sigg
**Varizen
Ulcus cruris und Thrombose**

Mit Beiträgen von C. C. Arnoldi, E. Imhoff, R. Kressig, H. J. Leu, C. Montigel, T. Wuppermann

4., neubearbeitete und erweiterte Auflage. 130 farbige, 411 schwarzweiße Abbildungen. XV, 403 Seiten. 1976
Gebunden DM 168,–; US $ 74.00
ISBN 3-540-07373-6

■ Preisänderungen vorbehalten

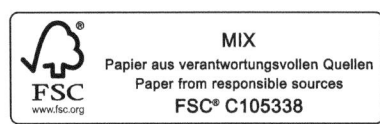

If you have any concerns about our products,
you can contact us on
ProductSafety@springernature.com

In case Publisher is established outside the EU,
the EU authorized representative is:
**Springer Nature Customer Service Center GmbH
Europaplatz 3, 69115 Heidelberg, Germany**

Printed by Libri Plureos GmbH
in Hamburg, Germany